AUF DER COUCH

Eine verdrängte Geschichte der analytischen Couch von Platon bis Freud

Nathan Kravis

Die amerikanische Originalausgabe erschien 2017 bei The MIT Press unter dem Titel „On the Couch. A Repressed History of the Analytic Couch from Plato to Freud".

Autor: Nathan Kravis

Deutsche Ausgabe

Übersetzung: Dominik Fehrmann
Lektorat: Georgia Rauer

Gestaltung und Herstellungskoordination: Regelindis Westphal
Mitarbeit: Katrin Bosse, Berno Buff, Norbert Lauterbach, Anette Wurth
Umschlaggestaltung nach der Originalausgabe von The MIT Press
(Gestaltung: Marge Encomieda)
Umschlagmotiv: Ramon Casas i Carbó, *Nach dem Ball*, 1895
Museu de Montserrat, Abadia des Montserrat, Spanien/Index/Bridgeman Images

Druck: druckhaus köthen

ISBN 978-3-9816537-2-4

Für Leora

Sokrates zu Strepsiades:

Aber leg dich jetzt …

Versenk dich forschend in die Gedanken deiner selbst.

Aristophanes, Die Wolken (423 v. Chr.),
übersetzt von Johann Gustav Droysen

Vorwort zur deutschen Ausgabe

Ich bin von der hervorragenden Arbeit begeistert, die das Team der edition frölich mit dem Layout und Design der deutschen Ausgabe von *Auf der Couch* geleistet hat, und freue mich sehr, dass diese wunderschön gestaltete neue Ausgabe nun den Leserinnen und Lesern in der Sprache von Sigmund Freud vorliegt.

Für mich als praktizierender Psychoanalytiker ist die Couch Möbelstück und Symbol zugleich. Sie erfüllt natürlich immer noch einen methodischen Zweck, da viele meiner Patienten sie während ihrer Behandlung nutzen. Aber sie beinhaltet auch einen Teil der Geschichte meines Fachgebiets. Natürlich ist die Couch eine Ikone der Psychoanalyse, doch während meiner Untersuchungen ist mir ihre umfassendere kulturelle und soziale Bedeutung klar geworden. Mit Darstellungen aus Kunst, Innenausstattung, Mode, früher Fotografie und Medizingeschichte beschreibe ich in *Auf der Couch*, wie das Liegen und die Möbel, die diese Körperhaltung ermöglichen, zugleich Ausdruck und prägender Faktor sich wandelnder sozialer und sexueller Sitten waren. Darüber hinaus erfahren Sie auch, wie das Liegen in Gegenwart einer anderen Person die in der Moderne stark zunehmende Bedeutung von Innerlichkeit, Privatsphäre und Intimität verkörpert.

Ich hoffe, ich kann Sie davon überzeugen, dass auch diese Art der Individualität und inneren Freiheit zur Geschichte der Couch gehört und dass die analytische Couch nicht etwa ein Relikt, sondern vielmehr ein Mahnmal dessen ist, was wir in dieser mechanisierten, homogenisierten und zunehmend öffentlichen Welt zu verlieren drohen.

Nathan Kravis,

New York im März 2018

Inhalt

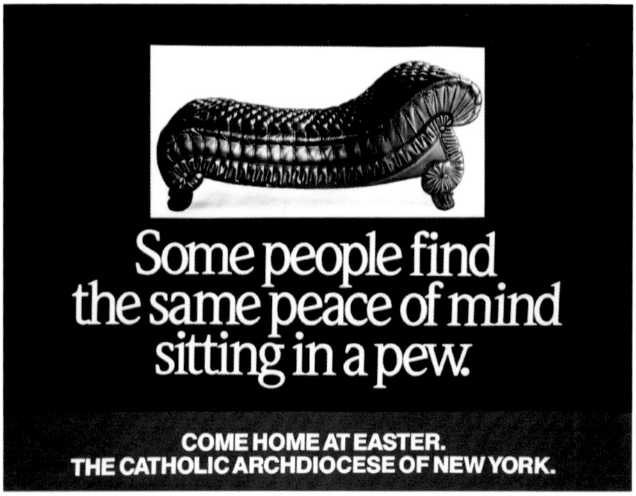

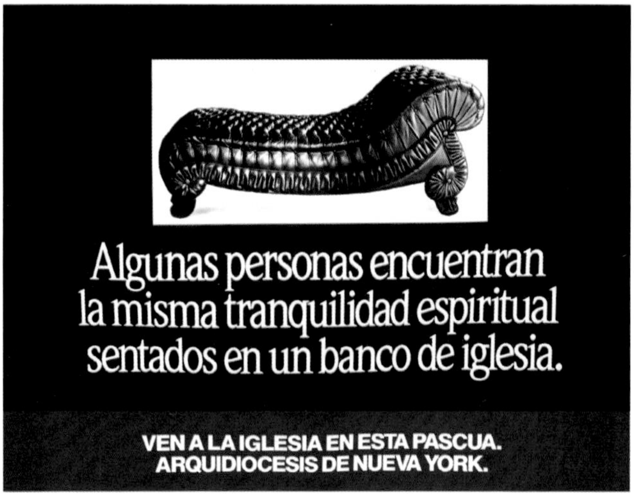

„Manche Menschen finden die gleiche Seelenruhe beim Sitzen in einer Kirchenbank. Kommen Sie Ostern nach Hause. Die katholische Erzdiözese von New York.“ Plakate aus der New Yorker U-Bahn, 1991

Vorwort

Erstmals davon geträumt, *Auf der Couch* zu schreiben, habe ich vor 25 Jahren während meiner psychoanalytischen Ausbildung. Ich fuhr damals vier Mal pro Woche mit der U-Bahn zur Praxis meines Analytikers, um auf seiner Couch zu liegen. Schwer zu sagen, wie oft ich in jener Zeit auf dem U-Bahnsteig stand und ein großes Hochglanzplakat mit dem Bild einer analytischen Couch anstarrte, bevor ich meine Gedanken darüber, was es damit auf sich hatte, ansatzweise in Worte fassen konnte. Diese großen Couch-Plakate in New Yorker U-Bahn-Stationen waren Teil einer Anzeigenkampagne der Erzdiözese von New York. Der Text, teils in Englisch, teils in Spanisch, lautete: „Manche Menschen finden die gleiche Seelenruhe beim Sitzen in einer Kirchenbank. Kommen Sie Ostern nach Hause. Die katholische Erzdiözese von New York“ (siehe Abbildungen links).

Offensichtlich richteten sich diese Werbeanzeigen nicht an angehende Psychoanalytiker wie mich. Wer aber, fragte ich mich, war die Zielgruppe? Und warum war die Kirche so sicher, dass U-Bahn-Nutzer das Bild problemlos dekodieren und die darin angedeutete Alternative zwischen Couch und Kirchenbank sofort verstehen würden?

Während ich darüber nachgrübelte, kontaktierte ich die Erzdiözese und erzählte ihr von meiner Idee, etwas über die Couch zu schreiben. Ob sie so nett wären, mir Exemplare dieser U-Bahn-Plakate zu schicken? Man verwies mich an die von der Kirche beauftragte Werbeagentur, und wenig später war ich freudiger Empfänger einer langen, schmalen Pappschachtel, die zwei Plakate enthielt, jedes rund 1,80 Meter breit und 1,20 Meter hoch, eines mit englischem, eines mit spanischem Text. Es war der Beginn der langen Reifezeit von *Auf der Couch*.

Über die Jahre, in denen ich einen *New Yorker*-Cartoon nach dem nächsten ausschnitt und alles las, was ich in der psychoanalytischen Literatur über die Couch finden konnte, wurde mir allmählich klar, was der Ausgangspunkt meiner Untersuchung werden sollte: nämlich das Missverhältnis zwischen der großen symbolischen Bedeutung der Couch und dem Mangel an psychoanalytischen Studien über ihre Rolle in der klinischen Analyse. Ich wollte nicht über die psychoanalytische Methode als solche schreiben, sondern über die Ursprünge ihrer reichlich merkwürdigen Choreografie: Eine auf dem Rücken liegende Person spricht zu einer sitzenden Person, die sie nicht sieht. Über dieses Phänomen schweigt sich die psychoanalytische Literatur fast völlig aus.

Also suchte ich anderswo. Bei der Recherche der – wie es mir schließlich erschien – „verdrängten" Geschichte der analytischen Couch geriet ich in die Kunstgeschichte, die Möbelgeschichte, die Mode- und Bekleidungsgeschichte, aber auch an Texte zur klassischen Antike und modernen Kunst. Mitterweile drohte meine eh schon prall gefüllte Mappe mit Lieblingscouchcartoons aus dem *New Yorker* durch hinzugefügte Bilder aus Zeitschriften, Zeitungsartikeln, Katalogen und Werbeanzeigen endgültig aus den Nähten zu platzen. Das Ergebnis ist ein multidisziplinäres Werk, das hoffentlich eine vielfältig interessierte Leserschaft fesseln wird. Erste Adressaten von *Auf der Couch* sind naturgemäß die Vertreter der sogenannten Psy-Disziplinen[1] (Psychiatrie, Psychologie und Psychoanalyse) und all jene, die sich für Settings und Verfahren von Gesprächstherapien interessieren. Das Buch richtet sich aber ebenso an Studierende und Fachleute aus den Bereichen Möbelgeschichte und -design, Inneneinrichtung, Kunst und Kulturwissenschaften.

Während frühere Studien über die Ursprünge der Verwendung der Couch nicht über Freud hinausgeblickt haben, zeigt *Auf der Couch*, dass sich Freuds analytisches Setting nur verstehen lässt, wenn man es in seinen komplexen kulturellen Kontext bettet. Untersucht und dargestellt wird hier, wie Konventionen von Benehmen, Umgangsformen und Kleidung, aber auch Innovationen im Möbeldesign sowie veränderte Ideale und Erfordernisse medizinischer Behandlung miteinander verwoben sind. Freuds Festlegung, dass der Psychoanalytiker während der Analyse am besten ungesehen hinter dem liegenden Analysanden sitzt, hängt mit eben dieser Verbindung von kulturellen, ästhetischen sowie medizinischen und psychiatrischen Traditionen zusammen. Durch eine Kombination aus üppigem Bildmaterial und kritischer Erläuterung will ich mit *Auf der Couch* umfassender verständlich machen, wie Freud diese Traditionen geprägt hat und selbst von ihnen geprägt war.

Da Praxismobiliar und -dekor unweigerlich davon zeugen, dass jeder Analytiker Teil eines zeitlosen Diskurses über die Bedeutungen des Ambientes ist, wirft *Auf der Couch* zwangsläufig auch einen kritischen Blick auf die psychoanalytische Gemeinde. Mögen heutige Analytiker noch so sehr versuchen, sich von Freuds archäologisch-romantischer Sprechzimmermotivik zu distanzieren – sie werden dennoch etwas inszenieren, das Teil einer endlosen Debatte darüber ist, welche sozialen Werte und Normen in Mobiliar und Dekor zum Ausdruck kommen. *Auf der Couch* zeigt, inwiefern auch heutige Analytiker unbewusst eine gespaltene Vorstellung von der Couch und vom psychoanalytischen Unternehmen überhaupt in sich bewahren.

Auf der Couch beschreibt nicht nur die Entwicklung der Couch aus Bett, Bank, Polsterbank, Chaiselongue und Sofa, sondern auch, wie sie im kulturellen Denken unserer Kultur verankert ist. Die analytische Couch ist zu einer Ikone geworden, die insofern über die Psychoanalyse hinausweist, als sie Sinnbild von Innerlichkeit, Selbsterkenntnis und seelischer Heilung ist, und zwar selbst für jene, die kein spezielles Interesse an einer Psychoanalyse haben. *Auf der Couch* erklärt außerdem, wie und warum auch Psychoanalytiker gemischte Gefühle gegenüber der wandelbaren symbolischen Natur der Couch hegen.

Als praktizierender Psychoanalytiker finde ich den Dialog zwischen der reichen Ikonografie der Couch und ihrem umstrittenen klinischen Nutzen ungemein spannend. Ich hoffe, *Auf der Couch* bringt ganz unterschiedlich interessierte Leserinnen und Leser dazu, diese Faszination mit mir zu teilen.

New York, 2016

Danksagung

Ich habe das große Glück, am DeWitt Wallace Institute for the History of Psychiatry im Department of Psychiatry des Weill Cornell Medical College eine geistige Heimat gefunden zu haben. Meine dortigen Kollegen haben meine Arbeit unermesslich bereichert und sind mir in den vergangenen 30 Jahren eine stete Quelle der Anregung und Ermutigung gewesen. Mein besonderer Dank gilt George Makari und Leonard Groopman für ihre klugen Anmerkungen zu früheren Entwürfen dieses Buches. Ebenso danke ich Lawrence Friedman, Robert Michels, Katherine Dalsimer, Daria Colombo, Nirav Soni, Hilary Beattie, Rosemary Stevens, Theodore Shapiro, Aaron Esman, Barbara Stimmel, Orna Ophir, Anne Hoffman und Megan Wolff. Besonderen Dank schulde ich Marisa Shaari, der Bibliothekarin der Sondersammlungen der Oskar Diethelm Library am Institute for the History of Psychiatry, für ihre Mitarbeit bei der Recherche und ihre durchgängig gütige Hilfsbereitschaft im Allgemeinen. Andere Kollegen der Abteilung für Psychiatrie in Cornell, vor allem meine frühere Co-Dozentin Elizabeth Auchincloss, haben mir all die Jahre auf unschätzbare Weise mit Rat, Tat und Freundschaft zur Seite gestanden.

Das Columbia University Center for Psychoanalytic Training and Research ist ein zweites Zuhause für mich und ein Ort, an dem seit jeher große Neugier und die leidenschaftliche Auseinandersetzung mit dem Lernen wertgeschätzt werden. Mein Dank gilt meinen dortigen Lehrern und Kollegen sowie den vielen hervorragenden Kandidaten in psychoanalytischer Ausbildung, die zu unterrichten und zu betreuen ich in den vergangenen 25 Jahren die Ehre hatte.

Ein Buch wie *Auf der Couch* lässt sich nicht ohne die Hilfe zahlreicher Wissenschaftler, Bibliothekare, Kuratoren, Künstler und die Quellen vieler Sammlungen verwirklichen. Es folgt eine unvollständige Liste all jener, die eine Erwähnung verdienen: Eric Anderson und Mary Bergstein vom Department of the History of Art and Visual Culture der Rhode Island School of Design (RISD), Claudia Covert und Ariel Bordeaux von der Fleet Library der RISD, Phyllis Magidson vom Museum of the City of New York, Patricia Kuharic vom Department for Medical Art and Photography am Weill Cornell Medical College, Arlene Shaner von der New York Academy of Medicine, Rhoda Bawdekar von der Internationalen Psychoanalytischen Vereinigung in London, Shellburne Thurber, Guy Billout und Wilhelmina Wahlin von der Charles Stuart University in Australien.

Meine Agentin Anne Edelstein hat bei der kompletten Durchsicht des Manuskripts weit mehr als nur ihre Pflicht getan. Roger Conover und sein Dream-Team bei MIT Press, darunter Margarita Encomienda, Matthew Abbate, Gillian Beaumont, Janet Rossi, David Ryman und Victoria Hindley, haben beim Lektorieren und Gestalten der amerikanischen Ausgabe des Buches ebenso viel Sorgfalt wie Kreativität an den Tag gelegt. Ihr Können und Fleiß haben das Endprodukt erheblich verbessert.

Leora Kahn für ihre unermüdliche Hilfe bei der Bildrecherche und -beschaffung zu danken würde nicht einmal andeuten, wie sehr ich in ihrer Schuld stehe. Als dieses Buch noch in einem viel früheren und ungewisseren Entwicklungsstadium war, drängte sie auf seine Realisierung, und ohne sie wäre es niemals fertig geworden. Ein Autor kann sich wahrhaft glücklich schätzen, wenn Liebe so großzügig auch bildliche Vorstellung einschließt und zur Erfüllung literarischer Sehnsucht beiträgt.

Nathan Kravis

1

Warum wird die Couch in der Psychoanalyse verwendet?

Die meisten Psychoanalytiker haben heutzutage gemischte Gefühle gegenüber der Couch, wissen nichts über ihre Herkunft und können keine überzeugende klinische Begründung für ihre früheste Verwendung liefern. Trotzdem gilt die analytische Couch als Symbol der Psychoanalyse und wird weithin als Sinnbild der Selbsterkenntnis begriffen. Wo liegen die Ursprünge ihrer Verwendung?

Man kann es Psychoanalytikern nicht zum Vorwurf machen, dass sie über die Ursprünge der Verwendung der Couch im Ungewissen sind. Zwar ist die analytische Couch die bedeutendste und unangefochtene Ikone ihrer Zunft, doch ihre Herkunftsgeschichte ist kompliziert. Simple historische Abrisse der psychoanalytischen Technik werden ihr nicht gerecht. Sie konfrontiert die Praktiker einer ohnehin umstrittenen Behandlungsmethode mit einer diffusen Erzählung über ein Objekt, dem viele von ihnen skeptisch gegenüberstehen. Denn die psychoanalytische Verwendung der Couch ist noch unerforscht. Es gibt keine bedeutenden empirischen Studien zur Körperhaltung, Sitzungshäufigkeit oder Dauer psychoanalytischer Behandlungen.[1] Aus vielerlei Gründen – Vertraulichkeit, methodologische Probleme, fehlende Finanzierung – ist klinische Forschung im Bereich der Psychoanalyse extrem schwierig. Mittlerweile gibt es vielfältige Bemühungen, diesem Mangel abzuhelfen. Bislang jedoch mussten Psychoanalytiker bei der Beantwortung entscheidender Fragen ihrer Methodik auf die klinische Tradition und auf ihre persönlichen klinischen Erfahrungen zurückgreifen.

Angesichts fehlender empirischer Befunde versuchen die meisten Psychoanalytiker, ihre Methoden mittels klinischer Berichte und therapeutischer Theorien zu begründen. In Anbetracht ihrer ikonischen Bedeutung ist die Verwendung der Couch theoretisch seltsam schwach fundiert. Das ist umso erstaunlicher, da Analytiker ja oft für ihre Bereitwilligkeit getadelt werden, Theorien über nahezu alles zu entwickeln.

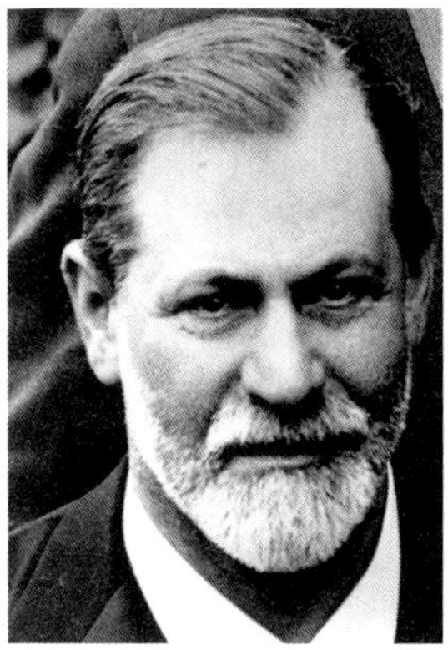

Sigmund Freud (1856–1939), 1909

Freud hat bekanntlich gesagt, er lasse die Patienten auf einer Couch liegen, weil er es nicht vertragen könne, den ganzen Tag angestarrt zu werden.[2] Das ist nicht gerade eine ausgefeilte methodische Theorie. Es ist gewissermaßen eine Proto-Theorie, denn sie enthält den Keim eines Gedankengangs über die Vorteile, die die Verwendung der Couch durch den Patienten für den Analytiker hat – ein Gedankengang, aus dem letztlich W. R. Bions Konzept der Fähigkeit des Analytikers zu *Reverie* und *Containment* hervorgegangen ist.[3] Doch man sollte anmerken, dass eine Psychoanalytikerin, die nicht angestarrt werden oder visuelle Zeichen ignorieren möchte, um sich besser auf ihre eigene *Reverie* einlassen zu können, auch einfach die Stühle so hinstellen könnte, dass sie und ihr Patient einander nicht frontal gegenübersitzen. Genau das haben übrigens der britische Objektbeziehungstheoretiker W. R. D. Fairbairn und einige andere Psychoanalytiker getan, die sich nach Freuds Tod 1939 einen Namen machten, da-

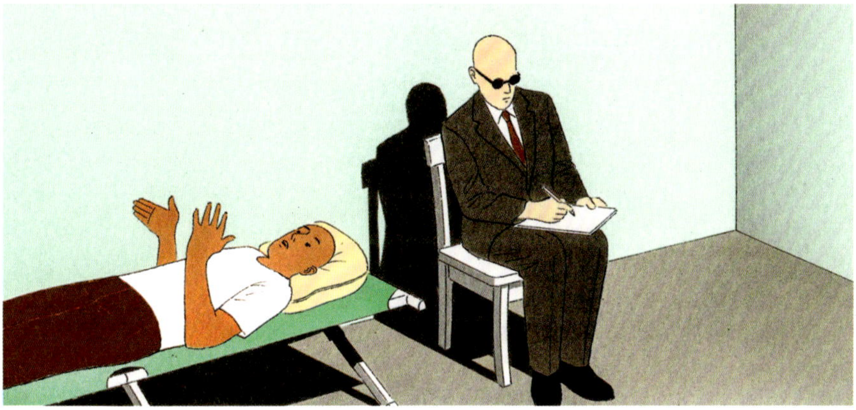

links: Illustration im Magazin *The New Yorker,* 2006

rechts: „Wie fühlen Sie sich, Mr. President?" Titelseite der Zeitschrift *New York,* 2007

runter (in den USA) Harry Stack Sullivan, Erich Fromm, Frieda Fromm-Reichmann und Clara Thompson.[4] Freud fand, dass das patientische Liegen seiner Tätigkeit als Analytiker zugutekommt, ohne darin einen Grund dafür zu sehen, dass alle Analytiker die Couch verwenden sollten. Außerdem erklärte Freud – wie gesagt – nicht, was diese Praktik etwa davon unterschied, den Patienten mit abgewandtem Gesicht auf einem Stuhl sitzen zu lassen.

Und falls es darum ginge, dem Patienten das freie Assoziieren zu erleichtern: Warum sollte der Analytiker dann nicht analysieren, was das freie Assoziieren hemmt, statt mittels einer Anweisung zur Körperhaltung aktiv zu intervenieren?

Kurzum: Die genannten Gründe für die Verwendung der Couch leuchten nicht ein. Was nicht heißt, dass die Verwendung der Couch eine schlechte Idee wäre. Sie ist fraglos hilfreich für den Analytiker. Zudem ermöglicht sie dem Analysanden eine einzigartige Erfahrung, und vielleicht gibt es sogar psychophysiologische Aspekte des Liegens (von denen wir noch nichts wissen), die ihm ebenfalls zugutekommen.[5] Dennoch ist es merkwürdig, dass ein so ikonischer Gegenstand wie die Couch in methodischen Theorien der Psychoanalyse kaum eine Rolle spielt. Freud hat die Verwendung der Couch festgelegt, bevor irgendjemand eine wirkliche Begründung dafür entwickeln konnte.[6] Trotzdem wurde die Couch schnell zu

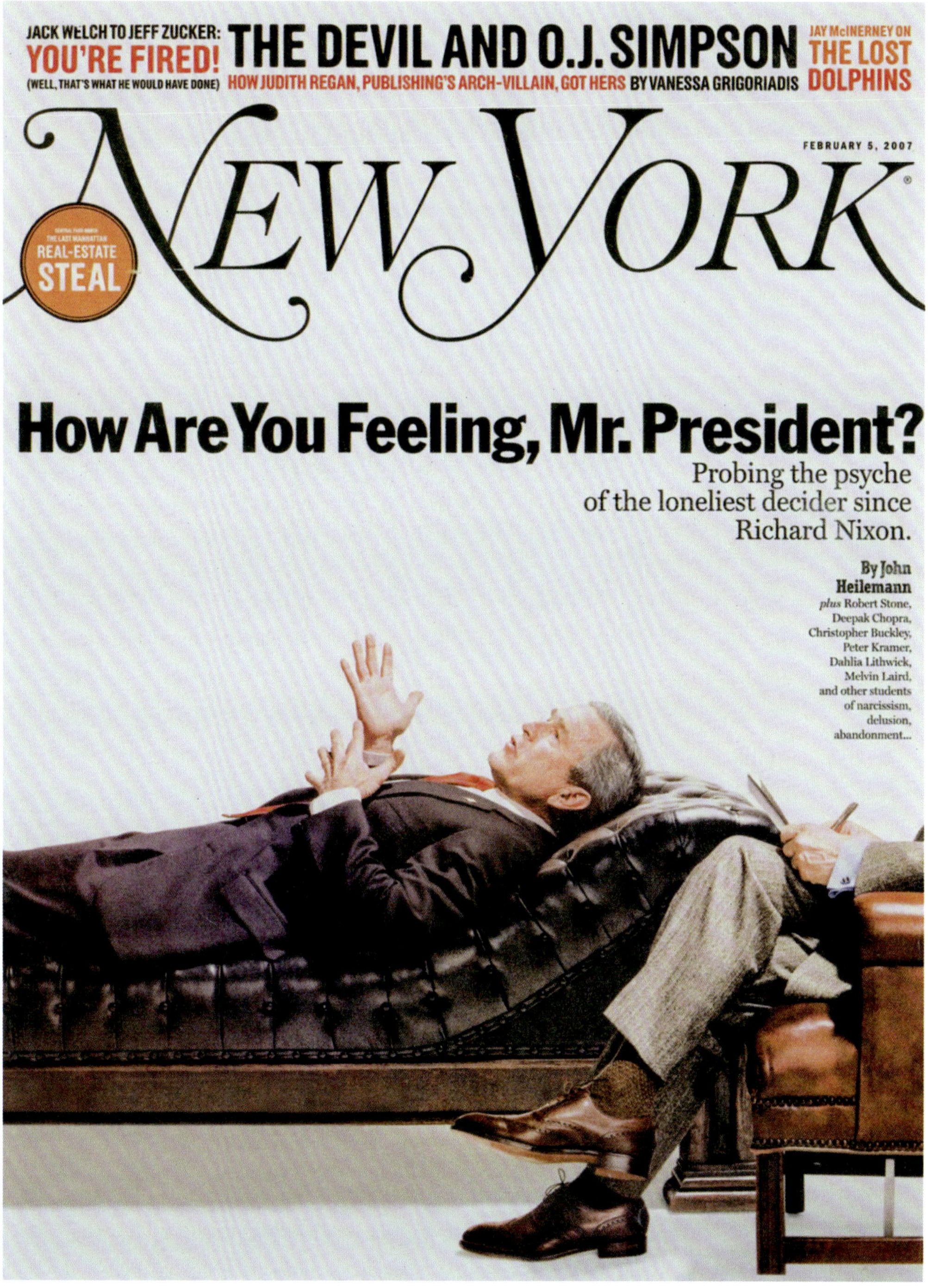
JACK WELCH TO JEFF ZUCKER:
YOU'RE FIRED!
(WELL, THAT'S WHAT HE WOULD HAVE DONE)
THE DEVIL AND O.J. SIMPSON
HOW JUDITH REGAN, PUBLISHING'S ARCH-VILLAIN, GOT HERS BY VANESSA GRIGORIADIS
JAY McINERNEY ON
THE LOST
DOLPHINS
NEW YORK
FEBRUARY 5, 2007
REAL-ESTATE
STEAL
How Are You Feeling, Mr. President?
Probing the psyche
of the loneliest decider since
Richard Nixon.
By John
Heilemann
plus Robert Stone,
Deepak Chopra,
Christopher Buckley,
Peter Kramer,
Dahlia Lithwick,
Melvin Laird,
and other students
of narcissism,
delusion,
abandonment...

einem Wahrzeichen der Orthodoxie – ursprünglich in Abgrenzung zu Jungianischen und Adlerianischen Praktikern,[7] dann aber generell für alle nachfolgenden Generationen von Analytikern – und zu einem weithin anerkannten Symbol der Psychoanalyse insgesamt (Abbildungen Seite 18 und 19).

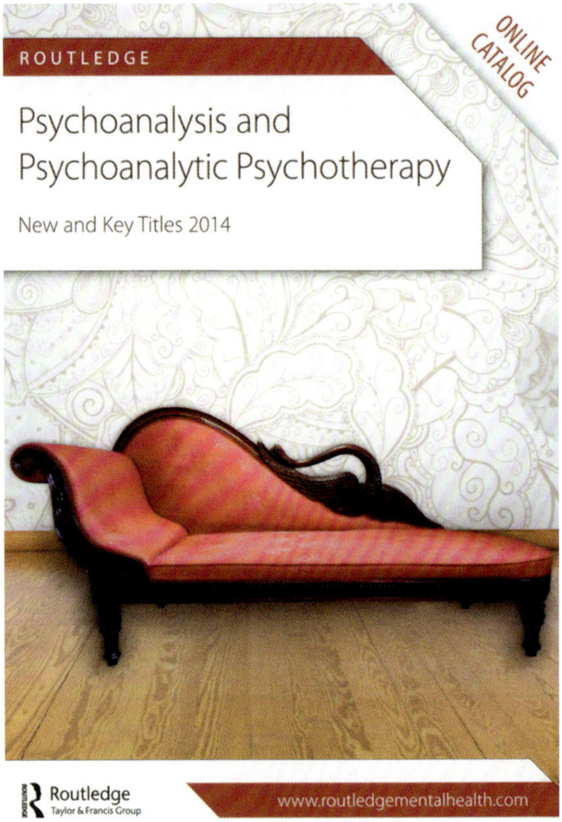

links:
Katalog des Routledge Verlags, 2014

rechts:
„Freud wird weithin an den Universitäten unterrichtet, nur nicht im Fachbereich Psychologie" Illustration eines Artikels der *New York Times*, 2007

In der psychoanalytischen Zunft selbst wird die Couch zugleich als eine Art Talisman fetischisiert und als infantilisierend geschmäht.[8] Viele Analytiker halten sie heutzutage für irrelevant; die meisten (wenn nicht sogar alle) sind sich wohl einig, dass ihre Verwendung kein Garant für einen analytischen Prozess ist.[9] Manche verspotten die Tradition des patientischen Liegens sogar als das Relikt einer autoritäreren Epoche, als Machtdemonstration des Analytikers, die den Analysanden unnötig regrediert oder infantilisiert.[10] Dennoch galt die Couch schon früh als ein Charakteristikum der Psychoanalyse, das für etwas Wesentliches der analytischen

THE NEW YORK TIMES, SUNDAY, NOVEMBER 25, 2007

IDEAS & TRENDS

Freud Is Widely Taught at Universities, Except in the Psychology Department

By PATRICIA COHEN

PSYCHOANALYSIS and its ideas about the unconscious mind have spread to every nook and cranny of the culture from Salinger to "South Park," from Fellini to foreign policy. Yet if you want to learn about psychoanalysis at the nation's top universities, one of the last places to look may be the psychology department.

A new report by the American Psychoanalytic Association has found that while psychoanalysis — or what purports to be psychoanalysis — is alive and well in literature, film, history and just about every other subject in the humanities, psychology departments and textbooks treat it as "desiccated and dead," a historical artifact instead of "an ongoing movement and a living, evolving process."

The study, which is to appear in the June 2008 issue of psychiatry's flagship journal, The American Journal of Psychiatry, is the latest evidence of the field's existential crisis. For decades now, critics engaged in the Freud Wars have pummeled the good doctor's theories for being sexist, fraudulent, unscientific, or just plain wrong. In their eyes, psychoanalysis belongs with discarded practices like leeching.

But to beleaguered psychoanalysts who have lost ground to other forms of therapy that promise quicker results through cheaper and easier methods, the report underscores pressing questions about the relevance of their field and whether it will survive as a practice.

Given how psychoanalytic ideas have shaped the culture, the issue reverberates far beyond the tiny cluster of psychoanalysts. They worry that the gradual disappearance of psychoanalytic theory from psychology curriculums means that those ideas are bound to be applied incorrectly as new advances are neglected.

These worries led the psychoanalytic association to create a task force to increase undergraduates' exposure to psychoanalytic ideas as both a theory and therapy.

The effort includes this new study, a computer-based analysis of course descriptions at 150 public and private institu-

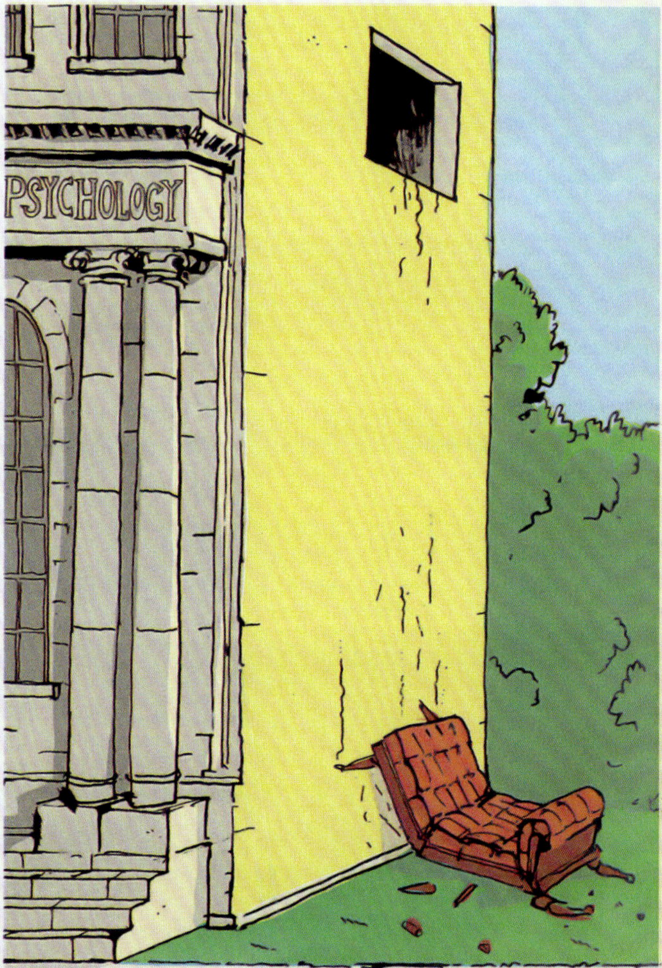

PAUL HOPPE

Vorgehensweise steht – daher auch ihre metonymische und synekdochale Bedeutung (so wurde „auf der Couch" zu einer alternativen Formulierung für „in Analyse" oder „in Therapie").[11] Für diese synekdochale Bedeutung gibt es zahllose Beispiele, doch mögen hier zur Verdeutlichung einige bildliche Darstellungen genügen. Inzwischen bezeichnet die Couch die Psychoanalyse sowohl für Analytiker als auch für Nichtanalytiker – in diesem Fall für Personen in psychiatrischen Berufen (Abbildung Seite 20), für die Leser der New York Times (Abbildung Seite 21) und die breite Öffentlichkeit (Abbildung rechts).

Jenseits ihrer synekdochalen Bedeutung für die Psychoanalyse insgesamt ist die analytische Couch mittlerweile Teil des öffentlichen Lexikons kultureller Symbole für Selbsterkenntnis.

Liegen wird offenkundig mit einer Fülle von Dingen assoziiert: Sex, Schlaf, Geburt, Tod, Krankheit, Heilung, Lesen und Ausruhen. Einige dieser Assoziationen (wenn nicht sogar alle) lassen sich durch die Verwendung der Couch in der psychoanalytischen Behandlung hervorrufen. Wie aber wurde die Couch zu etwas Wesentlichem und Paradigmatischem in der Psychoanalyse, noch bevor man überhaupt beginnen konnte, ihre Verwendung theoretisch zu begründen?

Lassen Sie uns als erste Annäherung an eine Beantwortung dieser Frage schauen, was Freud über das Erfordernis der Verwendung der Couch tatsächlich gesagt hat:

„... noch ein Wort über ein gewisses *Zeremoniell* der Situation, in welcher die Kur ausgeführt wird. Ich halte an dem Rate fest, den Kranken auf einem Ruhebett lagern zu lassen, während man hinter ihm, von ihm ungesehen, Platz nimmt. Diese Veranstaltung hat einen historischen Sinn, sie ist der *Rest* der hypnotischen Behandlung, aus welcher sich die Psychoanalyse entwickelt hat. Sie verdient aber aus mehrfachen Gründen festgehalten zu werden. Zunächst wegen eines persönlichen Motivs, das aber andere mit mir teilen mögen. Ich vertrage es nicht, acht Stunden täglich (oder länger) von anderen angestarrt zu werden. ... Ich beharre aber auf dieser Maßregel, welche die Absicht und den Erfolg hat, ... die Übertragung zu isolieren und sie zur Zeit als Widerstand scharf umschrieben hervortreten zu lassen."[12]

Hier habe ich zwei Ausdrücke hervorgehoben, weil wir den Gedanken ernst nehmen sollten, dass die Verwendung der Couch sowohl ein Relikt als auch ein

Zeremoniell ist. Das heißt, das Setting, die Mise en Scène der analytischen Begegnung, die uns heute so selbstverständlich scheint, ist die Inszenierung eines Zeremoniells, das in früheren Heiltraditionen und kulturellen Bedeutungen wurzelt, die mit dem Liegen assoziiert sind. Was aber auch heißt: Damit es überhaupt denkbar werden konnte, sich in Gegenwart einer anderen Person hinzulegen, um mit ihr zu sprechen, musste es eine Entwicklung in den Einstellungen zum Privaten und Sozialen geben, die in der Geschichte des Liegens zum Ausdruck kommt – in dessen sozialen Bedeutungen und Kontexten. Will man eine kohärente Geschichte der Ursprünge ihrer Verwendung in der Psychoanalyse erzählen, muss man die analytische Couch in die Sozialgeschichte des Liegens einbetten.

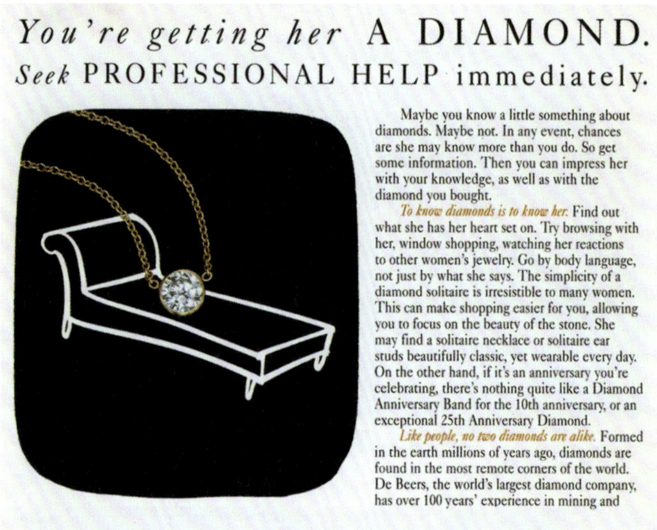

„Sie wollen ihr einen Diamanten schenken. Suchen Sie sofort professionelle Hilfe.“ Werbeanzeige für Diamanten von De Beers, 1996

2

Symposion und Convivium

Das Essen in liegender Haltung beim griechischen Symposion und römischen Convivium, auf erhaltenen Grabstätten vielfach bezeugt, symbolisierte Luxus, Privileg, Muße und Vergnügen, und zwar nicht nur für die Elite, sondern für alle sozialen Schichten. Das Liegen implizierte keineswegs Passivität oder Unterwerfung, sondern war Ausdruck sozialer Werte und Normen. Nachdem das Essen im Liegen aus der Mode gekommen war, wurde die liegende Haltung in die religiöse Ikonografie übernommen, beispielhaft in den Renaissance-Darstellungen von Mariä Geburt.

Die elterliche Ermahnung, „das Bett zu machen“, ist wohl eine der ältesten immer noch gebräuchlichen idiomatischen Wendungen. Sie dürfte aus Zeiten stammen, als die Menschen zum Schlafen auf dem Fußboden Stroh aufhäuften und als Haustiere und ihre Besitzer miteinander auf engstem Raum lebten. Das altenglische Wort „bed“ lässt sich bis ins 10. Jahrhundert zurückverfolgen und meinte ursprünglich eine in den Boden gegrabene Liegemulde; später bezeichnete es „die Materialien, auf denen Menschen schlafen“.[1] Die Etymologie spiegelt hier verlässlich die Menschheitsgeschichte. Jüngste archäologische Funde deuten darauf hin, dass die ältesten bekannten Betten rund 70.000 Jahre alt sind. Südafrikanische Felsenbewohner jener Zeit fertigten offenbar „Matten aus Zweigen, Riedgras, Blättern und Schilf als Unterlage zum Liegen, die sie dann mit Lorbeerzweigen bedeckten, um Insekten fernzuhalten“.[2] Diese frühesten Matten waren weder gewebt noch geflochten.

Mit Entstehung der ersten Hochkulturen veränderten sich die Betten, zumindest für die Reichen. Die meisten armen Menschen schliefen weiterhin auf Stroh- oder Blätterhaufen, die mit Tierhäuten (üblicherweise von Ziegen oder Schafen) bedeckt waren, oder vielleicht auf einfachen, gewebten Matten. Wohlhabende Ägypter, Assyrer und Perser dagegen schliefen schon auf Möbeln, die modernen Betten ähnelten. Archäologen vermuten, dass einige von ihnen recht elegant waren. Sie bestanden aus einem hölzernen Rahmen, „bespannt mit einem belastbaren Gewebe aus Palmblättern, Schilf oder Lederriemen. Darauf lagen Felle, Bildteppiche oder Wolldecken.“[3]

Das griechische Wort κλίνη (*klíné*) bedeutet „das, auf dem man liegt“ – ein Bett oder eine Couch, aber auch eine Leichenbahre.[4] Es ist das Wort, das Platon in der *Politeia* (ca. 380 v. Chr.) verwendet, als Sokrates und Glaukon über Couchen und das Liegen sprechen.[5] Die Kline – ein Begriff, von dem zum Beispiel das Wort „Klinik“ stammt – war ein niedriges, bewegliches Bett oder Sofa, das zum Schlafen und Essen benutzt wurde (siehe die Kline-Grabstele in der Abbildung auf Seite 28). Der Rahmen der Kline bestand aus Holz oder Bronze und war mit Bändern bespannt, auf denen eine Strohmatratze lag.[6]

Im antiken Griechenland und Rom war es Ausdruck von Status und Macht, bei einem Mahl zu liegen, statt zu sitzen. Das Essen im Liegen zeugte von Luxus, Privileg, Muße und Vergnügen.[7] Diese Sitte rührte wahrscheinlich von vorder-

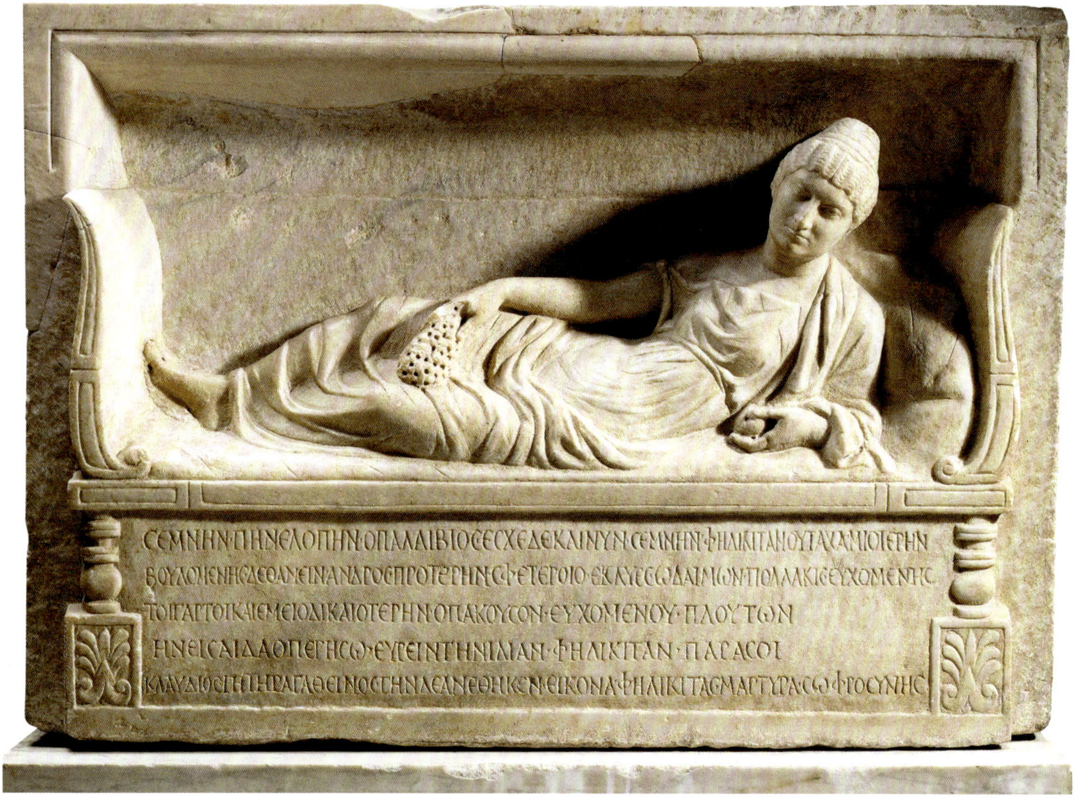

Grabstele für Felicita,
römisch,
2. oder 3. Jh. n. Chr.

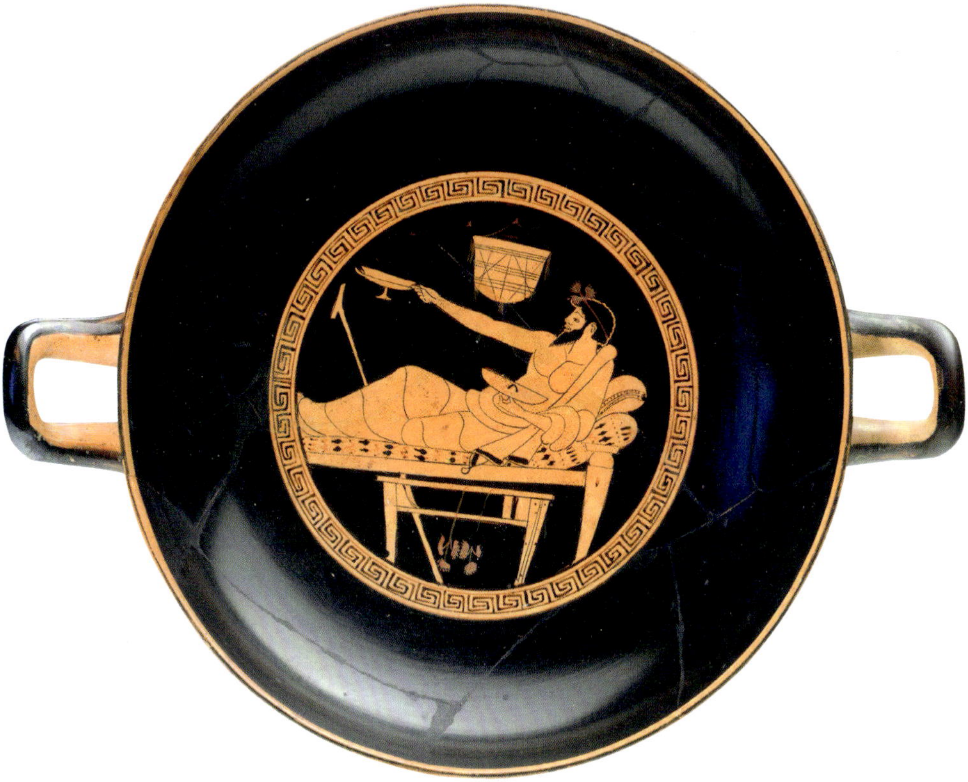

Griechische Keramik
mit der Darstellung
eines Symposiasten,
ca. 480 v. Chr.

asiatischen Herrschern her und wurde von den Griechen spätestens im 7. Jahrhundert v. Chr. übernommen. In Griechenland war sie eng mit dem *Symposion*[8] verknüpft, einem Trinkgelage und Poetry-Slam für Männer der Oberschicht, bei dem sich die Gespräche vor allem um Wahrheit, Schönheit, Liebe und den Wein

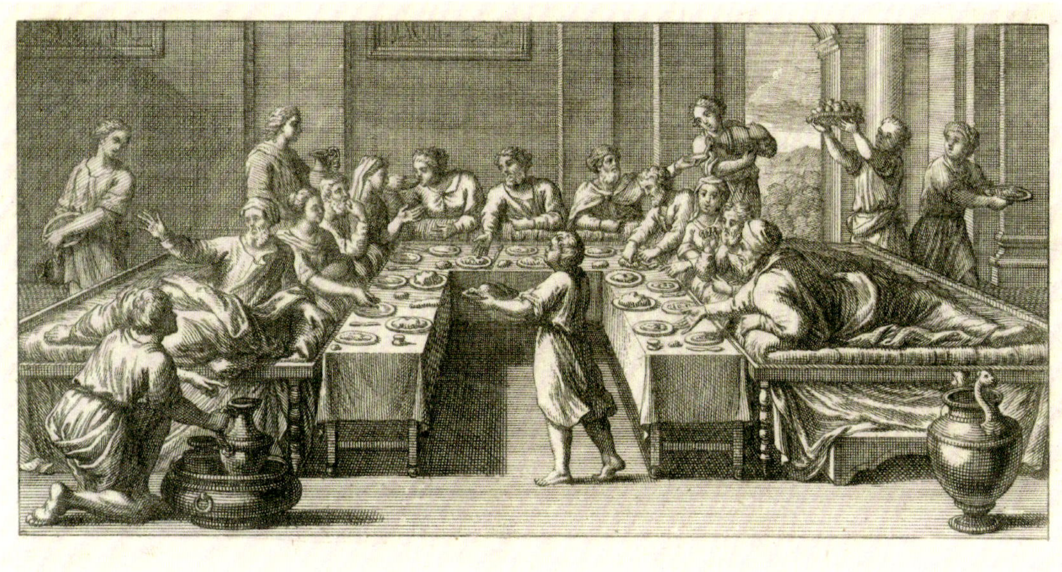

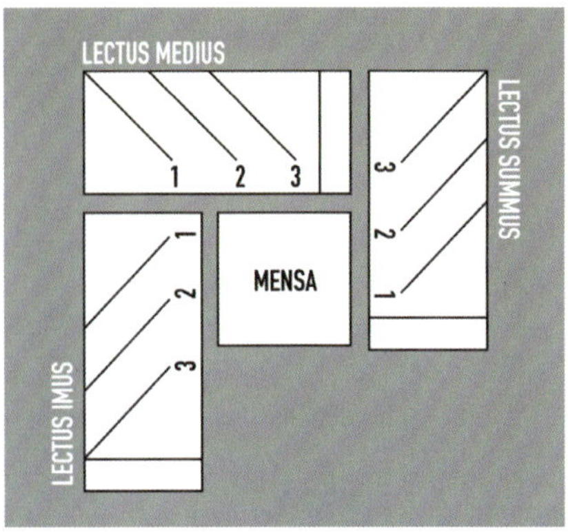

drehten; in Rom war es das *Convivium*, ein Bankett mit Getränken und Speisen, normalerweise für Männer und Frauen, idealerweise mit neun oder weniger Teilnehmern, die auf drei, in der klassischen römischen *Triclinium*-Form angeordneten Couchen lagen (Abbildungen oben und links).

„In Rom verbreitete sich, wie zuvor in Griechenland, die Praxis des Essens im Liegen vertikal durch die Gesellschaft, sodass eine ursprünglich aristokratische Sitte von niedrigeren gesellschaftlichen Gruppen nachgeahmt" und schließlich von gewöhnlichen Bürgern und Magistraten übernommen wurde, dann auch von freigelassenen Sklaven und Soldaten, jeweils im Bestreben, „ihren Träumen von einem privilegierten Leben oder einem glücklichen

Tod Ausdruck zu verleihen".[9] In Rom lagen freigelassene Sklaven und Sklavinnen beim Essen, nicht nur die Eliten. Man beachte, wie in der unten stehenden Abbildung die Frau liegt, ihr Kind sitzt und die Sklaven, hier kindhaft dargestellt, stehen – ein anschauliches Beispiel für die hierarchischen Aspekte von Körperhaltungen.

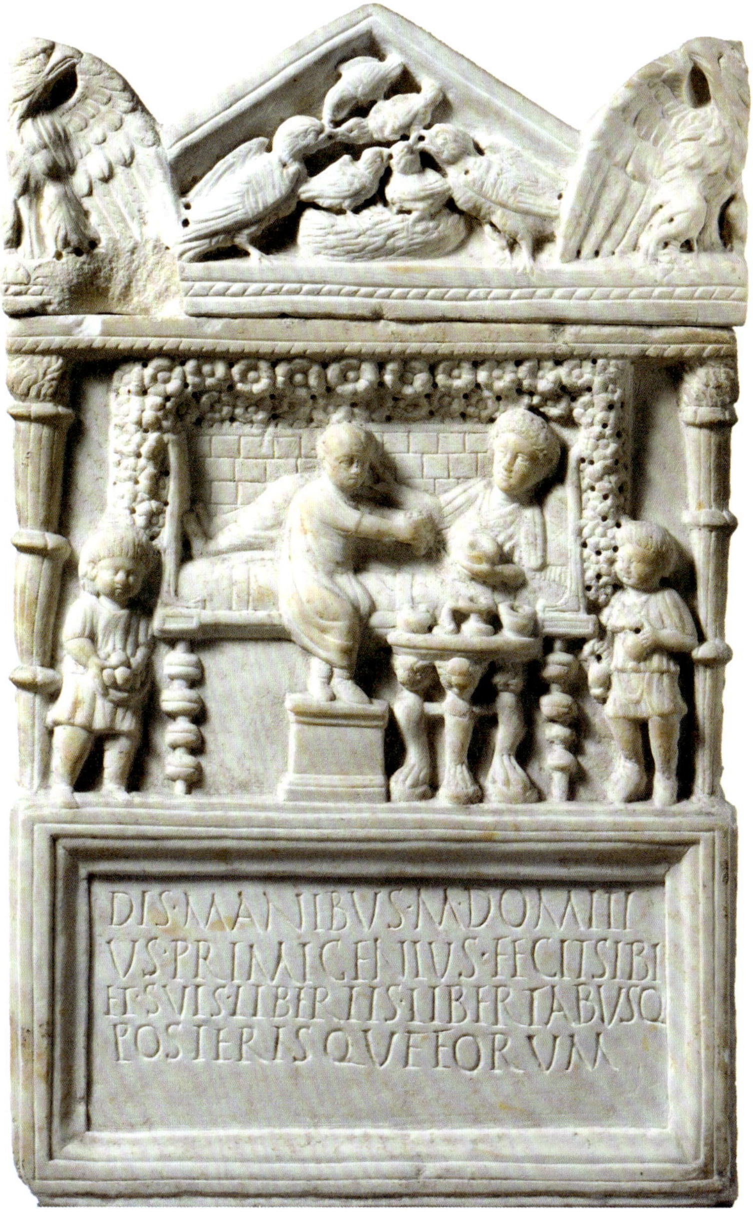
DIS·MANIBVS·M·DONATI
VS·PRIMIGENIVS·FECIT·SIBI
ET·SVIS·LIBERTIS·LIBERTABVSQ
POSTERISQVE EORVM

links oben:
Darstellung eines römischen Tricliniums

links unten:
Grundriss eines typischen römischen Tricliniums (übernommen aus Dunbabin, 2003)

rechts:
Urne mit der Darstellung einer Frau, 1. Jh. n. Chr.

Sub-Eliten (wie diese Frau) stellten sich auf ihren Grabsteinen und Begräbnisstätten gern beim Essen im Liegen dar, was von ihrem veränderten sozialen Status kündete, während die Vornehmen eher ihre Errungenschaften zum Ausdruck brachten.[10] „Für … freigelassene Sklaven oder niedere Freie … symbolisierte das Essen im Liegen … mit seiner Konnotation des Elitären den von ihnen erstrebten Status."[11]

In der unten stehenden Abbildung sehen wir erneut die klassische liegende Haltung beim Essen, hier mit einer Essschale in der hohlen linken Hand. Die Abbildung rechts zeigt ein römisches Grabmosaik, auf dem ein Ehepaar beim Totenmahl auf ihren Speisesofas dargestellt ist.

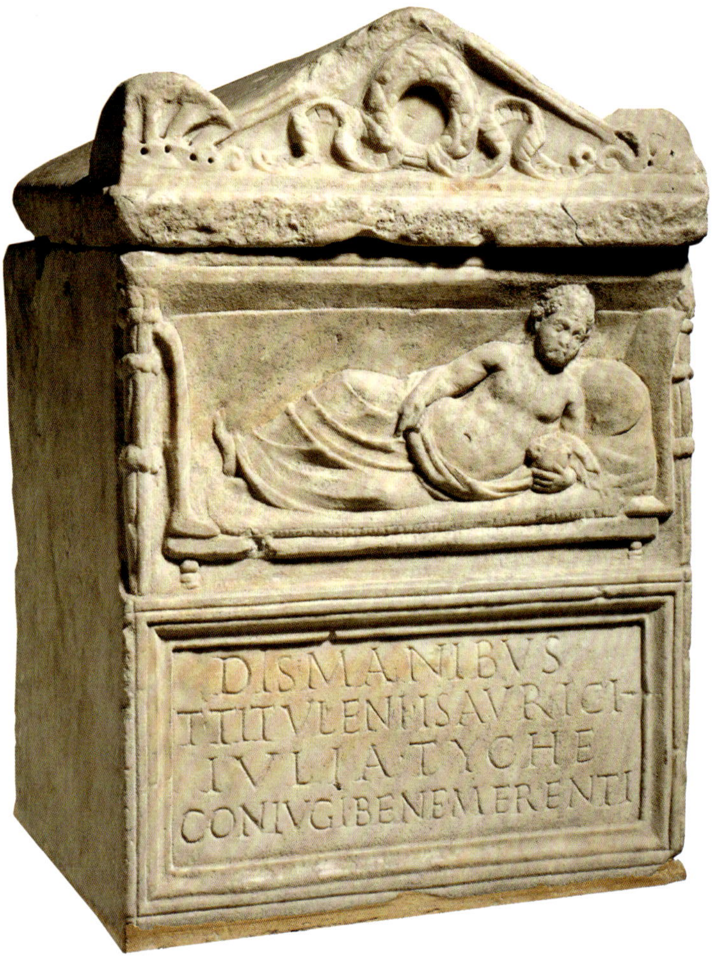

Urne mit der Darstellung einer Mahlszene, 1. Jh. n. Chr.

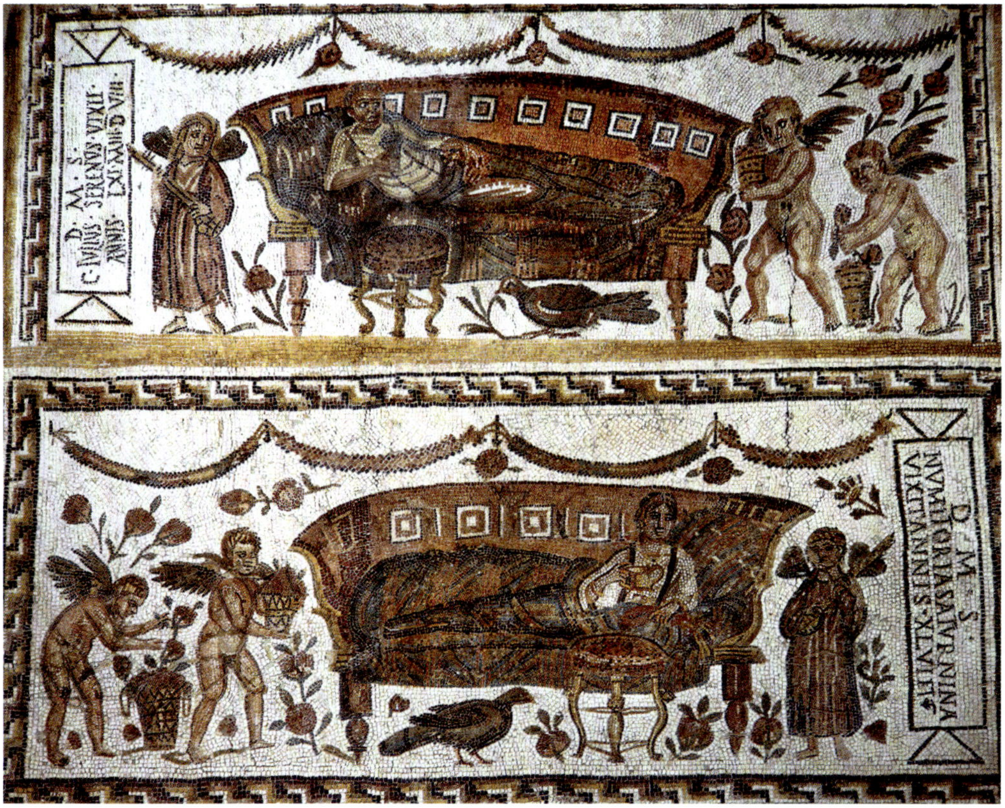

Grabmosaik, römisch,
ca. 50–79 n. Chr.

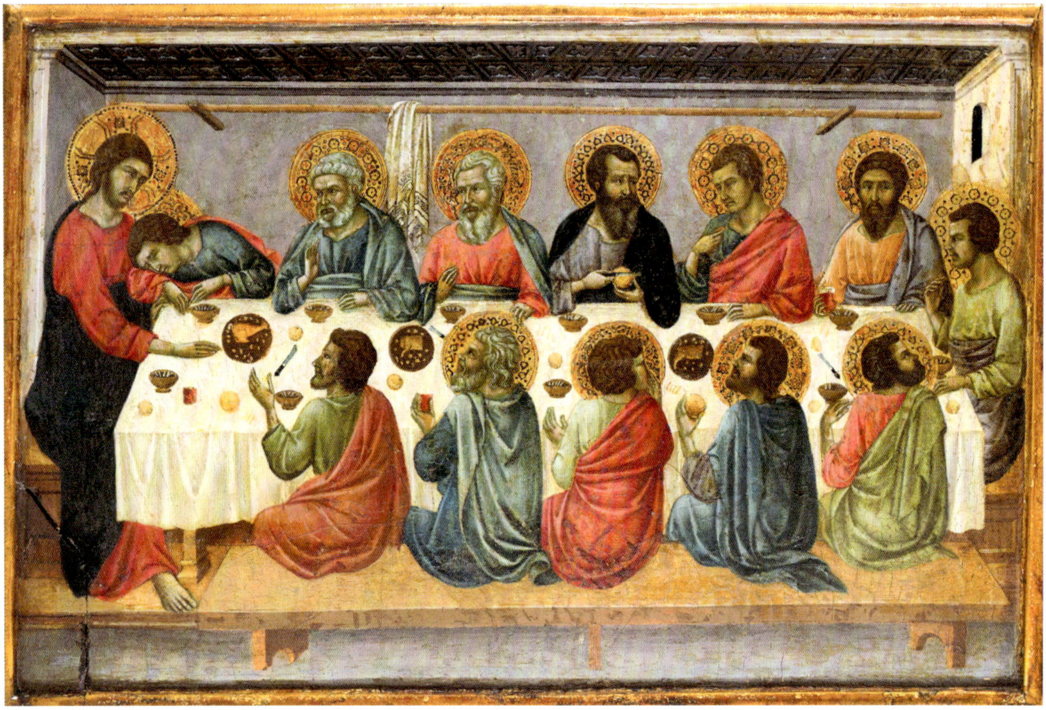

oben:
Ugolino da Siena,
Das letzte Abendmahl,
ca. 1325–1330

rechts:
Duccio di Buoninsegna,
Das letzte Abendmahl,
Detail der Rückseite
des Hochaltars
im Dom von Siena,
1308–1311

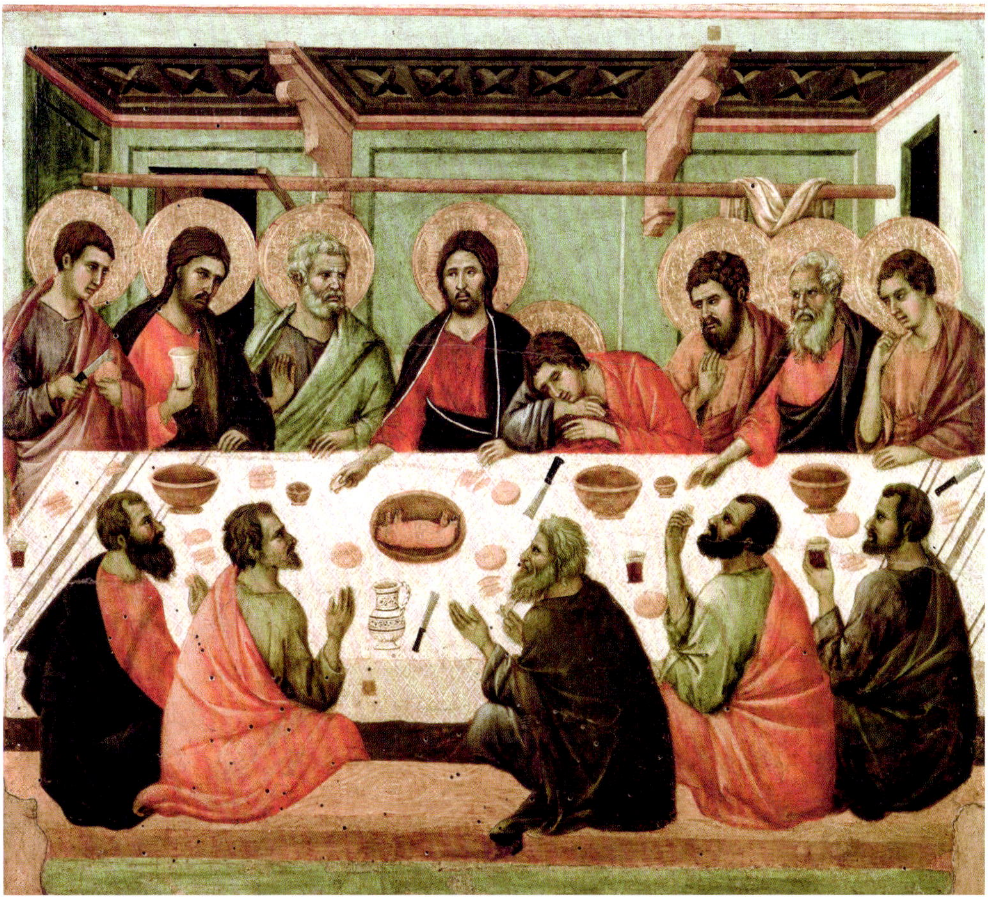

Bekannte Renaissance-Gemälde des letzten Abendmahls zeigen Jesus und seine Jünger artig um einen großen Tisch sitzend – beinahe so, als würden „unsichtbare Tischkarten für eine frostige Atmosphäre sorgen“[12] (Abbildungen auf dieser Doppelseite). Laut Evangelium aber nahmen sie das letzte Abendmahl „auf der Seite liegend“[13] ein, wie es auch auf früheren Darstellungen zu sehen ist (Abbildungen Seite 36 und 37). Das Mosaik aus Ravenna (Abbildung Seite 37) ist das früheste erhaltene Bild des letzten Abendmahls.

Man beachte, wie sehr sich diese Darstellungen aus Zeiten vor der Renaissance von jenen sehr viel vertrauteren – und sehr viel steiferen – Gemälden des letzten Abendmahls unterscheiden, an die wir uns gewöhnt haben.

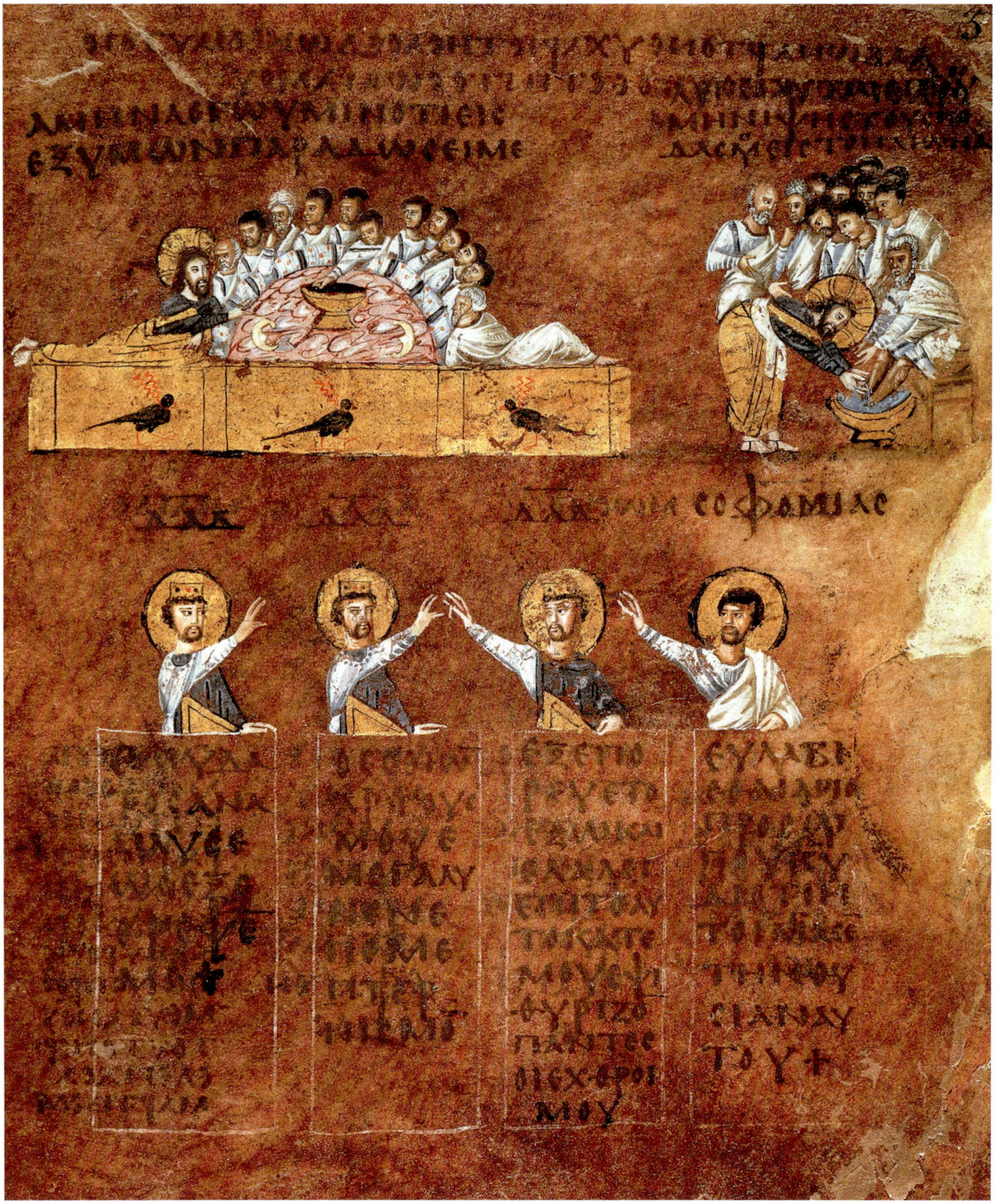

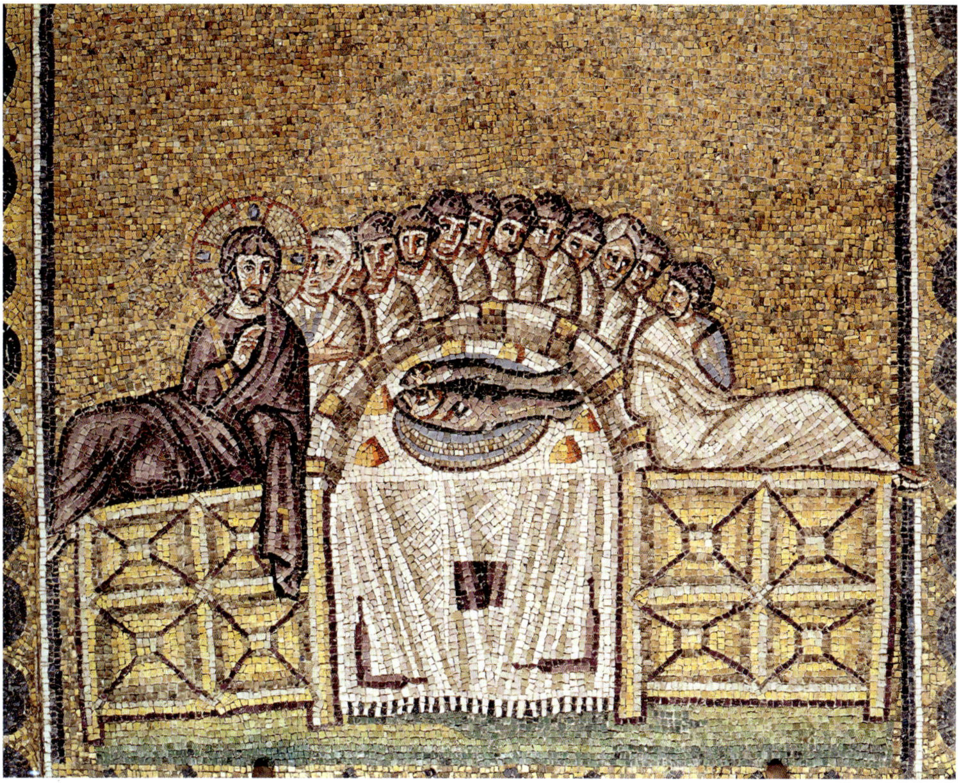

links:
Das letzte Abendmahl,
Miniatur aus dem Rossano-Evangeliar
(*Codex purpureus Rossonensis* /
Purpurkodex von Rossano),
Pergamenthandschrift, Griechenland,
6. Jh. n. Chr.

oben:
Das letzte Abendmahl,
Mosaik, Sant'Apollinare Nuovo,
Ravenna,
ca. 500 n. Chr.

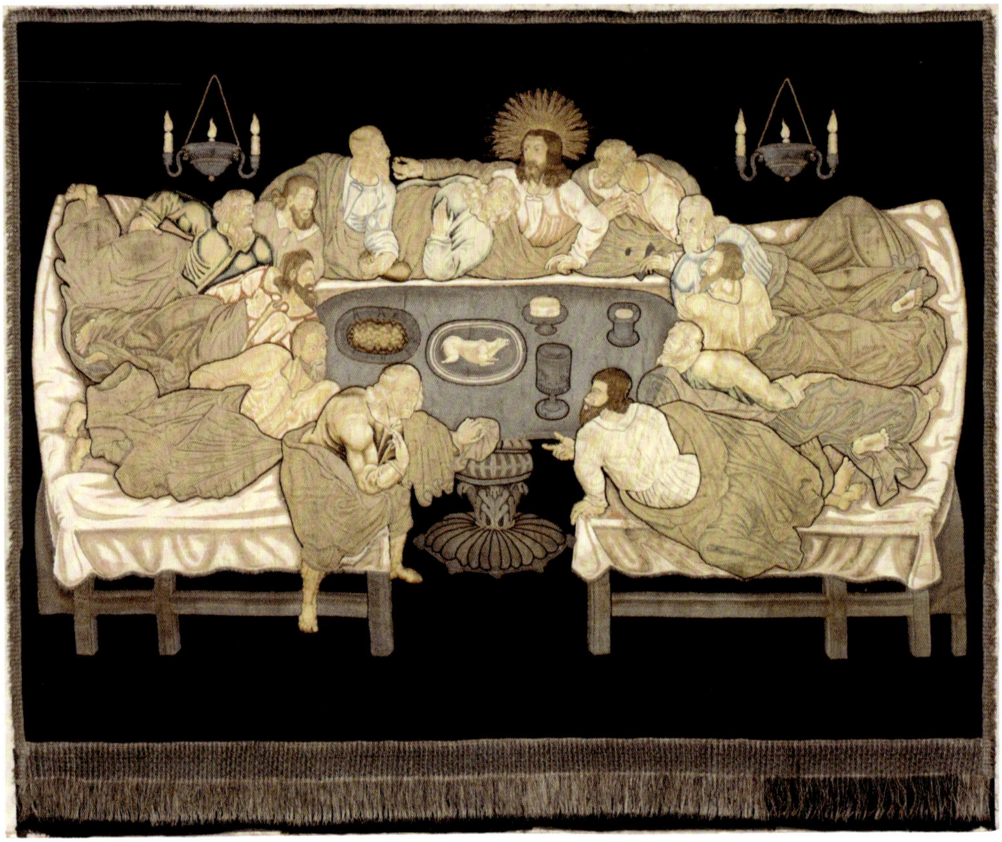

Das letzte Abendmahl, besticktes Dorsale, Edmund Harrison zugeschrieben, England, ca. 1633

Ein Bild aus dem 17. Jahrhundert (Abbildung links) greift die liegende Haltung auf den frühen Darstellungen des letzten Abendmahls noch einmal auf.

Viele Jahrhunderte vor und nach Christi legten sich Römer und Juden der Mittel- und Oberschicht, vielleicht unter hellenistischem Einfluss, zum Essen hin.[14] Infolgedessen gilt das Essen im Liegen am Sederabend des Pessachfests in der jüdischen Tradition als Symbol der Freiheit.[15]

Kurzum: Die frühesten Darstellungen des Liegens implizieren weder Passivität noch Unterwerfung; vielmehr künden sie von sozialem Status, sozialen Hierarchien und Beziehungen innerhalb sozialer Schichten sowie von sozialen Werten und Normen.[16]

Körperhaltungen waren schon immer ein zentraler Aspekt von Heil- und Glaubenstraditionen.[17] Ein religionsübergreifendes Beispiel ist das Niederknien zum Gebet. Die Griechen wiederum bauten in ihren Asklepios-Tempeln spezielle Schlafkammern (oder auch Schlafhallen) für die Traumdeutung. Ein erstaunlich gut erhaltenes Heiligtum des Asklepios ist das aus dem 5. Jahrhundert v. Chr. stammende Asklepieion in Epidauros. Viele alte Hochkulturen wussten die Traumdeutung zu schätzen, doch die griechische Praxis des „Heilschlafs" (man schläft im Tempel, damit einem Asklepios im Traum erscheint oder – falls das nicht gelingt – damit man einen Traum hat, den ein Priester dann deuten kann) ist insofern ein Vorläufer von Freuds psychoanalytischer Methode, als sie die Traumdeutung ausdrücklich mit der Rückenlage verbindet.

Dass die Körperhaltungen lange Zeit auch ein Indikator sozialer Normen waren,[18] zeigt eine kurze Betrachtung von Sitzporträts (Abbildungen Seite 40 bis 43). Der antike (Abbildungen Seite 40 und 41) und auch der mittelalterliche Thron (Abbildung Seite 42) waren ein Symbol der Autorität. Das dargestellte Sitzen war eine Zeit lang gleichbedeutend mit Autorität (Abbildungen Seite 42 und 43), wovon heute noch der Ausdruck *Vorsitzender* (engl. „chairman") zeugt.[19]

Diese kulturelle Konnotation blieb jahrhundertelang stabil und schlägt sich noch heute in der Sprache nieder („Vorsitzender", „Lehrstuhl" oder in Verbform „einem Gremium vorsitzen"). Im politischen Kontext stehen sowohl das Sitzen als auch das Liegen für Ansehen und Autorität. Wir sehen also, dass Freuds Rede von „einem gewissen Zeremoniell" in Bezug auf die Verwendung der Couch im Kontext einer erstaunlich langen Geschichte der zeremoniellen Bedeutung des Liegens steht.

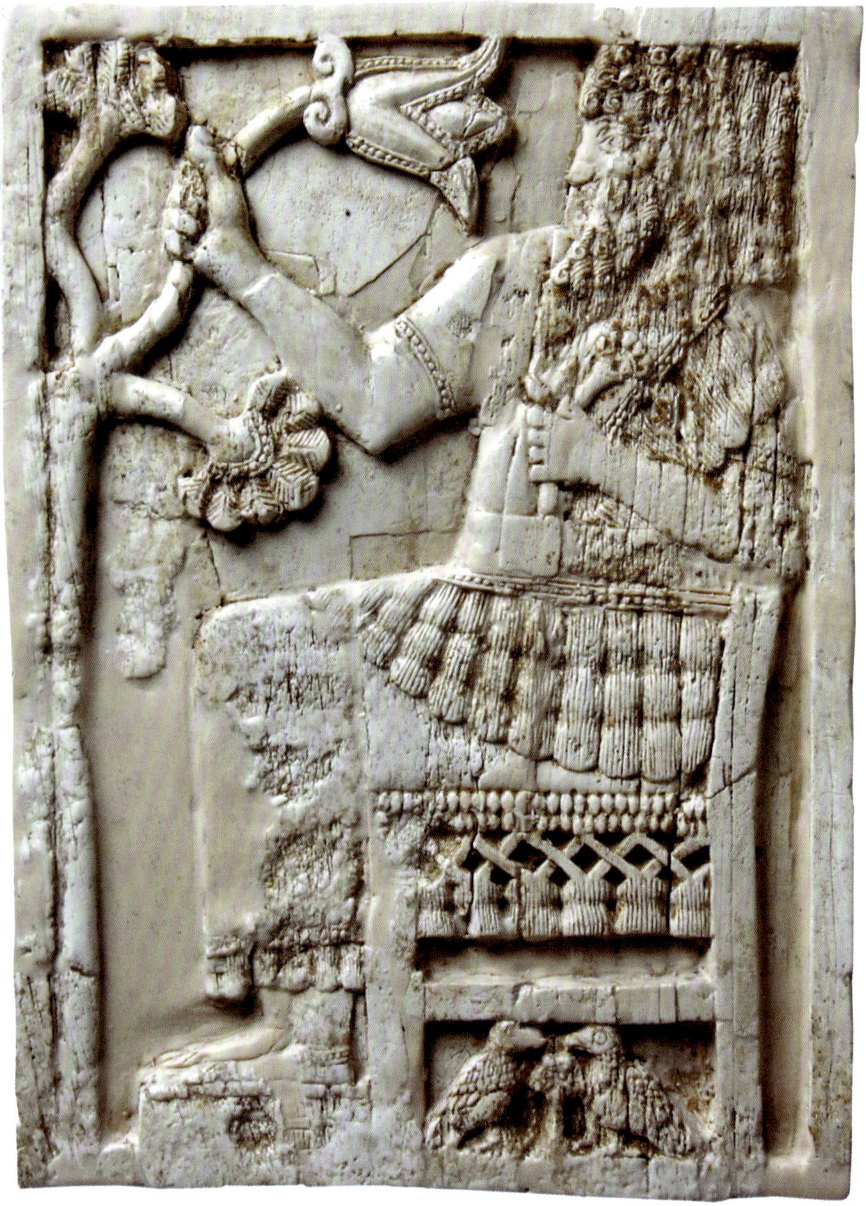

Thronender assyrischer
Herrscher oder Gott,
Relief,
ca. 1500 v. Chr.

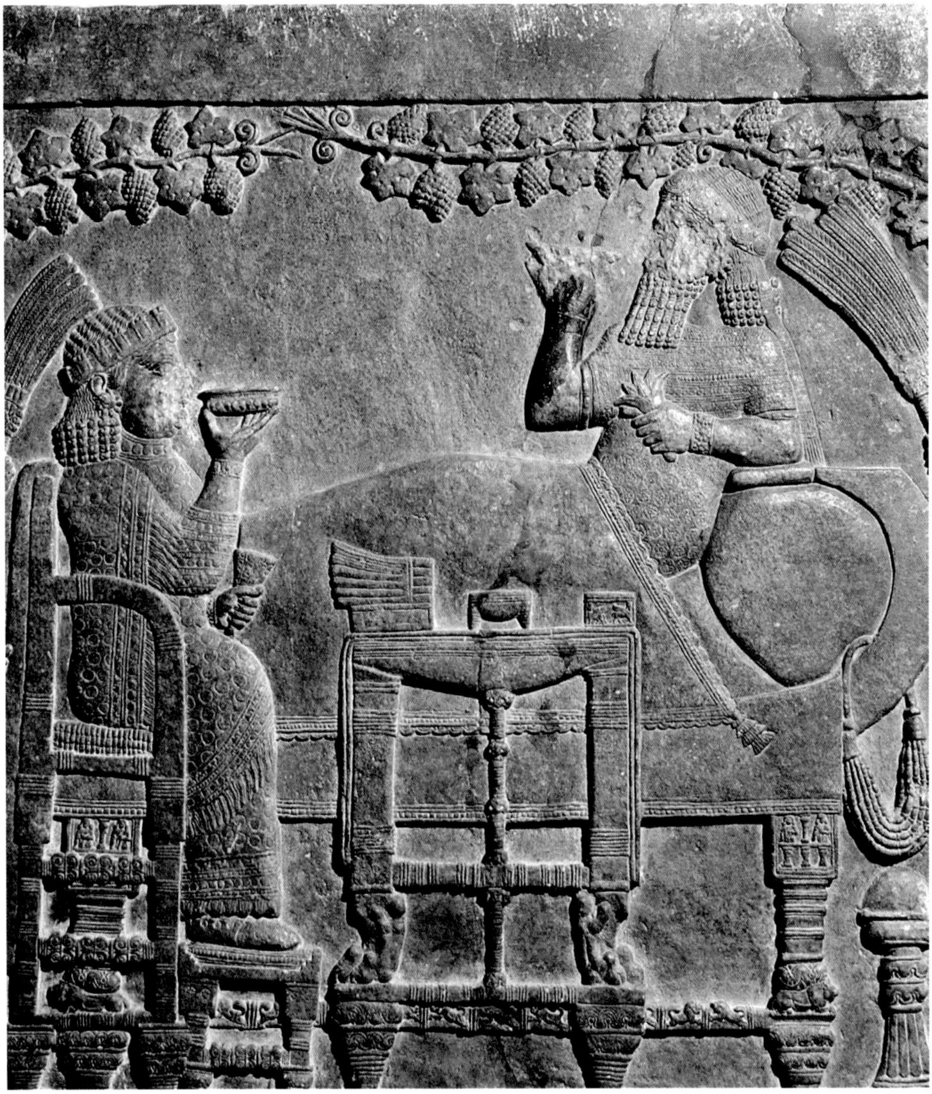

Darstellung des assyrischen Königspaars
beim Festmahl nach einem
bedeutenden militärischen Sieg,
Relief aus dem Palast des Assurbanipal
in Ninive,
ca. 645 v. Chr.

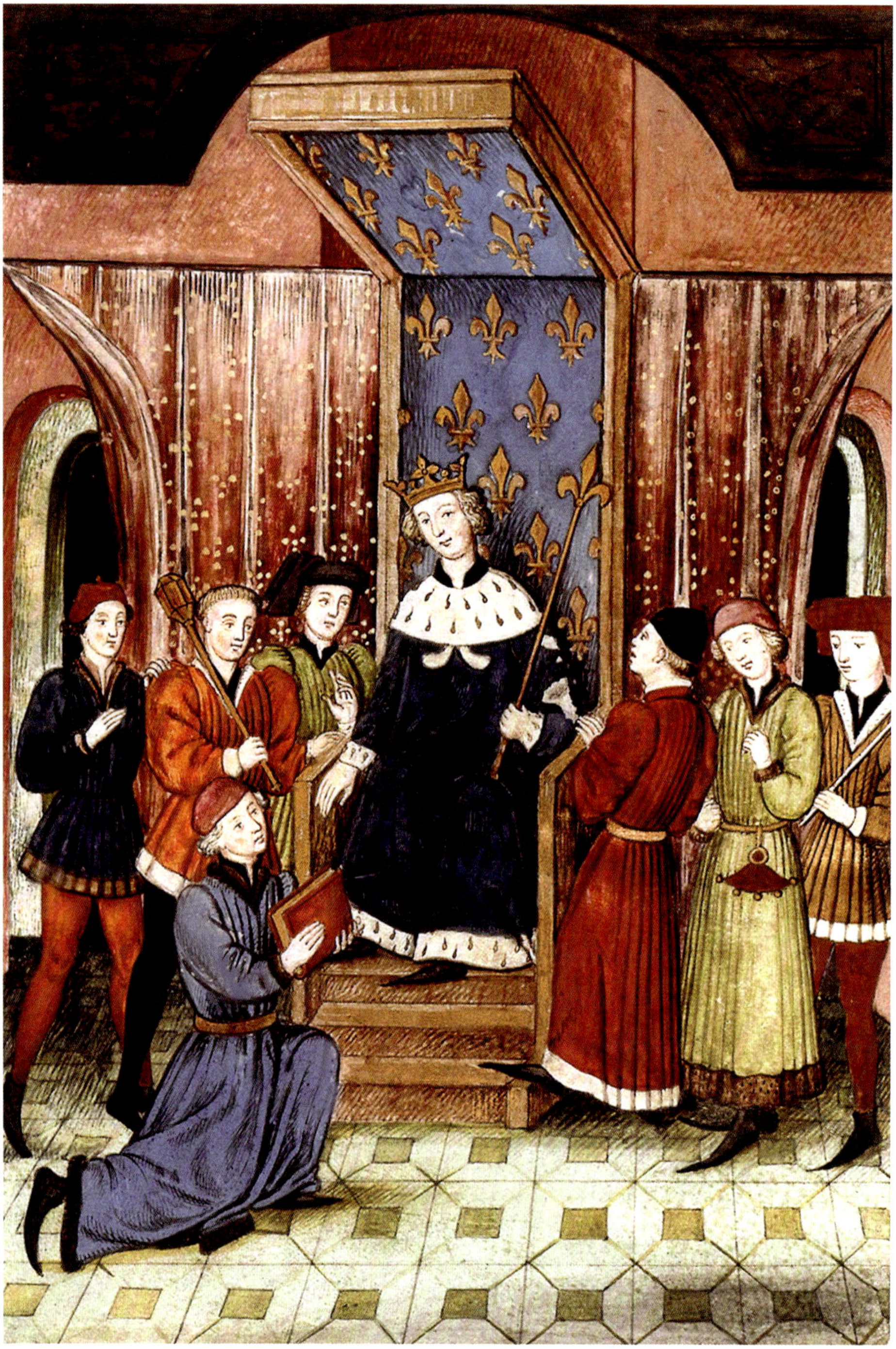

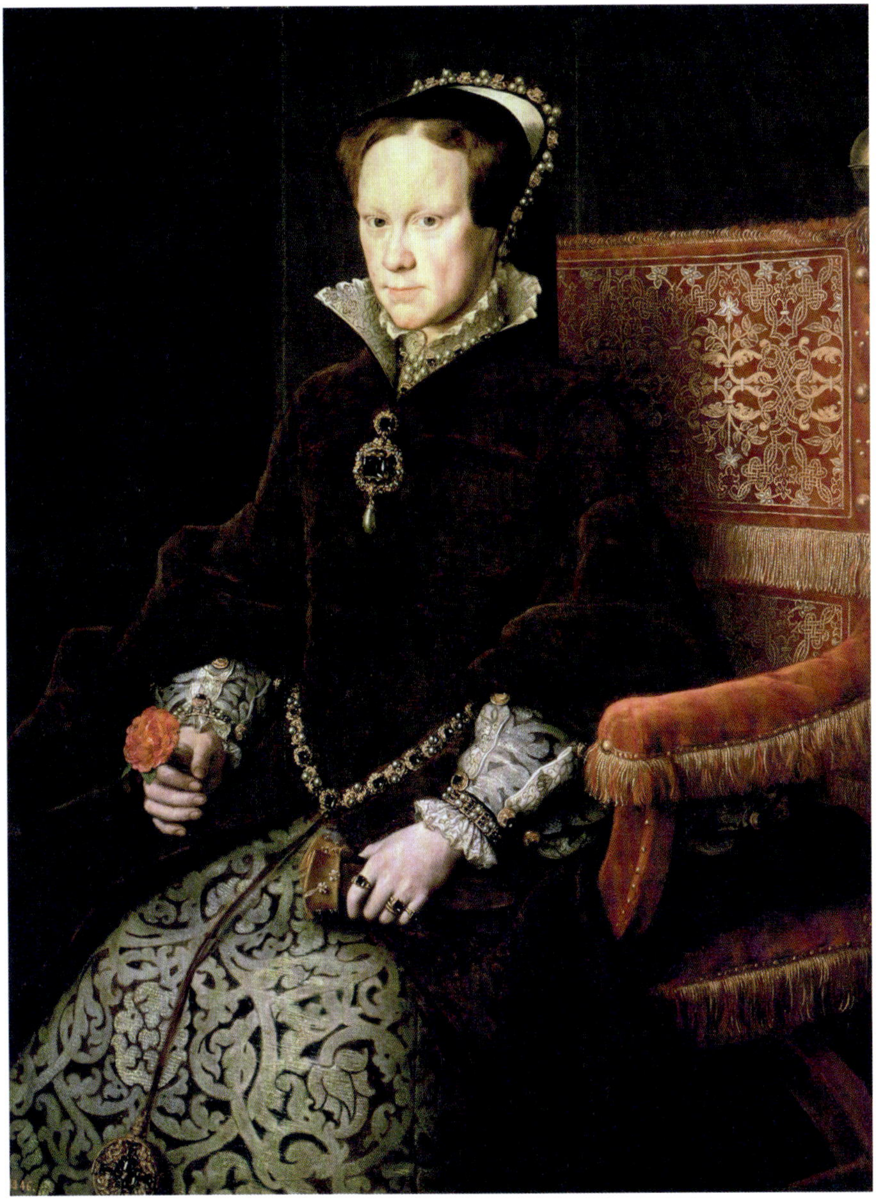

links:
Der französische
König Philipp IV. (1268-1314),
Buchmalerei,
o. J.

oben:
Werkstatt des Anthonis Mor,
Königin Maria I.,
1554

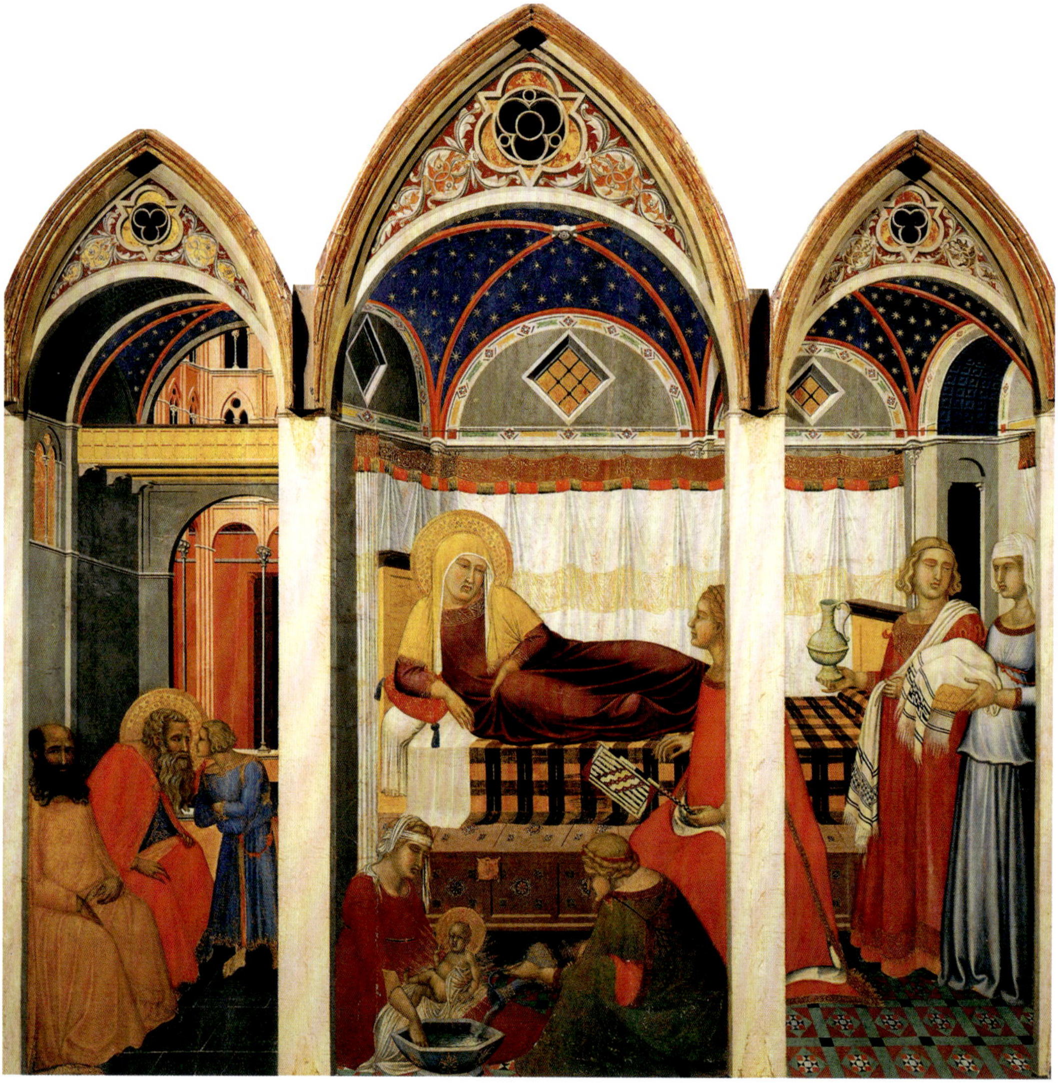

oben:
Pietro Lorenzetti,
Mariä Geburt,
1342

rechts:
Meister des Marienlebens,
Geburt Mariens,
ca. 1470

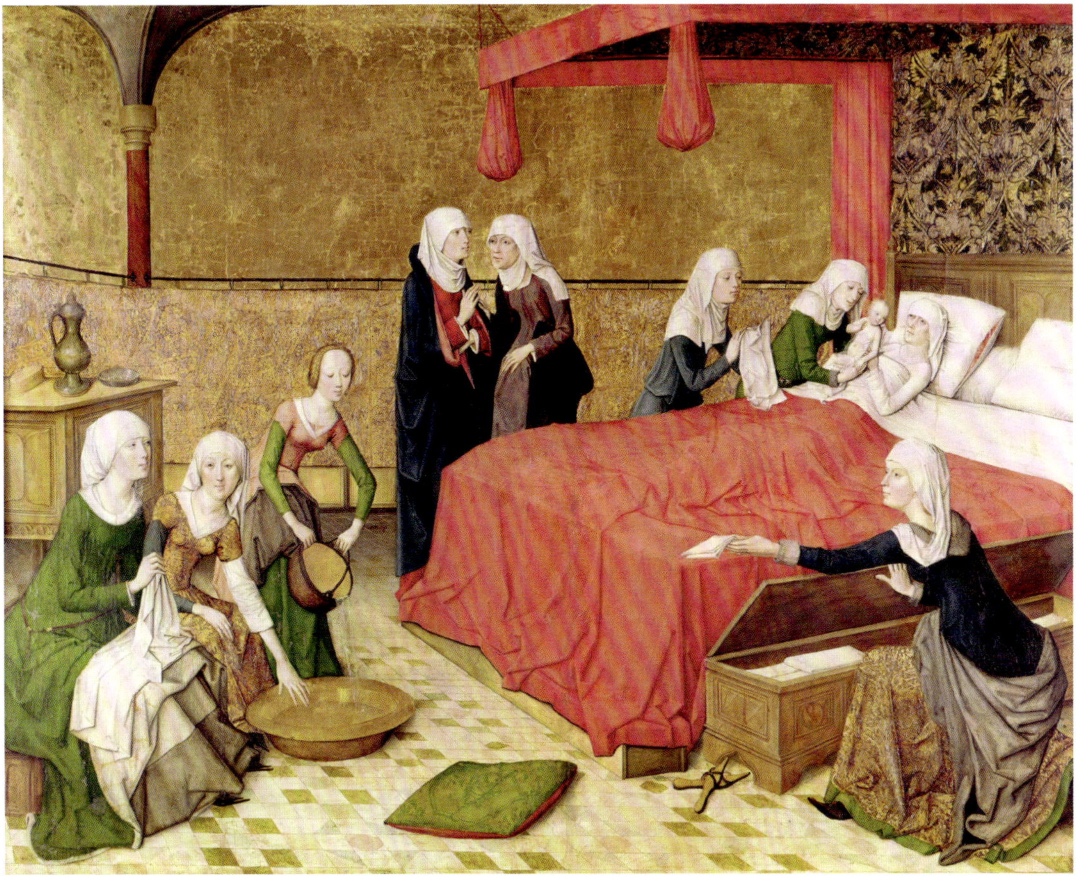

Nachdem das Essen im Liegen aus der Mode gekommen war, wurde die liegende Haltung in die religiöse Ikonografie übernommen. Dieser Trend lässt sich beispielhaft an der Darstellung von Mariä Geburt erkennen (Abbildungen auf dieser Doppelseite). Wie das Jesuskind dürfte auch Maria unter weitaus bescheideneren Umständen geboren worden sein, jedenfalls kaum auf einem Bett, das arme Menschen zu jener Zeit nicht besaßen. Noch im 16. Jahrhundert waren Holzrahmenbetten so ungewöhnlich, dass sie in Testamenten unter den Hinterlassen-

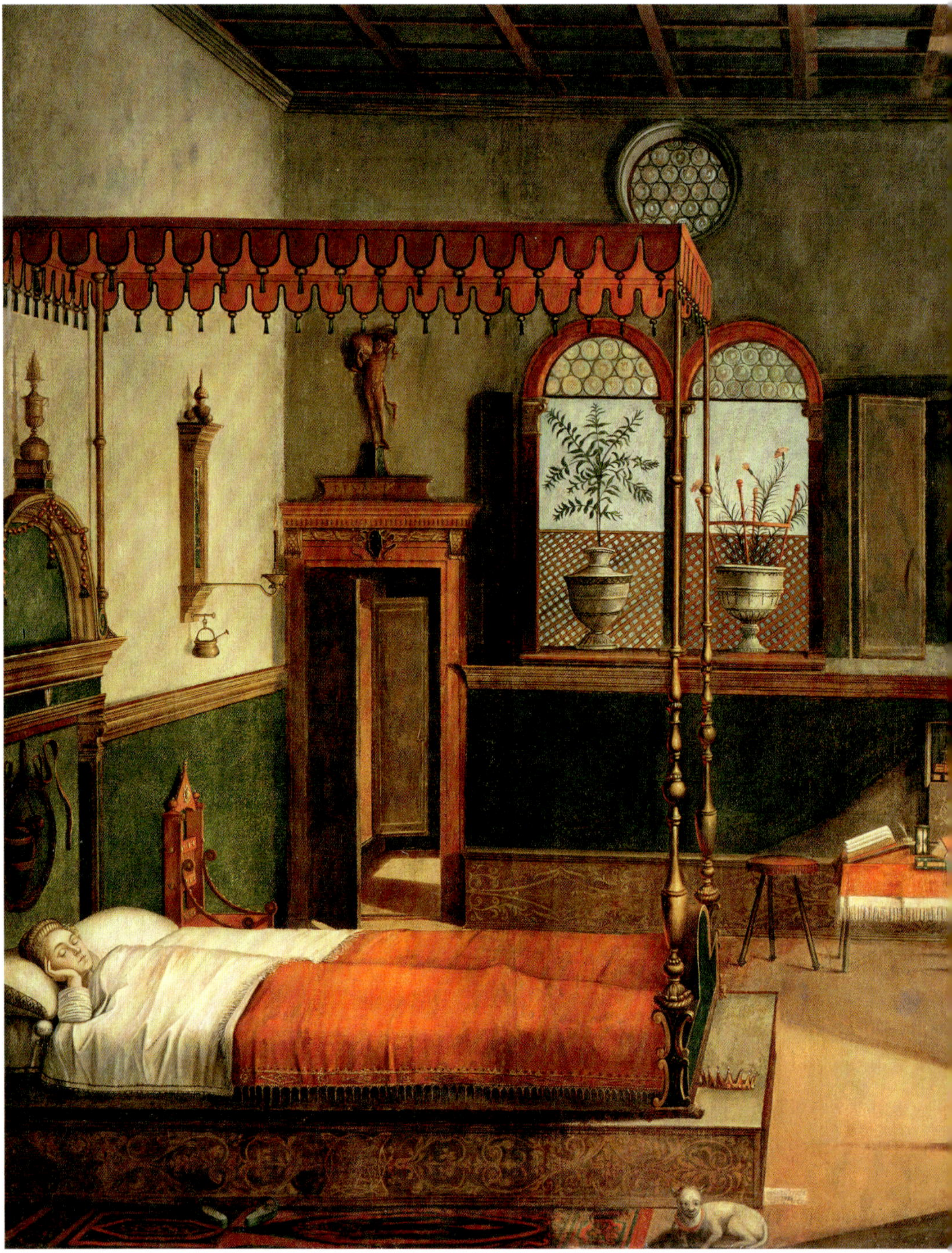

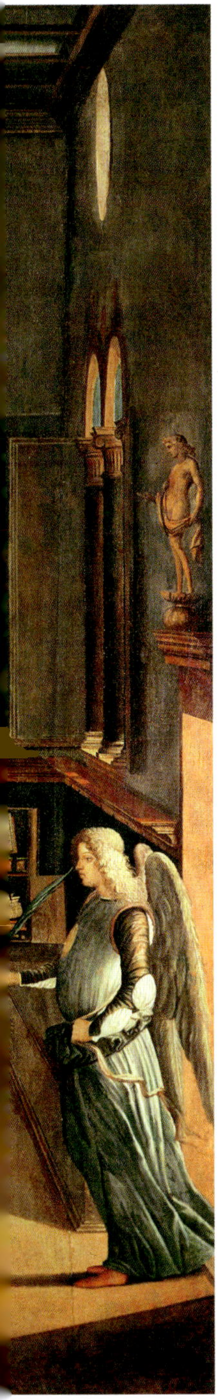

Vittore Carpaccio, *Der Traum der heiligen Ursula*, 1497–1498

schaften eigens erwähnt wurden.[20] Doch auf zahlreichen religiösen Renaissance-Gemälden erhalten Leben und Wunder von Heiligen durch deren anachronistische Darstellung in zeitgenössischen Betten einen würdigen Rahmen, so auch in der Abbildung links, wo wir ein historisch unpassendes und aufwendig verziertes Bett sehen. Das rührt vielleicht daher, dass sich die Bedeutung des privaten Raumes verändert hatte und die Szene von Mariä Geburt eine vertraute häusliche Umgebung verlangte. Diese Gemälde zeigen, wie das Bett – anders als zu Jesu Lebzeiten – zu einem Zeichen geworden war, einem Sinnbild jener veränderten Häuslichkeit. Das Bett hatte sich also zu einem völlig neuartigen Gegenstand gewandelt, einem sozialen Zeichen in dem Sinne, in dem es die griechischen und römischen Speisesofas schon einmal gewesen waren.

Assoziiert man das Bett heute vorrangig mit Schlaf und Sex, wurde es in früheren Jahrhunderten sehr stark mit Vornehmheit und Privileg assoziiert – so wie die Couch in der griechisch-römischen Kultur mit Muße und Luxus assoziiert war. Beispielhaft seien hier der türkische *Diwan* (Abbildungen Seite 48 und 49) und das französische *Lit de justice* genannt.

Das Wort „Diwan“ war ein persisches und arabisches, bevor es ins Türkische übernommen wurde und vom Türkischen dann in viele europäische Sprachen. Seine komplexe Etymologie zeugt vom Ausmaß der Autorität jener wenigen, die bei öffentlichen oder offiziellen Gelegenheiten liegen durften. Ursprünglich verstand man unter einem Diwan ein Dokument oder Rechnungsbuch, aber auch eine Gerichts- oder Ratsversammlung unter Vorsitz des Sultans oder einen Rathaussaal. Außerdem bezeichnete das Wort eine gepolsterte Bank oder podest-

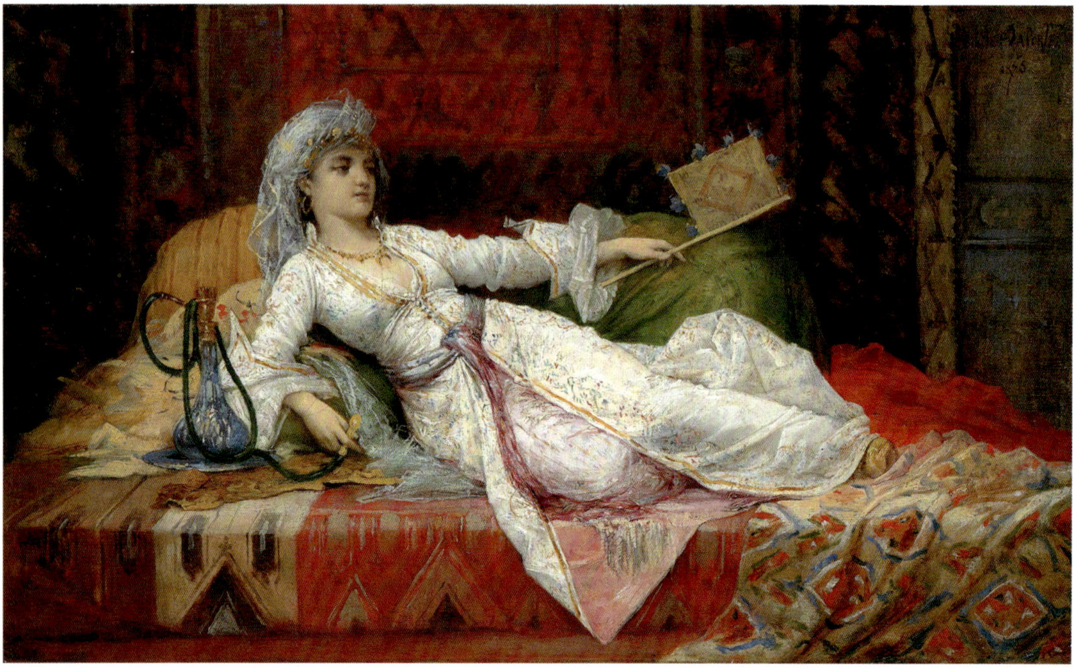

oben:
Émile-Henri La Porte,
Liegende türkische Dame,
1895

rechts:
Diwan im
Topkapi-Palast,
Istanbul

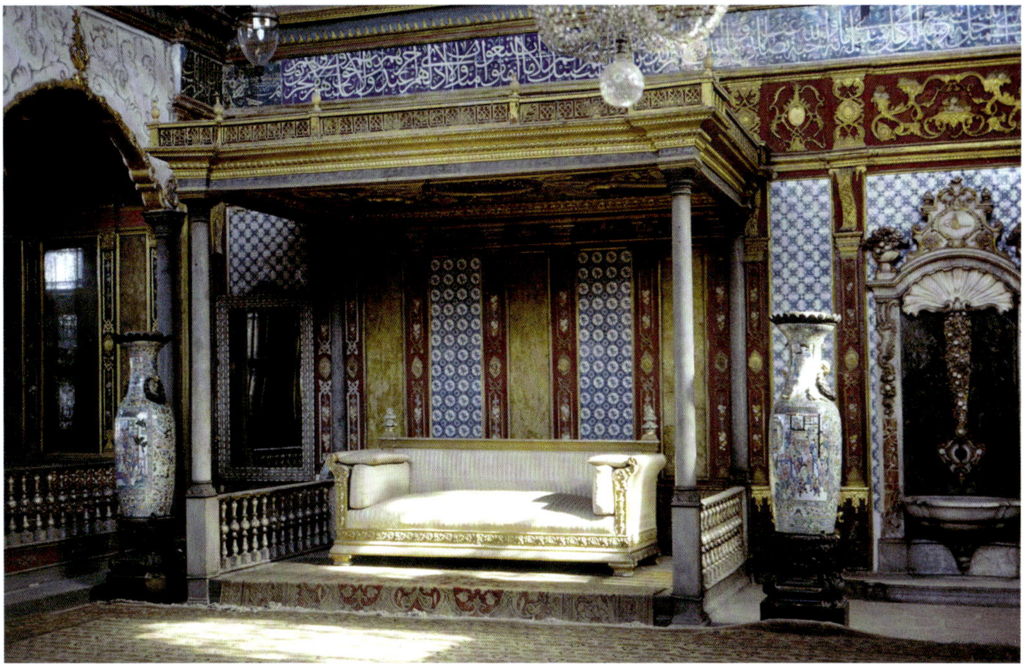

artige Erhöhung, auf die sich ein Richter oder sonstiges Oberhaupt legen konnte, während er den Vorsitz führte (Abbildung oben).[21]

Das *Lit de justice* war ursprünglich ein gepolstertes Podium, auf dem die französischen Könige bei bestimmten Parlamentssitzungen saßen und kraft ihres Amtes die Registrierung von Edikten durchsetzten. Es entstand aus jenen reich verzierten Betten, die mit dem im 13. Jahrhundert erfundenen Bett-Baldachin in Mode kamen. Die letzte als *Lit de justice* bezeichnete Sitzung wurde 1787 in Versailles einberufen, als sich die Herrschaft Ludwig XVI. bereits dem Ende neigte.[22]

Vom Sultan bis zu den französischen Königen: Die Konnotationen des Liegens im Kontext fürstlicher und politischer Rituale und Zeremonien sind ein weiterer Hinweis auf die sich wandelnden Funktionen und sozialen Bedeutungen des Sprechens im Liegen.

3

Die Entwicklung der Couch und der Aufstieg des Sofas

Bedeutende Entwicklungen im Möbeldesign des 18. Jahrhunderts, für die beispielhaft die rasant wachsende Beliebtheit des Sofas steht, waren zugleich Ausdruck und Triebfeder sich wandelnder Vorstellungen von Komfort, Häuslichkeit und sozialer Intimität. Mit der Emanzipation der Inneneinrichtung von der Architektur wurden entspanntes Sitzen und ein Mobiliar, das vertrauliche Gespräche ermöglichte, zum neuen häuslichen Ideal.

Im Möbeldesign gibt es eine Entwicklung von der Kline über das Bett, die Bank, die Polsterbank (Abbildungen unten und Seite 54), die Chaiselongue oder das Ruhebett (Abbildungen Seite 55) bis zum Sofa, dem Krankenstuhl, dem Liegestuhl und der modernen Polstercouch.

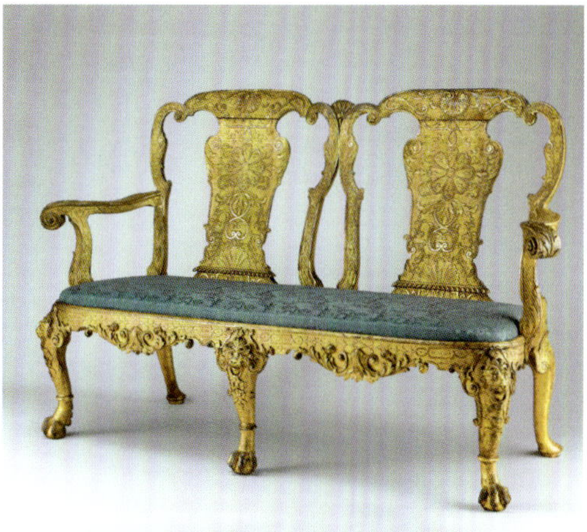

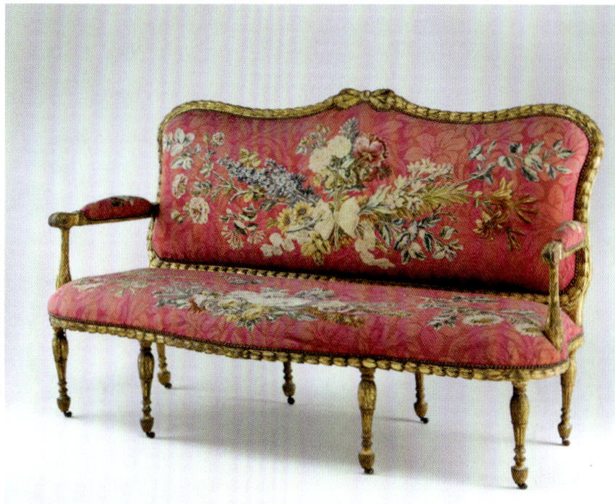

links:
Polsterbank, vergoldeter Gips auf Walnussholz, bezogen mit Seidendamast aus dem 18. Jahrhundert, der ursprünglich nicht zu dieser Polsterbank gehörte, ca. 1730–1735

rechts:
John Mayhew und William Ince, Polsterbank, 1769

Das englische Wort „Couch“ stammt vom französischen Substantiv „couche“ (das aus dem 13. Jahrhundert datiert) und dem Verb „coucher“ (12. Jahrhundert). Experten zufolge ist der früheste dokumentierte Gebrauch des englischen Wortes „couch“ der von König Heinrich III. im Jahr 1221,[1] doch der spezielle Gebrauch des Wortes dürfte bis ins 16. Jahrhundert hinein selten gewesen sein. Betten und Couchen wurden bis in jene Zeit sprachlich nicht klar unterschieden. Das gilt auch für Geoffrey Chaucers Gebrauch des Wortes im 14. Jahrhundert, und noch bis ins 18. Jahrhundert lässt sich eine Mehrdeutigkeit nachweisen, wie die folgende Passage aus dem Jahr 1576 zeigt: „Nature hath not given unto men their ... being, to ... snore in the couche of carelessenesse“,[2] was sich übersetzen lässt mit: „Die Natur hat den Menschen nicht ihr Wesen gegeben, ... damit sie in der Couch der Sorglosigkeit schnarchen.“

Im 17. Jahrhundert jedoch wurden Räume und Möbel immer spezifischer und immer deutlicher unterschieden.

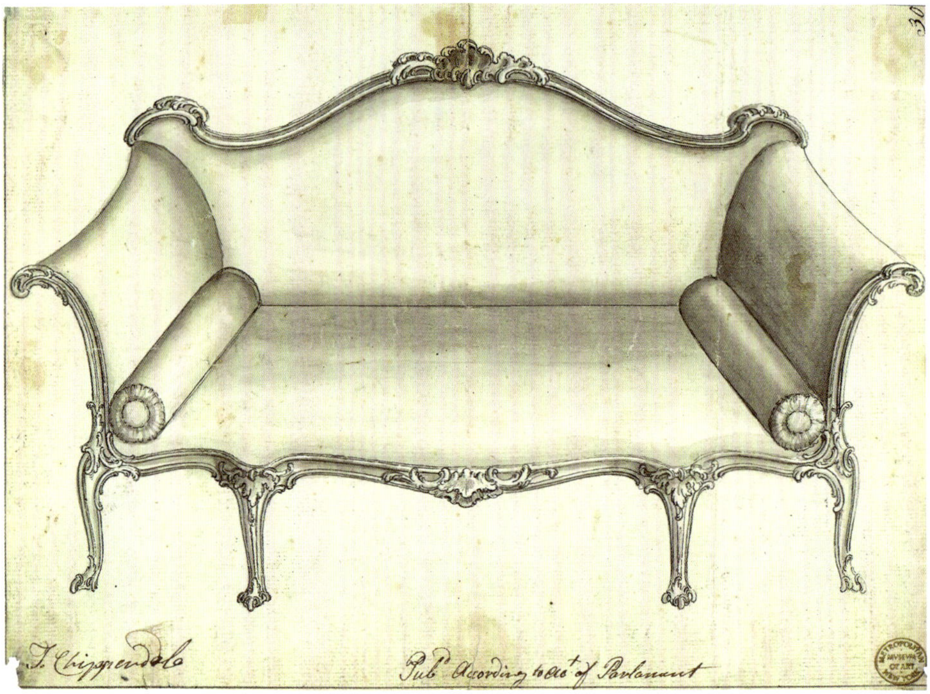

oben:
Chippendale-Polsterbank,
1753–1754

rechts oben:
Englisches Ruhebett,
1690–1710

rechts unten:
Ruhebett aus Birkenholz
im Louis-quatorze-Stil,
Schweden,
18. Jh.

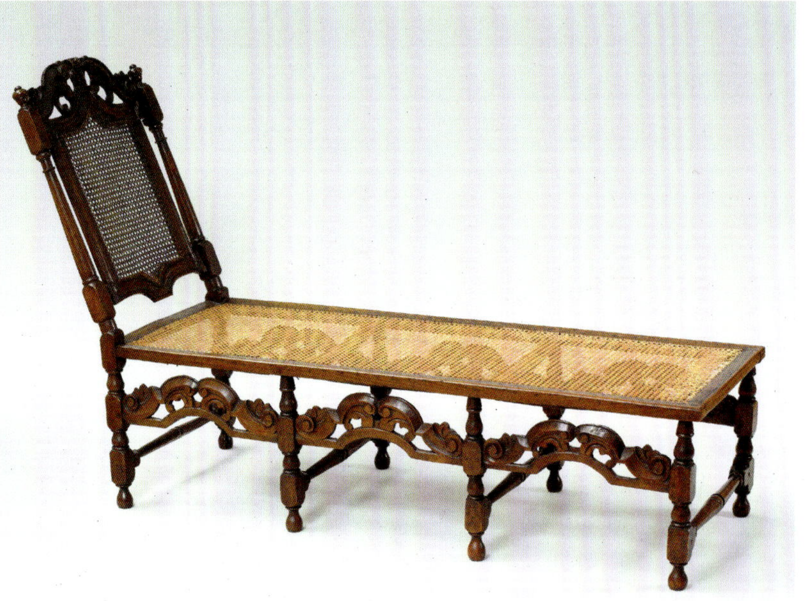

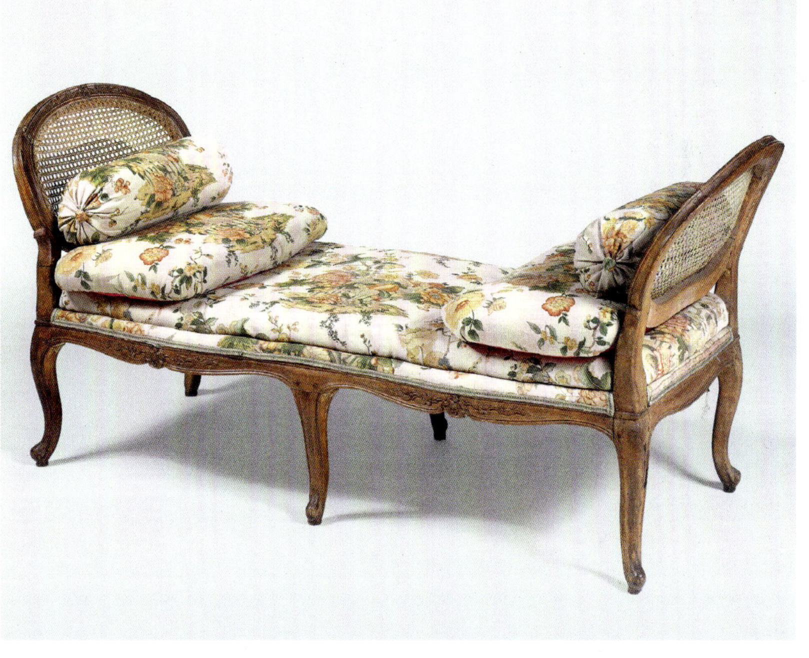

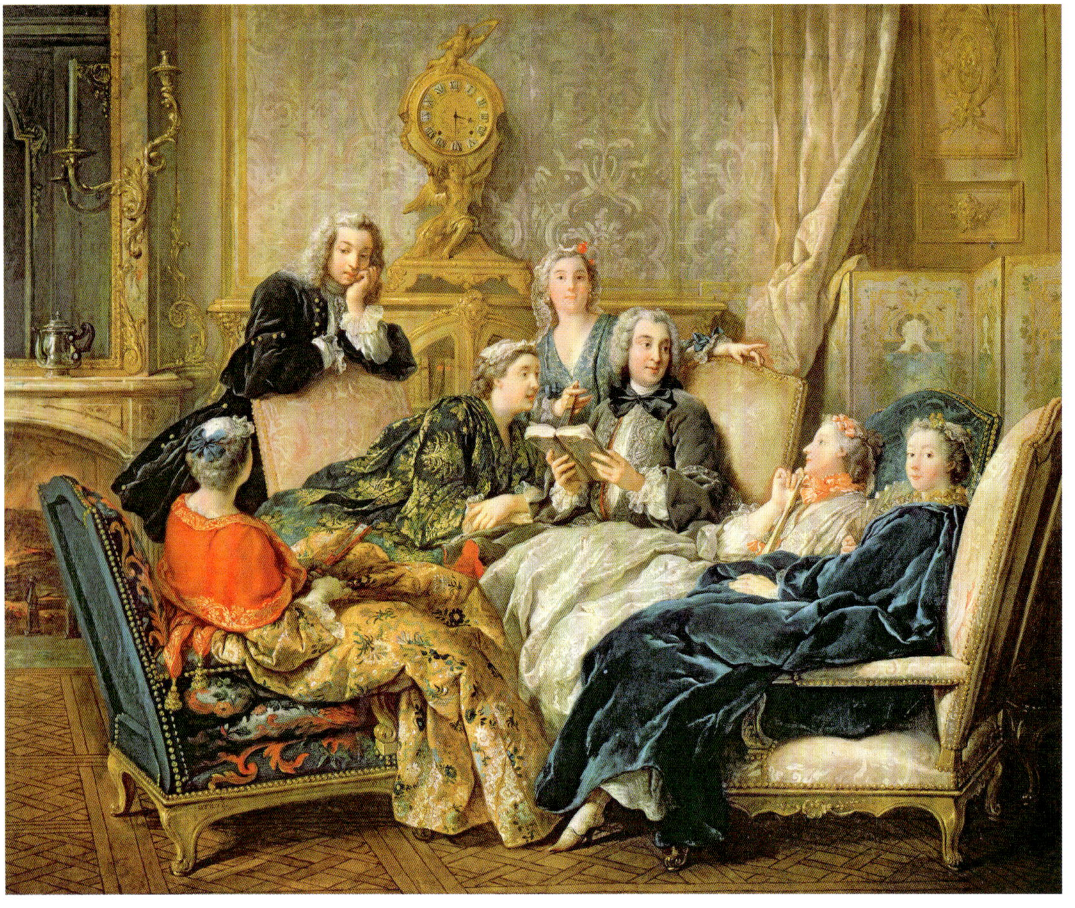

Französische Möbelmacher gaben die Richtung vor, nicht zuletzt durch den Bau von Lehnstühlen, die sich rasch großer Beliebtheit erfreuten. Lehnstühle kamen im Frankreich des frühen 17. Jahrhunderts groß in Mode;[3] sie spiegelten eine veränderte Einstellung zu Umgangsformen und Komfort wider. Unter Ludwig XIV. waren Stühle vor allem Teil architektonischer Ästhetik und eher dazu da, bewundert zu werden, als darauf zu sitzen. Sie gehörten zu dem, was einmal der „vergoldete Komfort“[4] jener Epoche genannt wurde. Bis ins 17. Jahrhundert waren Stühle auch noch nicht gepolstert. Mit nachlassender Förmlichkeit bei Hofe unter Ludwig XV. wurde das Sitzen „zu einer Art der Entspannung“[5]. Dies markierte die Emanzipation der Inneneinrichtung von der Architektur. Man begann, Polsterbänke rechtwinklig statt parallel zur Wand zu stellen. Breitere, niedrigere Sessel machten Un-

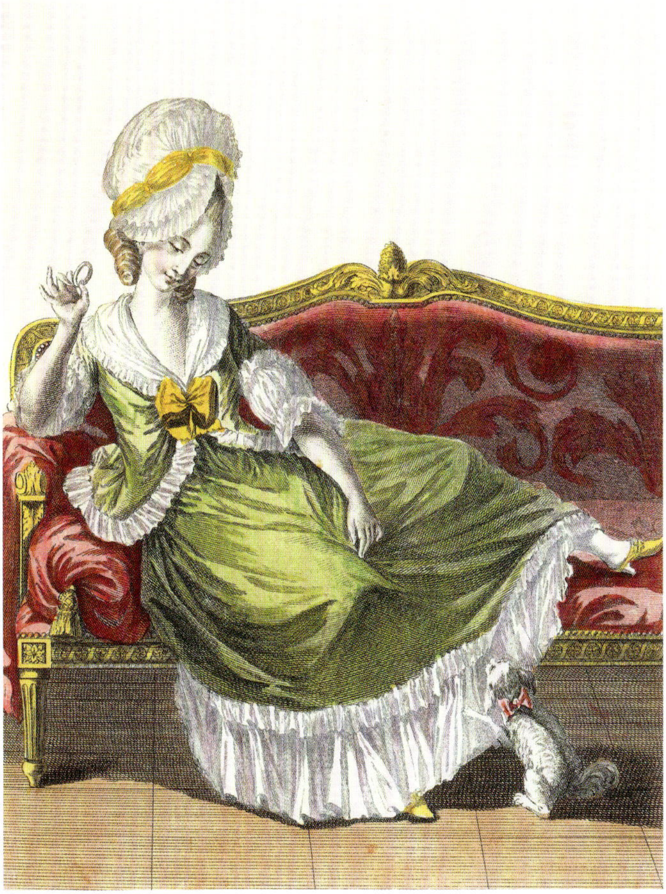

links:
Jean-François de Troy,
Die Lesung von Molière,
ca. 1730

rechts:
Druck von Dupin
nach einem Gemälde
von Leclerc,
Dame in leichter
Morgengarderobe,
1778

terhaltungen möglich (Abbildung Seite 58). Man schuf neuartige Chaiselongues wie die *Marquise* und die *Duchesse*, die „ausschließlich für den Gebrauch durch Damen“[6] bestimmt waren. Diese *Chaises* des 18. Jahrhunderts, einige mit neigbarer Rückenlehne, waren Vorläufer der modernen Liege.[7]

Ende des 17. Jahrhunderts und Anfang des 18. Jahrhunderts begannen französische, deutsche und britische, vor allem aber französische Möbelbauer, mit neuen Varianten des Ruhebetts und der Chaiselongue zu experimentieren, hauptsächlich durch das Hinzufügen von Rücken- und Armlehnen (Abbildung oben).

Daraus entwickelte sich das *Sopha* oder *Sofa* (Abbildung Seite 58), ursprünglich eine französische Adaption des arabischen *Suffa* (Kissen). „Sofa“ war als Wort „spätestens 1688 in Gebrauch“ und „erstmals 1691 in einem [französischen]

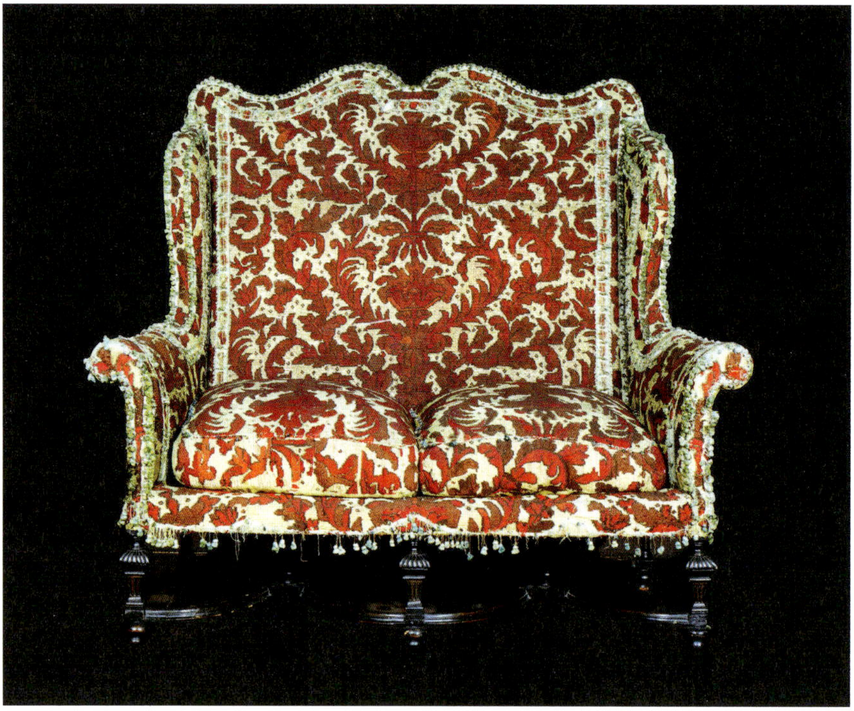

oben:
Sofa im William-and-Mary-Style, ca. 1690.
Die hohe, senkrechte Rückenlehne ist typisch für frühe Sofas. So wie die Polsterbank nur geringfügig bequemer aussieht als die Bank, sehen Sofas des 17. Jahrhunderts zwar etwas großzügiger gepolstert, aber nur minimal bequemer aus als Polsterbänke.

rechts:
Jean-Baptiste I. Tilliard, eventuell Jean-Baptiste II. Tilliard, Sofa (*Ottomane veilleuse*), geschnitztes und vergoldetes Birkenholz, bezogen mit modernem rotem Velours de Gênes, ca. 1750–1760

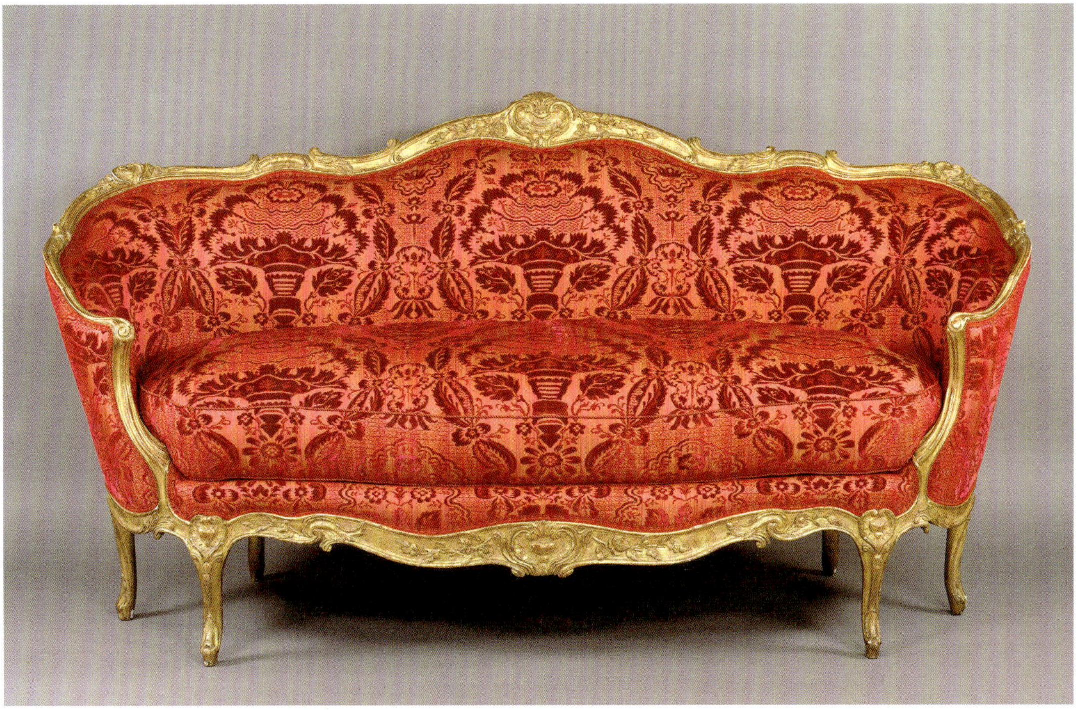

Wörterbuch aufgeführt".[8] In einem französischen Wörterbuch des 18. Jahrhunderts wird es als eine „Art von Ruhebett mit Rückenlehne und zwei Armlehnen, das seit Kurzem in Frankreich in Gebrauch ist"[9] definiert. Das Sofa und die Ottomane (Abbildung oben) – ursprünglich eine gepolsterte Sitzbank ohne Rücken- oder Armlehne, später einfach nur ein gerundetes Sofa[10] – beschworen den romantisierten Orient herauf (Abbildung Seite 60), im 18. Jahrhundert ein beliebter Dekorstil in den Wohnräumen französischer Adliger und am königlichen Hof (Abbildung Seite 61).

Die kunstvolle französische Möbelmode des 18. Jahrhunderts zeugt von mehr als nur den Marotten reicher Aristokraten. Sie gibt uns eine Vorstellung vom Wandel kultureller Ideale von Komfort und Häuslichkeit sowie von Trends in Ge-

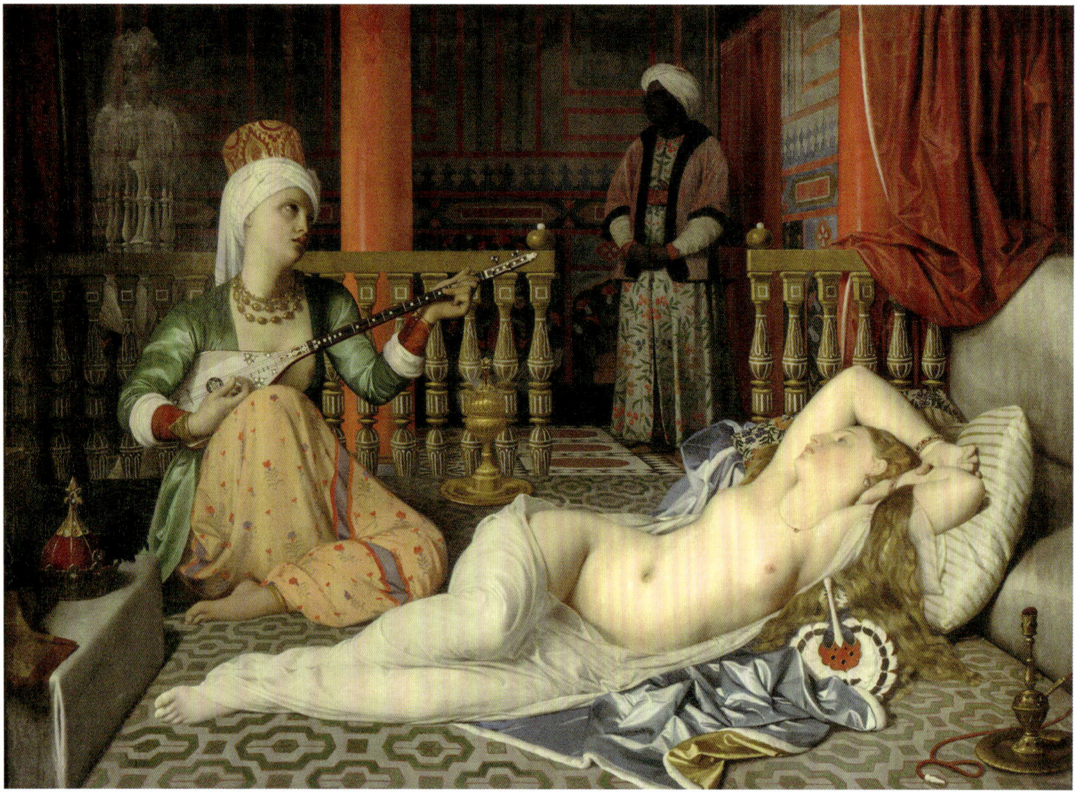

oben:
Jean-Auguste-Dominique Ingres,
Odaliske mit Sklavin,
1839–1840

rechts:
Bett (*Lit à la turque*),
ca. 1765–1770

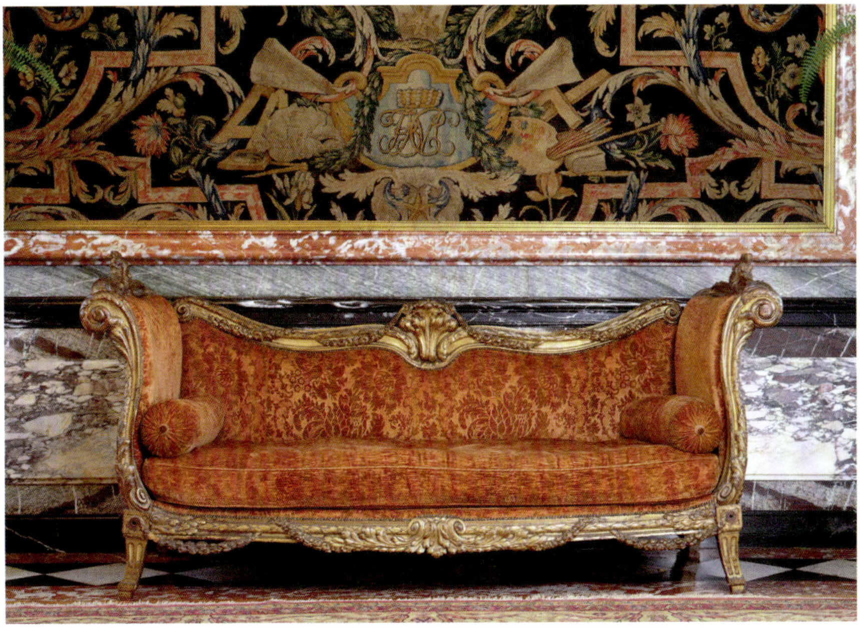

schmack und künstlerischer Fantasie. Im Hinblick auf die Möbelgeschichte wäre es töricht, zwischen Ursache und Wirkung unterscheiden zu wollen oder etwa zu sagen, das Phänomen der Beliebtheit des Sofas lasse sich am besten durch „Top-down"- oder aber „Bottom-up"-Versionen von Geschichte erklären. Der Aufstieg des Sofas war am Ende nur ein kurzer Moment in einer (hypothetischen) Universalgeschichte des Gesprächs oder des Komforts, die sich in zu viele Richtungen verzweigen würde, um von einem einzigen kohärenten Narrativ erfasst zu werden. Je mehr man dieses Thema erkundet, desto mehr zeigt sich ein kompliziertes Netz aus gegenseitigen Einflüssen und kontingenter Verursachung.[11]

Der Rest des Buchs ist der Aufgabe gewidmet, diesen Kontingenzen und ihrer Vieldeutigkeit auf den Grund zu gehen.

4

Komfort, Liegen, Innerlichkeit und Transgression

Die Porträtkunst des frühen 19. Jahrhunderts reanimierte die klassische liegende Pose griechisch-römischer Grabmäler. Diese liegende Pose war und bleibt ein Leitmotiv der Porträtkunst – von göttlichen und mythologischen Sujets der Neoklassik bis zum Erotischen und Transgressiven. Die oft stark sexualisierte Figur der liegenden Leserin gibt uns einen Hinweis darauf, wofür das Sprechen im Liegen steht: die Behauptung eigenen Denkens in Gegenwart einer anderen Person.

Der Aufstieg des Sofas war Vorbote einer Wiedergeburt der Liege-Tradition des römischen Conviviums. In der Kunst des frühen 19. Jahrhunderts ist diese Verbindung deutlich zu erkennen. Davids neoklassisches Porträt der Madame Récamier (Abbildung unten) zeigt die Porträtierte mit einem togaartigen Gewand bekleidet

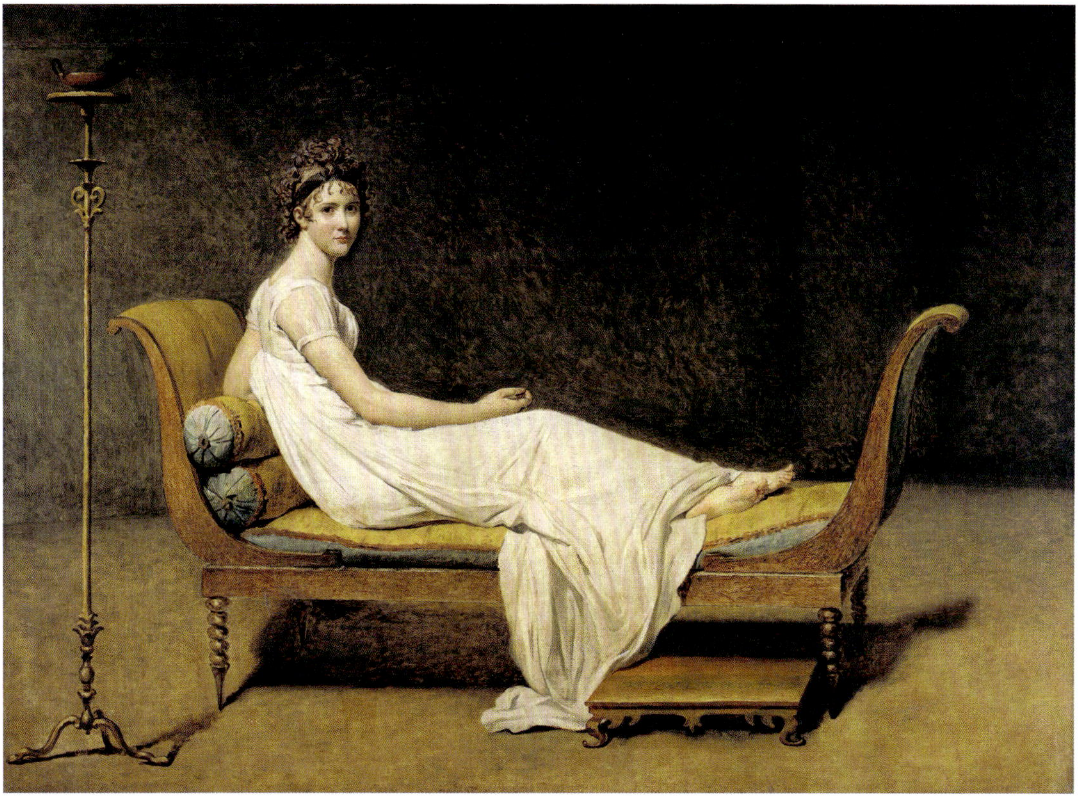

Jacques-Louis David, *Madame Récamier,* 1805–1806

und zurückgelehnt auf einem Sitzmöbel, das man nicht gerade plüschig nennen kann, den Oberkörper von Nackenrollen gestützt, die jenen Kissen ähneln, die man wohl auch auf der griechisch-römischen Kline gefunden hätte. Auch Canovas zeitgleiche Skulptur der Pauline Borghese in der Pose der siegreichen Venus (Abbildung Seite 66 oben) zitiert formale Elemente römischer Kline-Grabmäler, nicht zuletzt die klassische liegende Haltung. Canova nimmt hier womöglich Bezug auf Giorgiones *Schlummernde Venus* (Abbildung Seite 66 unten).

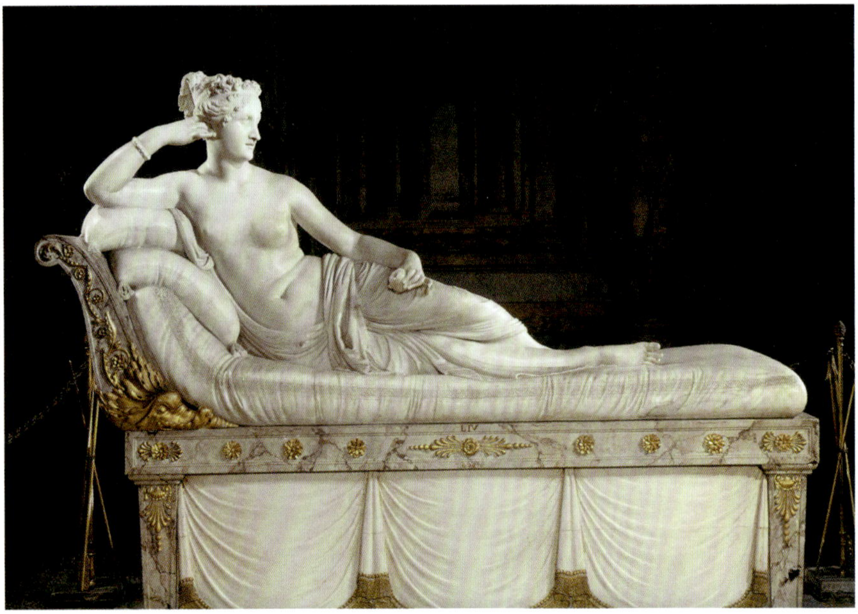

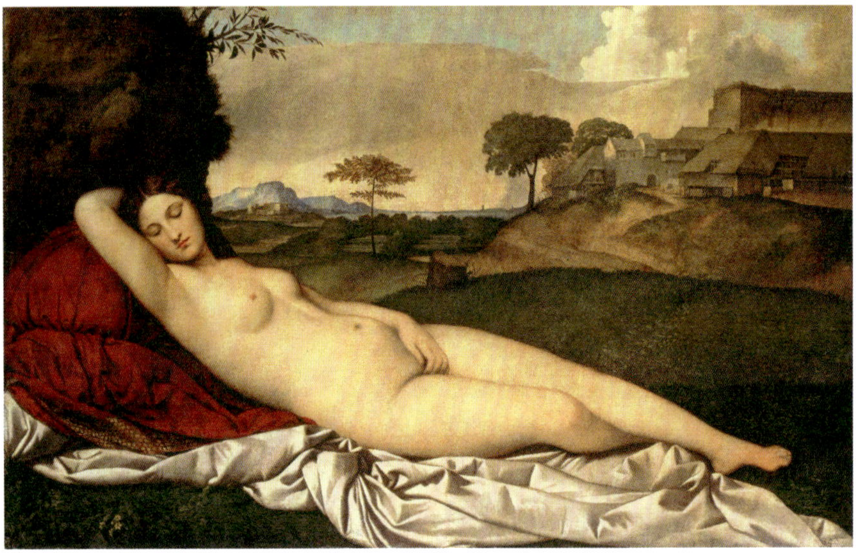

oben:
Antonio Canova,
Pauline Borghese als siegreiche (oder ruhende) Venus,
1805–1808

unten:
Giorgione,
Schlummernde Venus,
1508–1510

rechts:
Jacques-Louis David,
Amor und Psyche,
1817

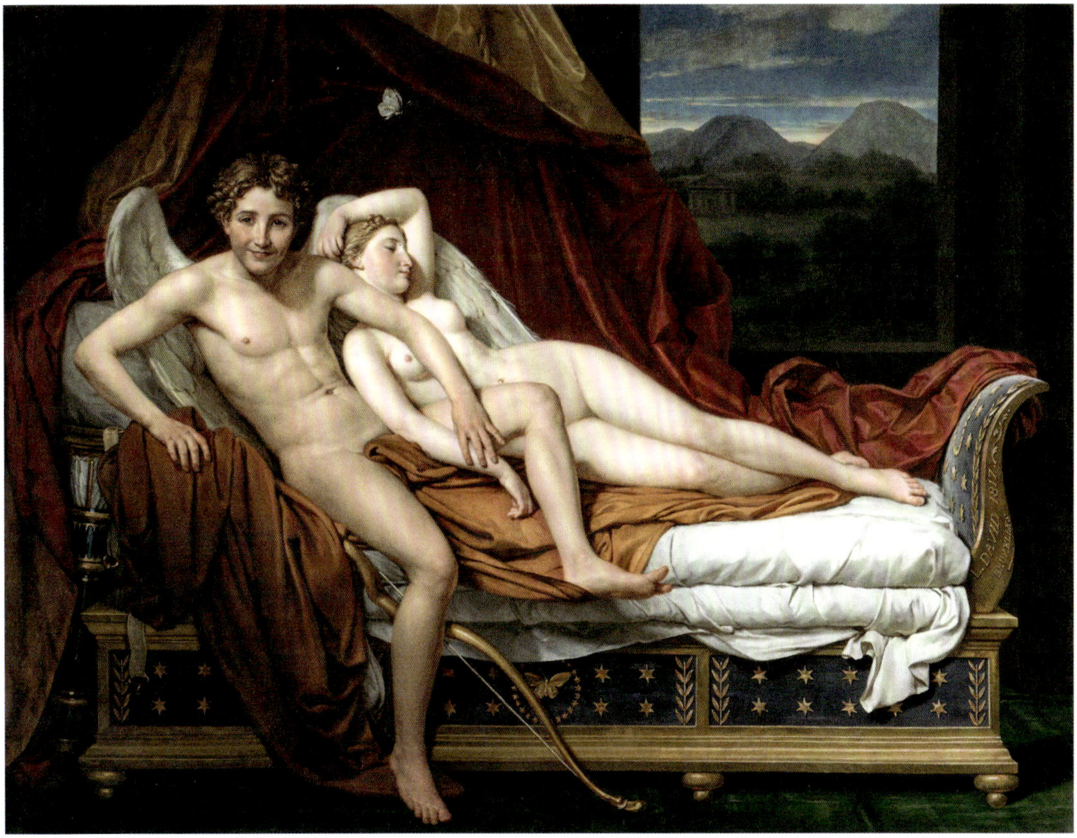

Diese Abbildungen zeugen von der Wiederbelebung jener kulturellen Bedeutungen, die das Liegen einst bei Griechen und Römern hatte.
Die liegende Pose war – und bleibt – ein Topos der Porträtkunst, von göttlichen und mythologischen Sujets der Neoklassik (Abbildung oben) über das Erotische (Abbildungen Seite 68 und 69) bis zum Transgressiven, sprich: Grenzüberschreitenden (Abbildung Seite 70).

In Maurins Lithografie von 1892 (Abbildung Seite 70) erscheint der Arzt eher gefräßig als lüstern; Asklepios, der Gott der Heilkunst, will den Doktor und

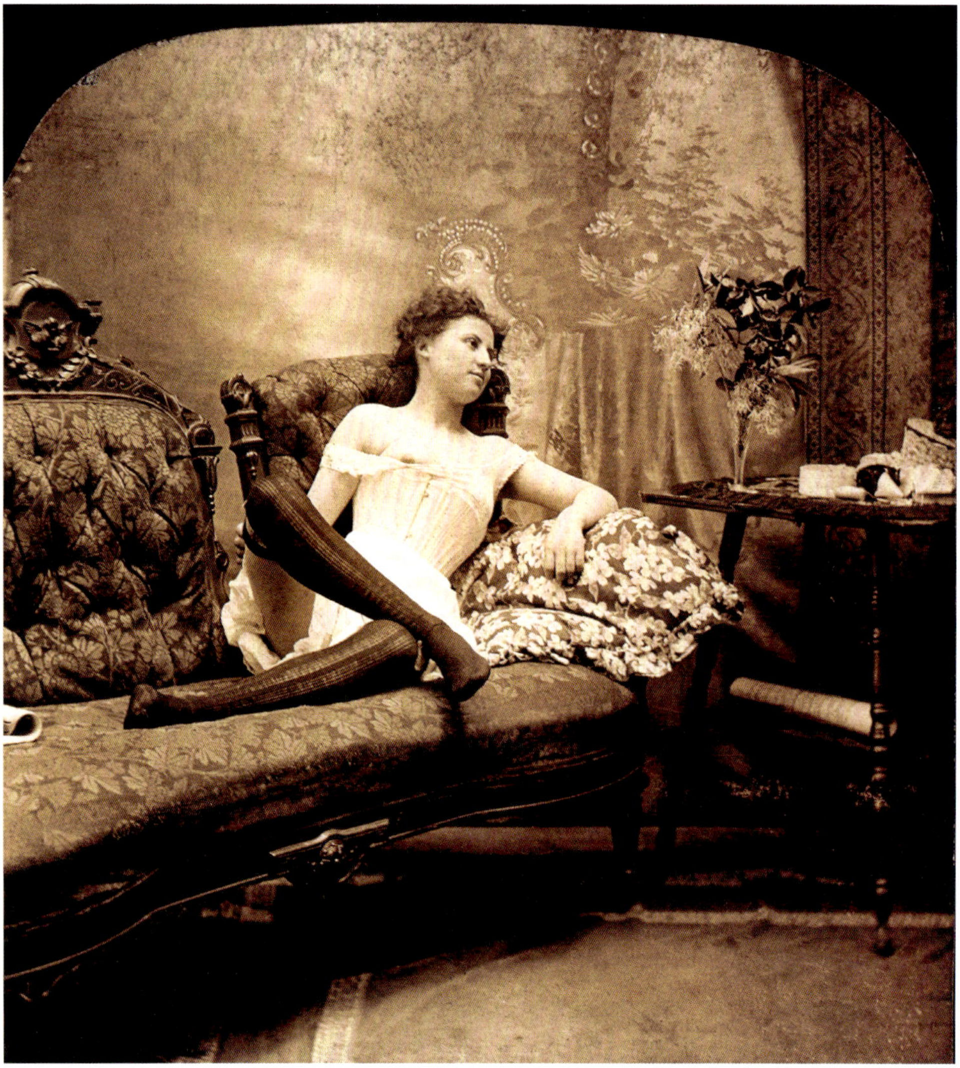

Anonym,
Frau auf einem Sofa,
Halbakt,
ca. 1900

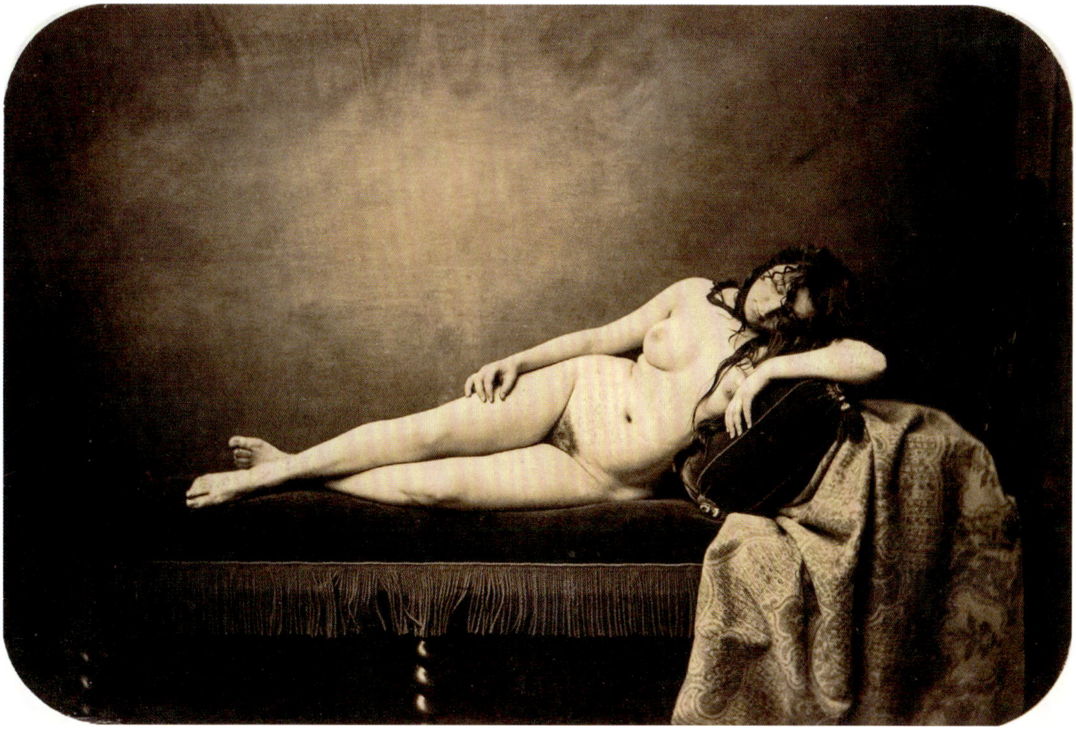

Gustave Le Gray,
Nu féminin allongé sur un canapé Récamier
(Liegende nackte Frau auf einer Récamiere),
ca. 1856

seine schöne Patientin, die nackt auf dem Rücken liegt, zu der ein oder anderen Transgression verführen. Die medizinische Behandlung, das Lindern von Leiden, wird hier als Situation dargestellt, die Laster und Sünde birgt. In der liegenden Haltung und der Nacktheit der Patientin klingt die Erotik des römischen Conviviums

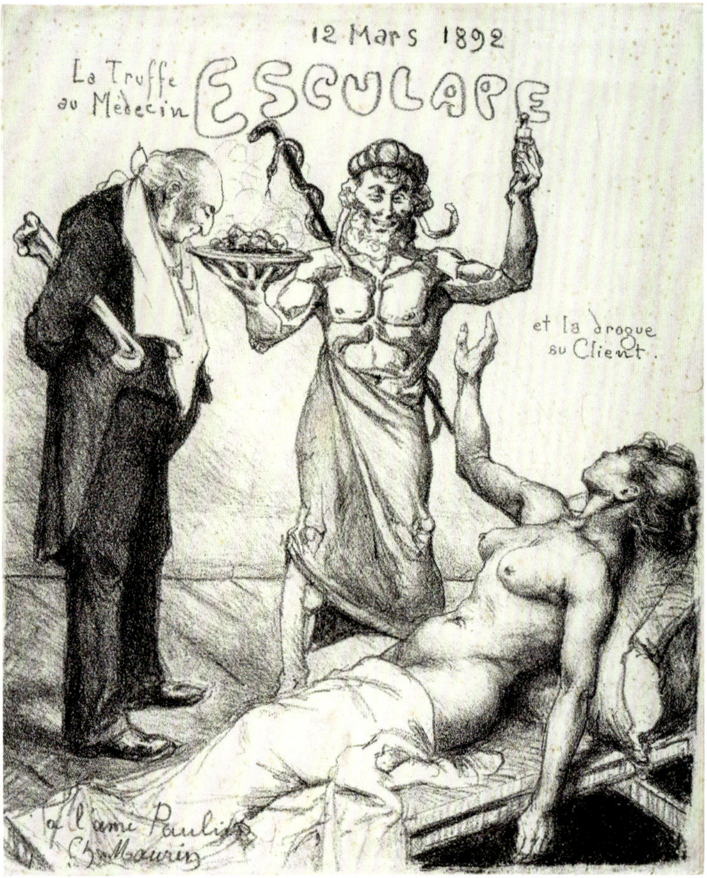

links:
Charles Maurin,
La truffe au médecin et la drogue au client
(Trüffel für den Arzt, Drogen für die Patientin),
Lithografie,
1892

rechts:
„Récamier“-Sofa,
der Werkstatt von Duncan Phyfe zugeschrieben,
ca. 1810–1820

an (Abbildungen Seite 80 und 81). Zugleich ist hier angedeutet, wie in der Begegnung von Arzt und Patient die Gefahr der Ausnutzung und des Vertrauensbruchs schlummert.[1]

Zurückgelehnt zu liegen ist eine Körperhaltung auf halbem Weg zwischen flachem Liegen und Sitzen. Akzeptanz und modische Vorlieben von Sitz- und Liegehaltung wandelten sich zusammen mit dem Möbeldesign, das zunehmend Wert auf Behaglichkeit, Komfort und soziale Intimität legte.[2]

Das „Récamier"-Sofa von Duncan Phyfe (Abbildung unten) erinnert an Jacques-Louis Davids berühmtes Porträt der Madame Récamier (Abbildung Seite 65). Es übernimmt dessen neoklassische Eleganz, verfügt aber für mehr Bequemlichkeit über eine stärkere Polsterung und eine Rückenstütze. Das Sitzmö-

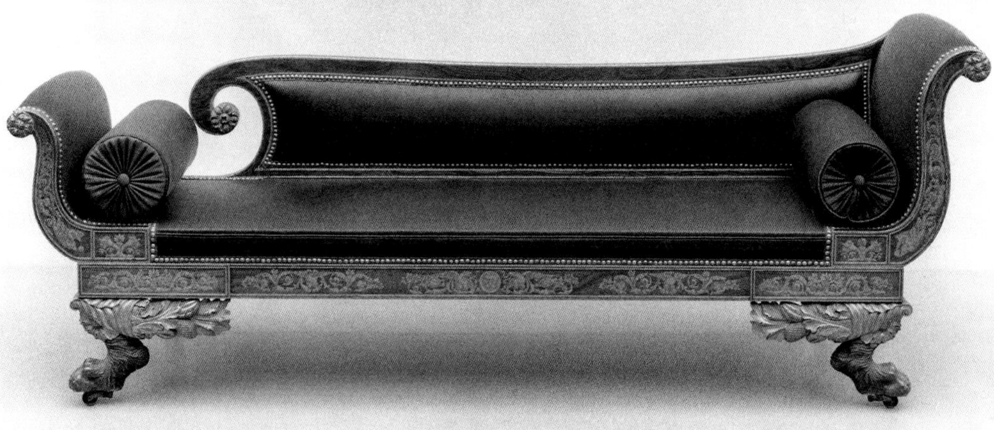

bel, das seinen Namen jener schönen Madame Récamier verdankt, mag in Davids Darstellung markanter sein – aus Sicht potenzieller Nutzer ist es deutlich weniger einladend.

Das sogenannte *Tête-à-tête* (Abbildung Seite 72) steht stellvertretend für den Trend im Möbeldesign zu mehr kommunikativer Intimität.

Von besonderem Interesse ist das *Canapé à confidents* (Abbildungen Seite 73) mit seiner ausdrücklich zum Zweck vertraulicher Unterhaltung gestalteten

Form. Das *Canapé à confidents* erschafft in größeren Räumen, etwa einem Salon, einen abgesonderten Bereich für private Gespräche.

All diese massigen Möbelstücke fanden offenkundig nur in größeren Zimmern Platz, ermöglichen aber vertrauliche Privatgespräche innerhalb jenes eher „öffent-

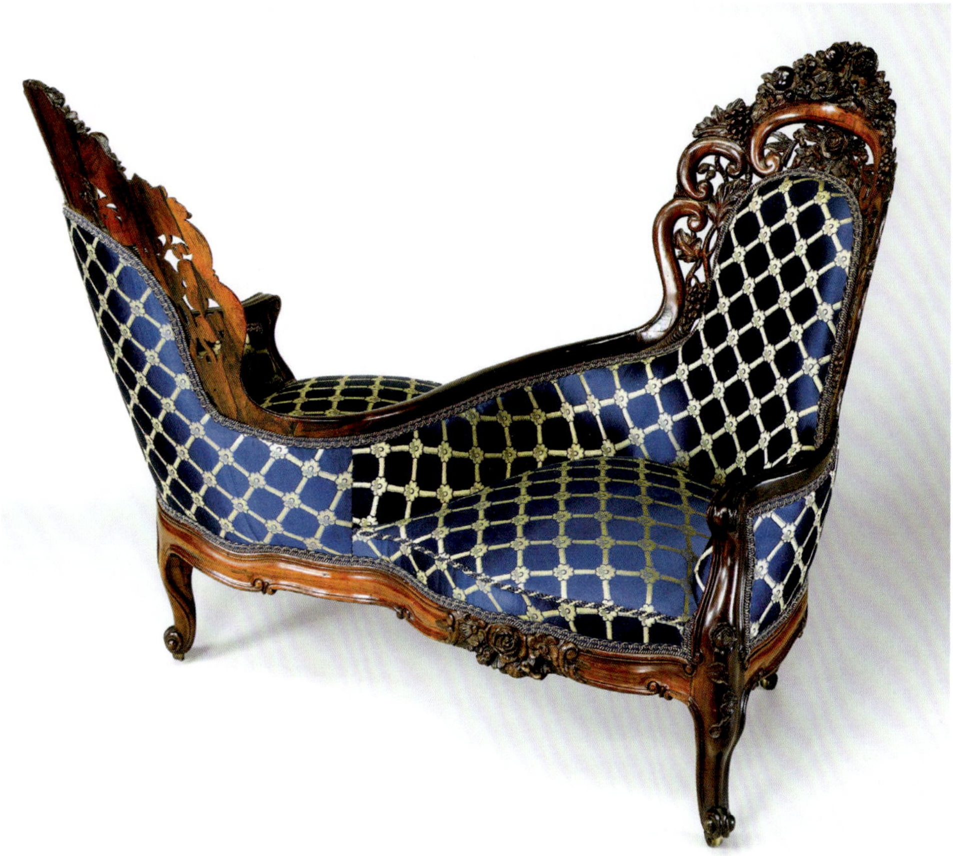

lichen“ häuslichen Raumes. Auf dieses Möbel werden wir in Kapitel 7 (Seite 141 ff.) zurückkommen, wenn wir uns Freud und seiner Couch zuwenden; aber es ist offensichtlich, worauf es hinausläuft, wenn man sich ansieht, in welcher räumlichen Konstellation solche Gespräche stattfanden.

Man könnte meinen, veränderte Vorstellungen von Privatsphäre und Komfort seien eine übliche oder automatische Folge technologischer Innovationen. Doch Erfindungen und Revolutionen im Möbeldesign des 18. Jahrhunderts gingen keineswegs mit bedeutenden Veränderungen der Beheizung oder Beleuchtung von Wohnräumen einher und auch nicht mit entscheidenden Verbesserungen der Warmwasser- oder Sanitärversorgung. All das kam erst deutlich später. Auch als längst bekannt war, dass Öfen ein Haus effizienter, ökonomischer (hinsichtlich der

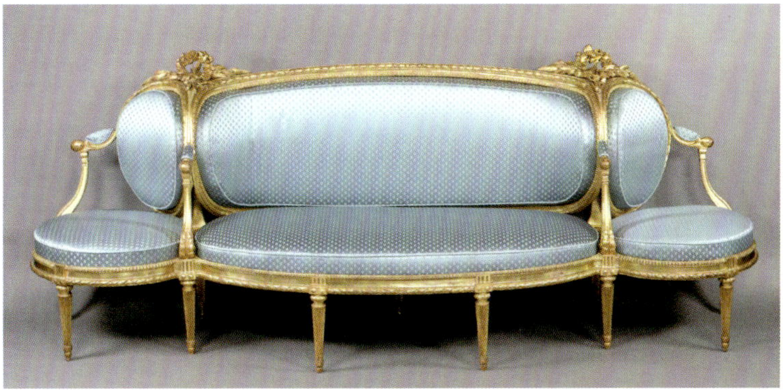

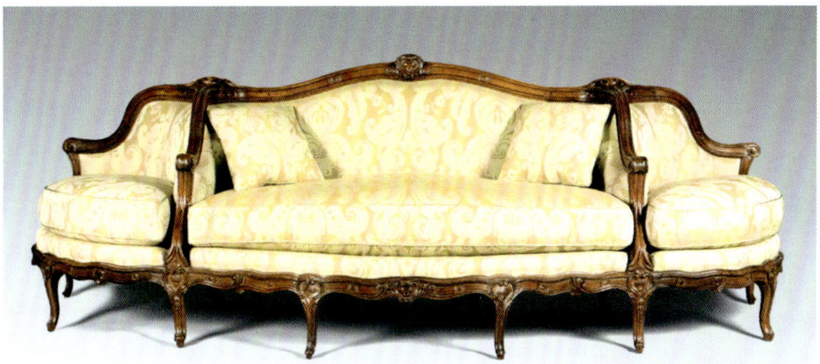

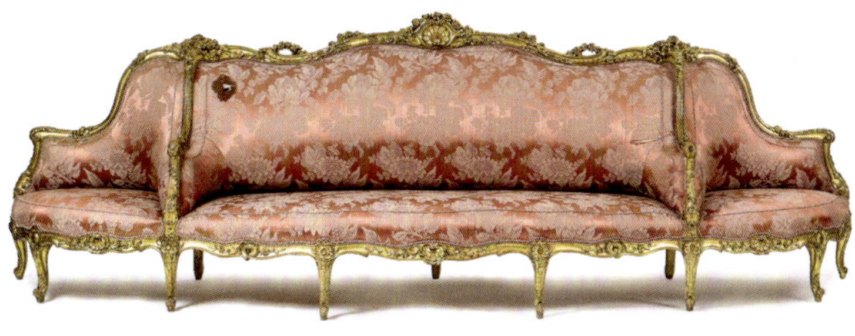

links:
John H. Belter,
Tête-à-tête-Sofa,
ca. 1850–1860

oben:
Claude I. Sené,
Canapé à confidents,
geschnitztes und vergoldetes Birkenholz, bezogen mit moderner, blau-gepunkteter Seide,
ca. 1775–1780

Mitte:
Jean-Baptiste Lebas,
Canapé à confidents
im Louis-quinze-Stil,
ca. 1750

unten:
Canapé à confidents
aus vergoldetem, geschnitztem Holz im Napoléon-trois-Stil,
ca. 1850

Brennstoffkosten) und angenehmer (hinsichtlich der Rauchentwicklung) heizen als Kamine, führten Menschen aller sozialen Schichten sie nur langsam ein.[3] Warum widersetzten sich die Menschen dem Wandel? Darauf gibt es keine einfache oder alleinige Antwort. Und doch lohnt es sich, diese Frage zu stellen. Vielleicht war eine offene Feuerstelle ein wichtiger Teil dessen, was ein Gebäude zu einer behaglichen Behausung machte. Erwähnenswert ist jedenfalls, dass Zentralheizung und Belüftung nicht zuerst in den Domizilen der Reichen, sondern in öffentlichen Einrichtungen wie Gefängnissen und Armenhäusern Einzug hielten.[4] Dasselbe gilt für Wasseranschlüsse im Gebäudeinneren und das moderne Wasserklosett: Auch sie setzten sich sogar in den Quartieren der Reichen nur langsam durch. Lediglich die luxuriösesten Privathäuser des 18. Jahrhunderts hatten Badezimmer oder separate Toiletten.[5] Für gewöhnlich nutzte man Toilettenstühle und Nachttöpfe mitten in einem Zimmer. Das Badezimmer als Privatsphäre und die Wassernutzung durch inwendige Anschlüsse setzten sich weitgehend erst im letzten Viertel des 19. Jahrhunderts durch[6] – mit anderen Worten: lange nach besagten Entwicklungen des Möbeldesigns im 18. Jahrhundert.

Noch in der zweiten Hälfte des 18. Jahrhunderts ging es bei der Frage nach Reinlichkeit mehr um Kleidung, Puder und Parfüm als ums Baden; der Ausdruck „Toilette" implizierte nicht unbedingt den Gebrauch von Wasser.[7] Entscheidend ist auch hier: Die Entwicklungen im Möbeldesign des 18. Jahrhunderts und die veränderten Vorstellungen von Innerlichkeit und Komfort im häuslichen Rahmen gingen den technologischen Entwicklungen im häuslichen Leben in den Bereichen Heizung, Licht und Wasserversorgung weit voraus.

Diese Entwicklungen im Möbeldesign des 18. Jahrhunderts standen in einer Wechselwirkung mit Veränderungen in Kleidung, Benehmen und Umgangsformen. Das gilt besonders (wenn auch nicht nur) für die Kleidung der Frauen. Liegen oder selbst entspanntes Sitzen kam für Frauen in engen Korsetts oder in Kleidern mit Turnüre überhaupt nicht in Betracht. In der Abbildung rechts zum Beispiel sehen wir die Gemahlin von König Ludwig XV. – von 1725 bis zu ihrem Tod 1768 die Königin von Frankreich – in einem Kleid, das keine Frau jemals allein an- oder ausziehen könnte. Das Wespentaillen-Mieder zwängt ihren Körper ein. In diesem Kleid hätte sie sich unmöglich zurücklehnen oder hinlegen können.[8]

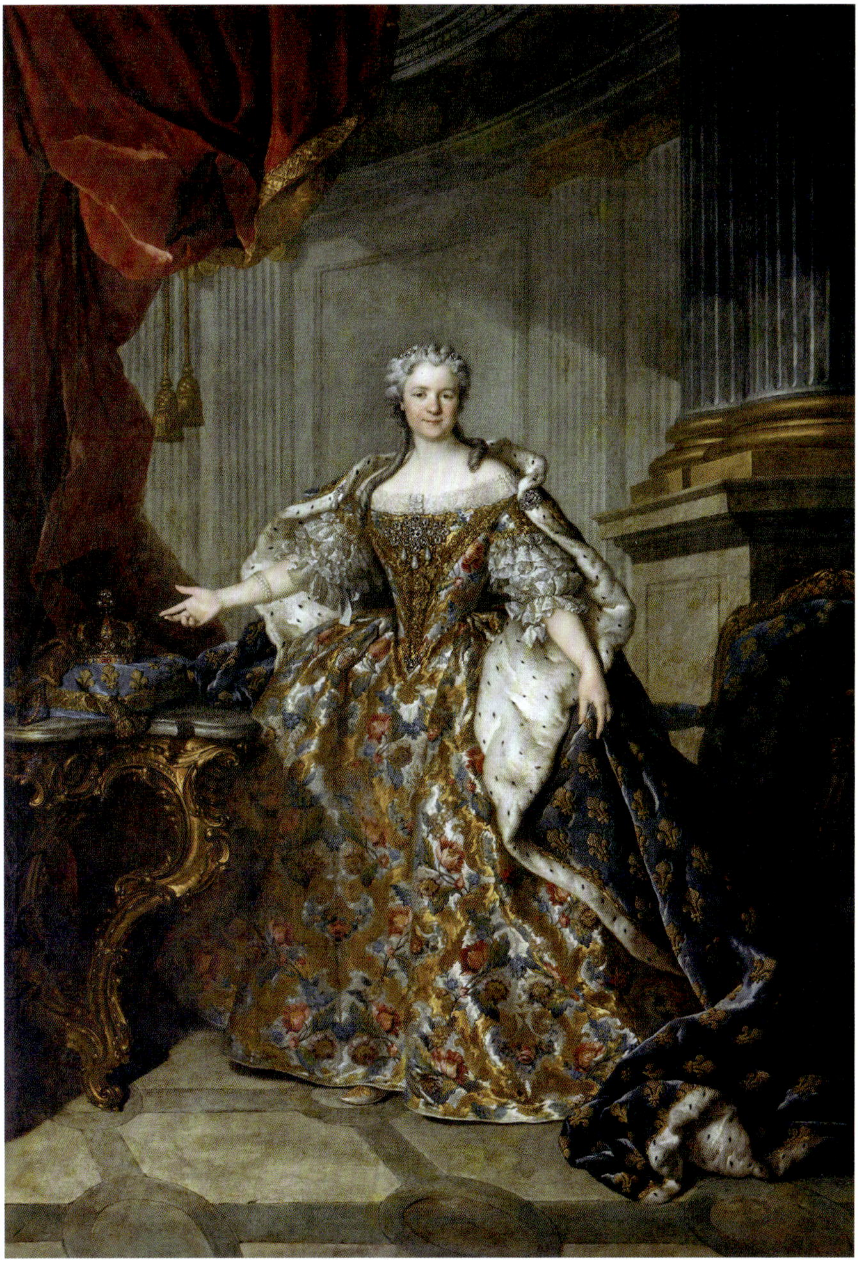

Jean-Louis Toqué,
Königin Maria Leszczyńska,
1740

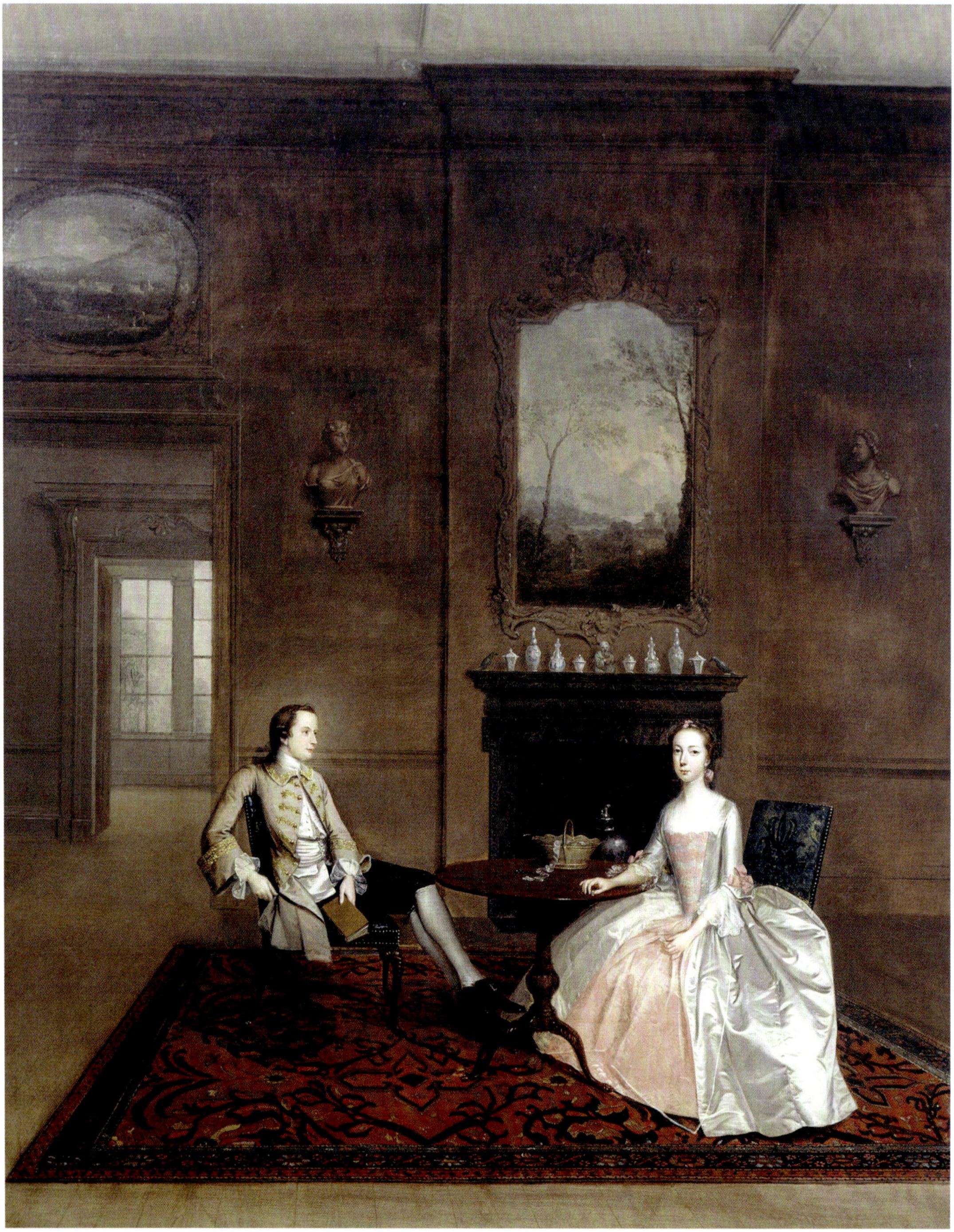

Dasselbe gilt für die Kleidung der Frau und des Mannes in der Abbildung links. Man beachte aber auch, wie steif und förmlich hier der ganze häusliche Rahmen ist – im Unterschied zu den völlig anderen Gewändern und Haltungen der Frauen auf der unteren Abbildung und auf den Abbildungen auf den Seiten 78

links:
Arthur Devis,
Mr Richard Bull and his Wife,
1747

rechts:
Pierre-Paul Prud'hon,
Porträt von Rutger Jan Schimmelpenninck und Familie,
1801–1802

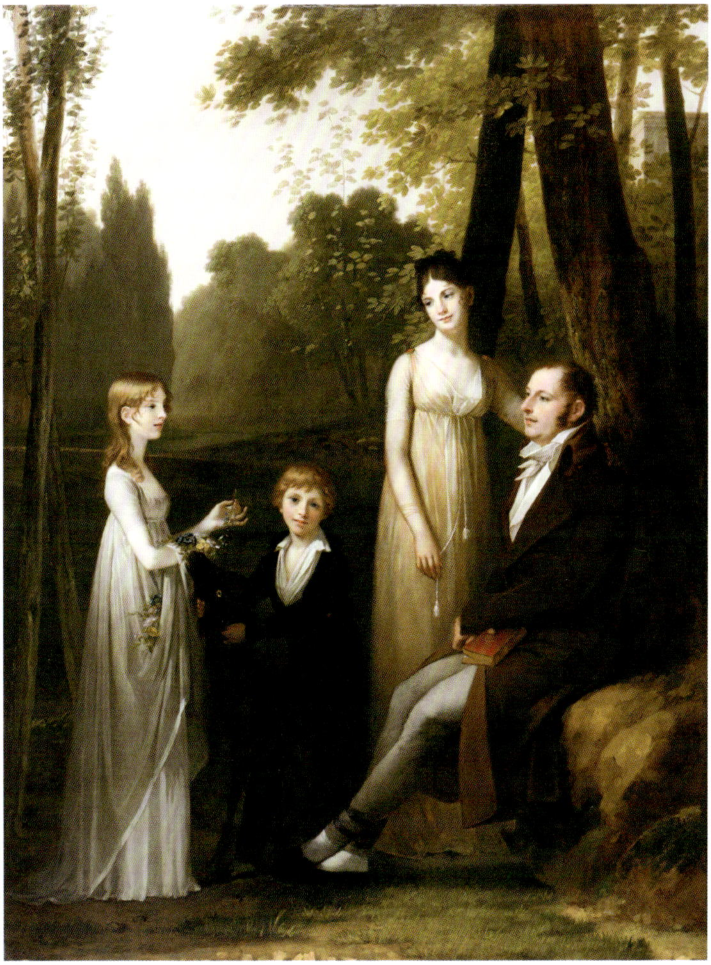

und 79 oben sowie 85 bis 89. Auffällig ist auch der Unterschied in der Darstellung von Familienleben in den Abbildungen auf dieser Doppelseite.

Als dann neuere, weniger einengende Korsetts die Turnüre ersetzten und Kleider mit eingenähtem Mieder aus Elfenbein und Knochen von lockerer sitzenden Kleidern verdrängt wurden (Abbildung Seite 77 bis 79 oben), die man mit

Unterkleidern trug (zunächst noch mit, dann ohne Mieder), wurde es auch modebewussten Damen möglich, in jener entspannten und vertraulichen Haltung zu lesen oder Gespräche zu führen, der das neue Möbeldesign gleichermaßen Rechnung trug wie Vorschub leistete.

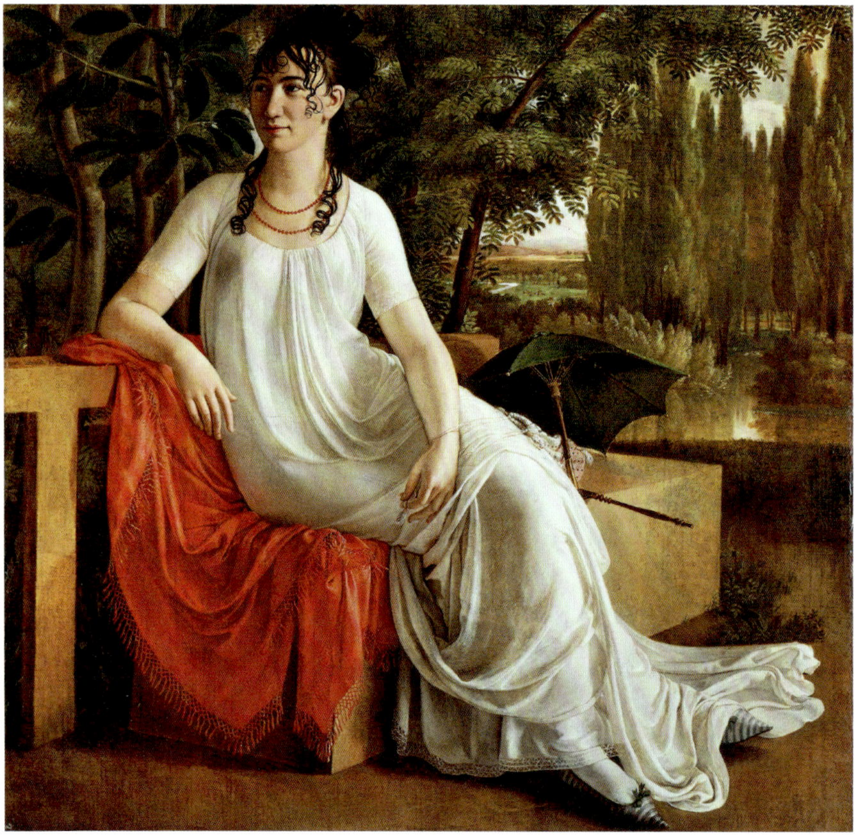

Gottlieb Schick, *Frau von Cotta*, 1802

Das in der Abbildung rechts unten beworbene Korsett veranschaulicht den Trend zu weniger einengender Unterbekleidung. Weichere, biegsamere Korsetts und solche, die weiter oben am Körper getragen wurden, sorgten zumindest für etwas mehr Bewegungsfreiheit und machten das Zurücklehnen auf Sofas möglich. Allerdings verliefen diese Entwicklungen der Mode nicht gradlinig. Die Auffassung, Frauenkleidung solle weniger einengend sein, konnte sich im 19. Jahrhundert immer nur zeitweise durchsetzen und war erst im 20. Jahrhundert wirklich etabliert.[9]

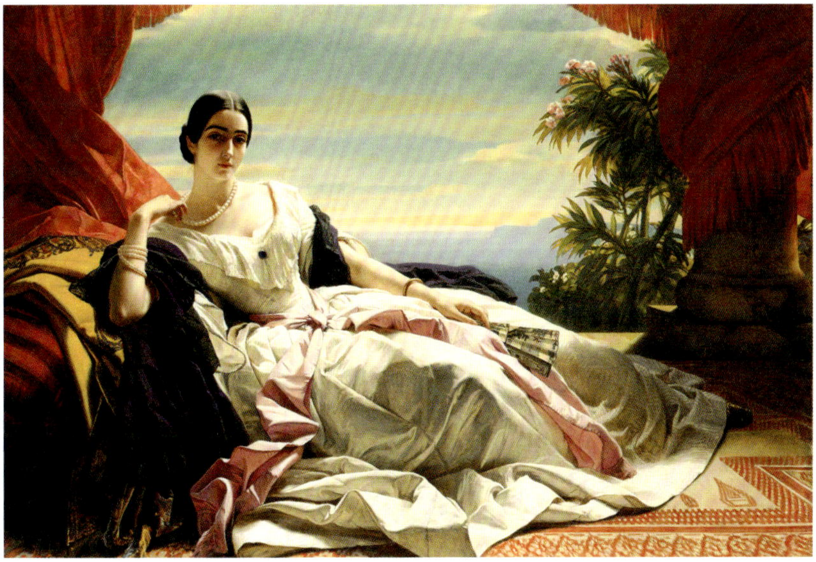

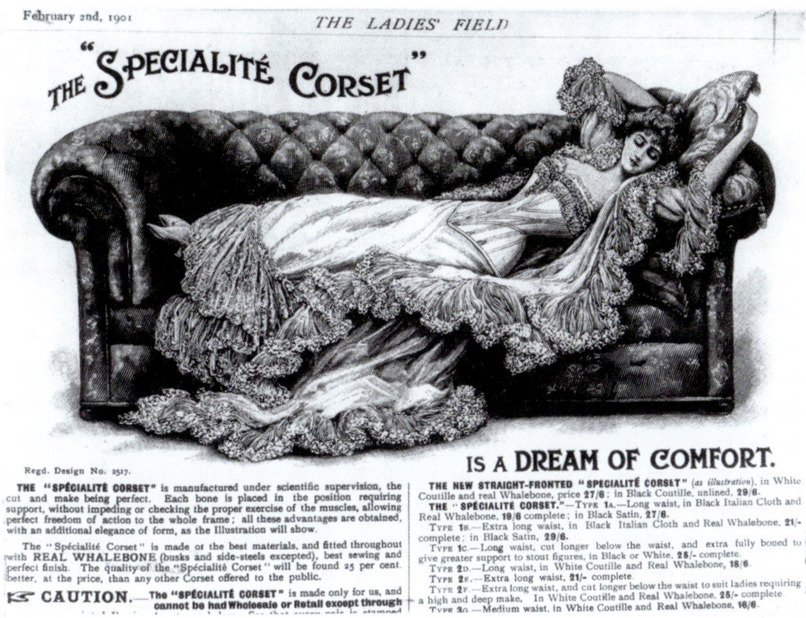

oben:
Franz Xaver Winterhalter,
Leonilla Fürstin zu Sayn-Wittgenstein-Sayn,
1843

unten:
„Das *Specialité*-Korsett
ist traumhaft bequem."
Werbeanzeige von 1901

Der liegenden Haltung ist fraglos etwa Erotisches und Transgressives eigen (siehe Abbildungen auf dieser Doppelseite). Dies außer Acht zu lassen hieße nicht nur, die reiche Ikonografie des Liegens, sondern auch die rund ein Jahrtausend währende Ablehnung dieser Körperhaltung zu ignorieren.

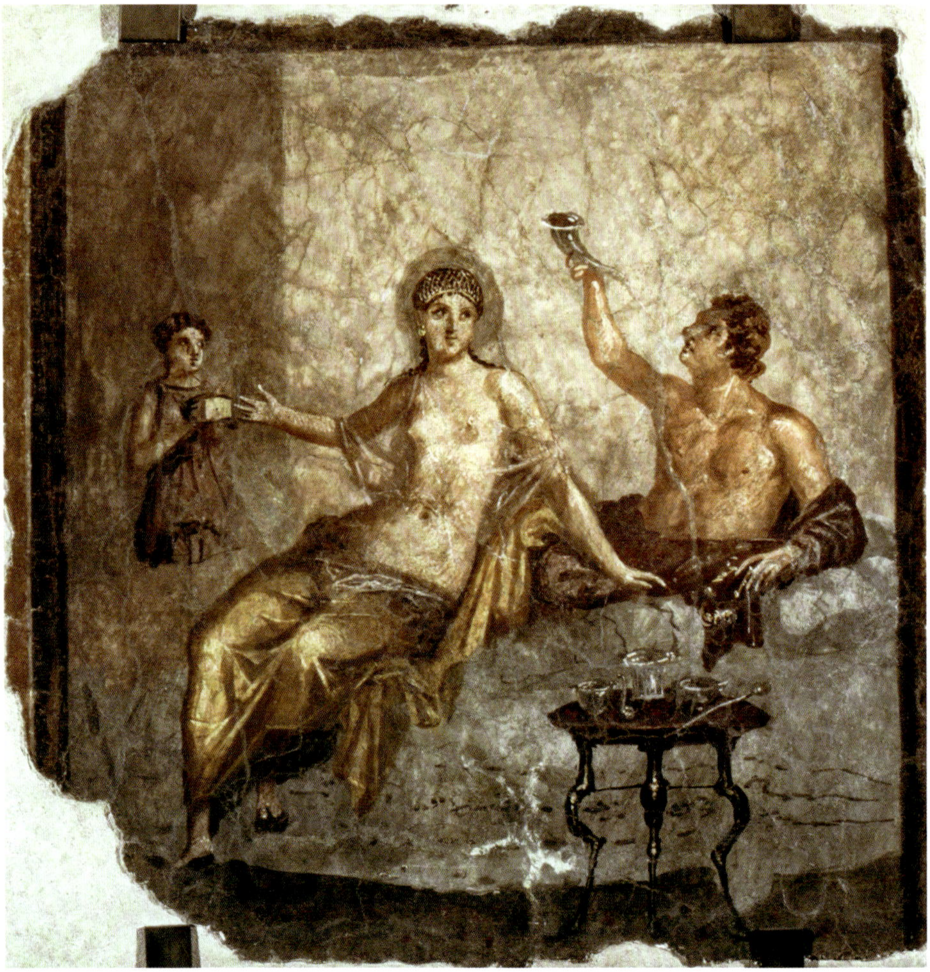

Speisendes Paar mit Sklaven,
Wandbild (Fresko) einer Gelageszene
aus Herculaneum, römisch,
50–79 n. Chr.

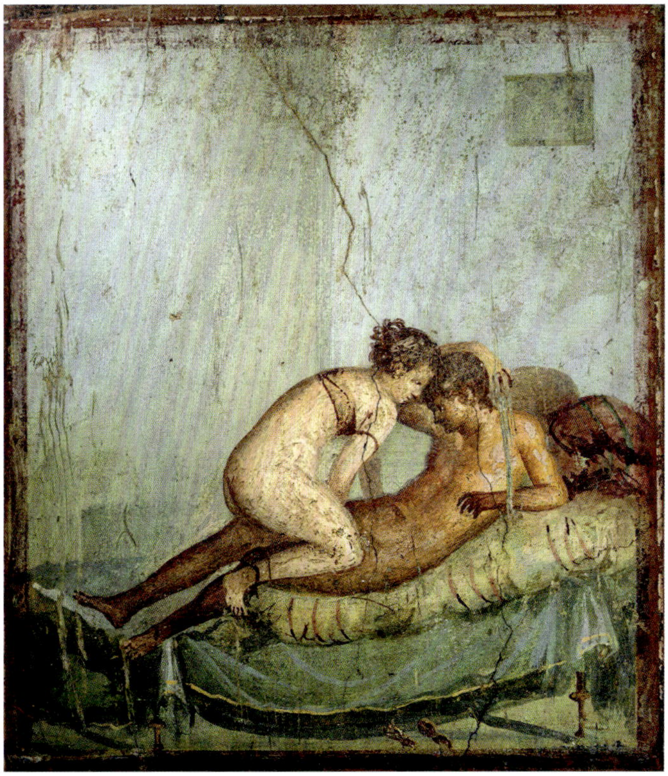

Fresko in der Casa del Cetenario (Haus der Hundertjahrfeier) in Pompeji, 1. Jh. n. Chr.

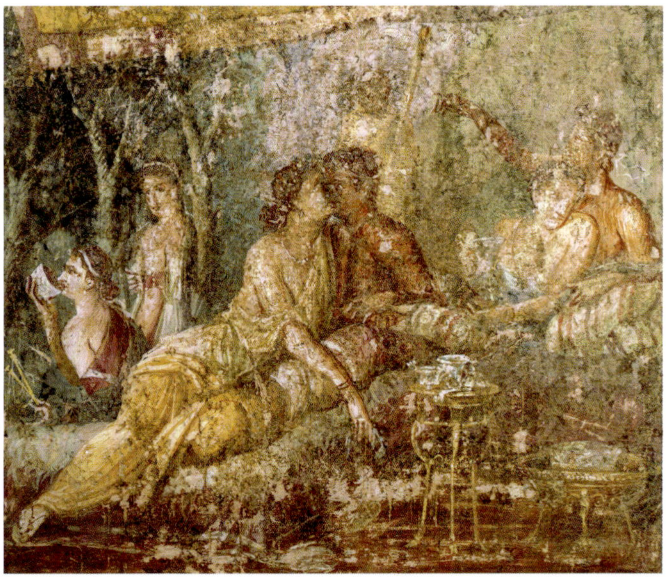

Triclinium-Gelageszene, Fresko aus Pompeji, 1. Jh. v. Chr.

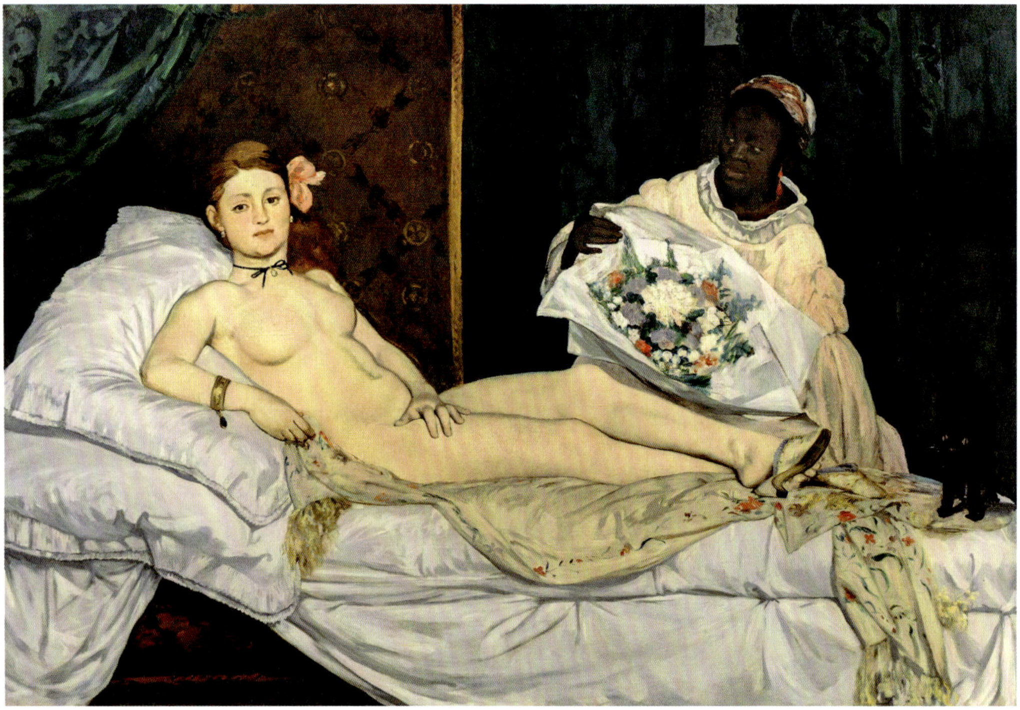

oben:
Édouard Manet,
Olympia,
1863

rechts:
Wilhelm von Plüschow
zugeschriebene Fotografie,
Italien, ca. 1900.
Im Vergleich zum weiblichen Akt ist das Bild des liegenden nackten Mannes in der Couch-Porträtkunst des 19. Jahrhunderts seltener, aber keineswegs nicht existent. Man vergleiche das Dekor mit den Kelims und dem über der Couch hängenden Wandteppich oder Läufer mit den Bildern von Freuds Couch in den Abbildungen auf den Seiten 143, 159 und 161 oben.

Kulturgeschichtlich gesehen war das Liegen in Gesellschaft mit dem Ende des Römischen Reiches in der westlichen Welt in Vergessenheit geraten, und zwar bis zum Beginn des 18. Jahrhunderts und dem Aufstieg des Sofas (siehe Abbildungen Seite 82 bis 84).

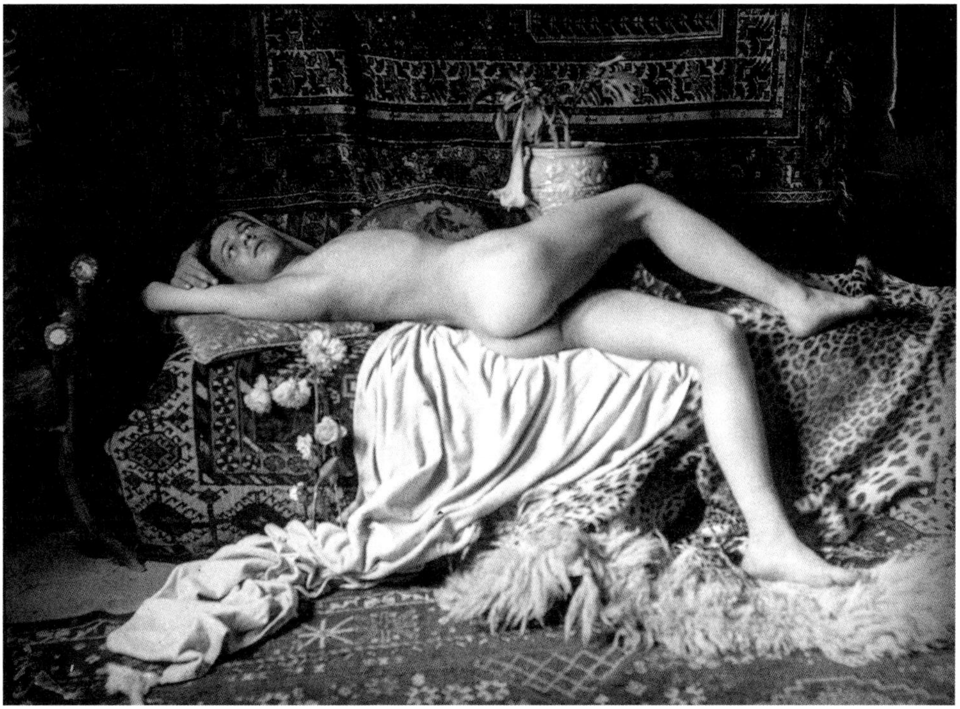

Im 18. und 19. Jahrhundert war das Sofa dann Lieblingsschauplatz künstlerischer Darstellungen der sich wandelnden Umgangsformen und Moden. Mit den verträumten Posen, wie man sie auf den Abbildungen der Seiten 85 bis 91 sieht, flackerte die Liege-Tradition vom griechischen Symposion und römischen Convivium wieder auf. Neue Ideale von Komfort verbanden sich mit Vorstellungen sozialer Intimität. Das Sprechen im Liegen, seit dem Ende der griechisch-römischen Tradition des Essens im Liegen verpönt, erlebte im Westen nun eine Wiedergeburt und revolutionierte die Erscheinungsformen und Praktiken vertraulicher Konversation. Es waren nicht zuletzt diese Veränderungen, die die kulturellen Bedingungen schufen, unter denen die Psychotherapie und vor allem die Psychoanalyse entstehen konnten.

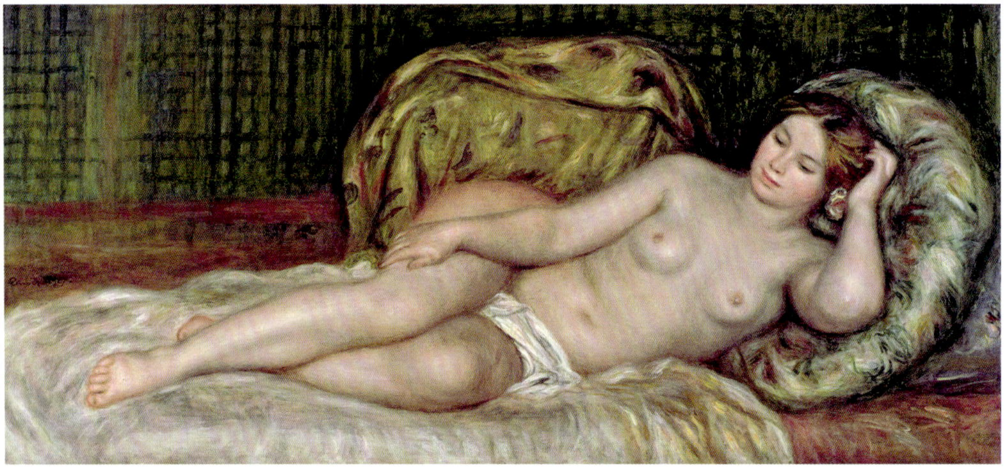

oben:
Auguste Renoir,
Grand nu
(Großer Akt),
1907

rechts:
Jean-François de Troy,
La déclaration d'amour
(Die Liebeserklärung),
1724

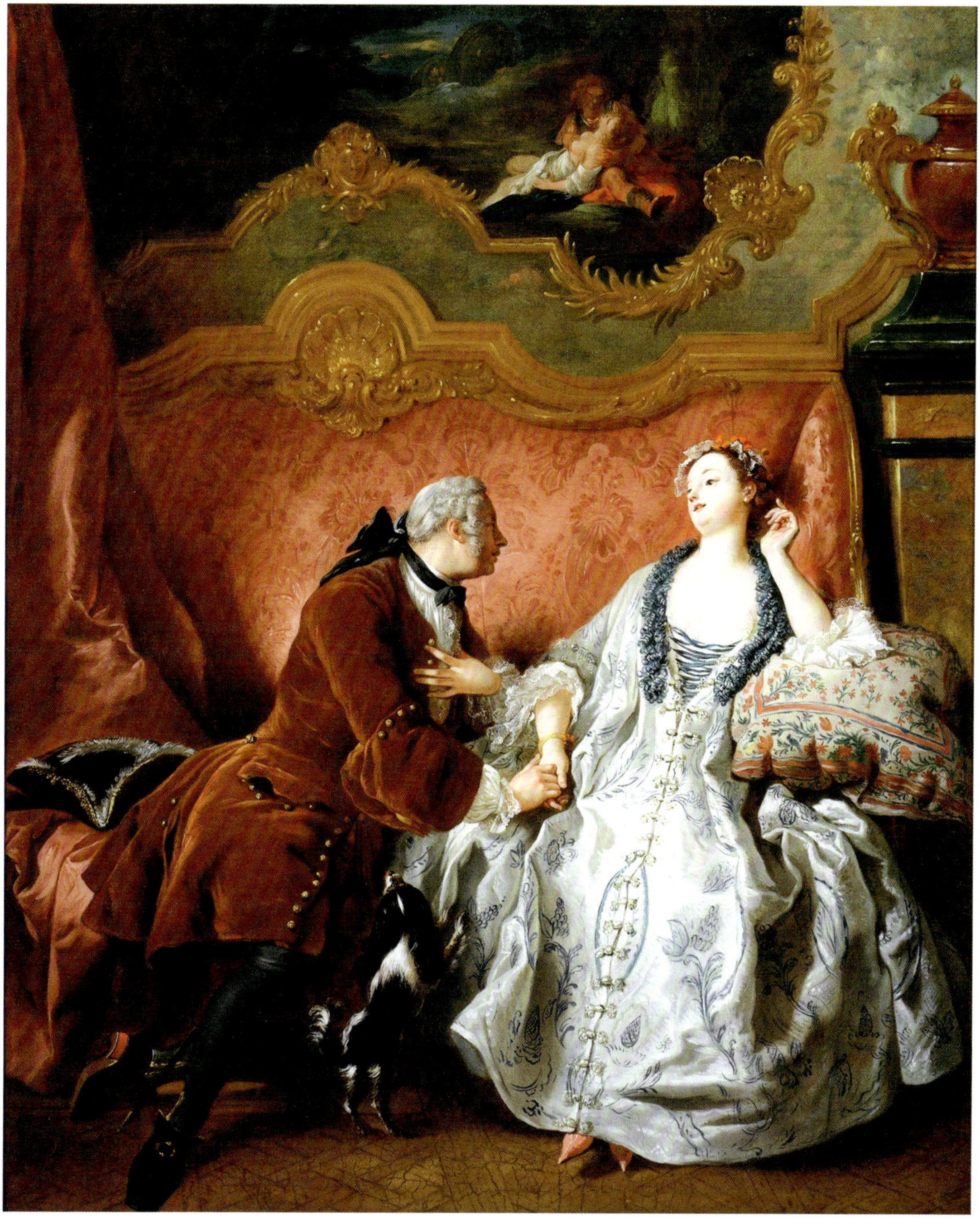

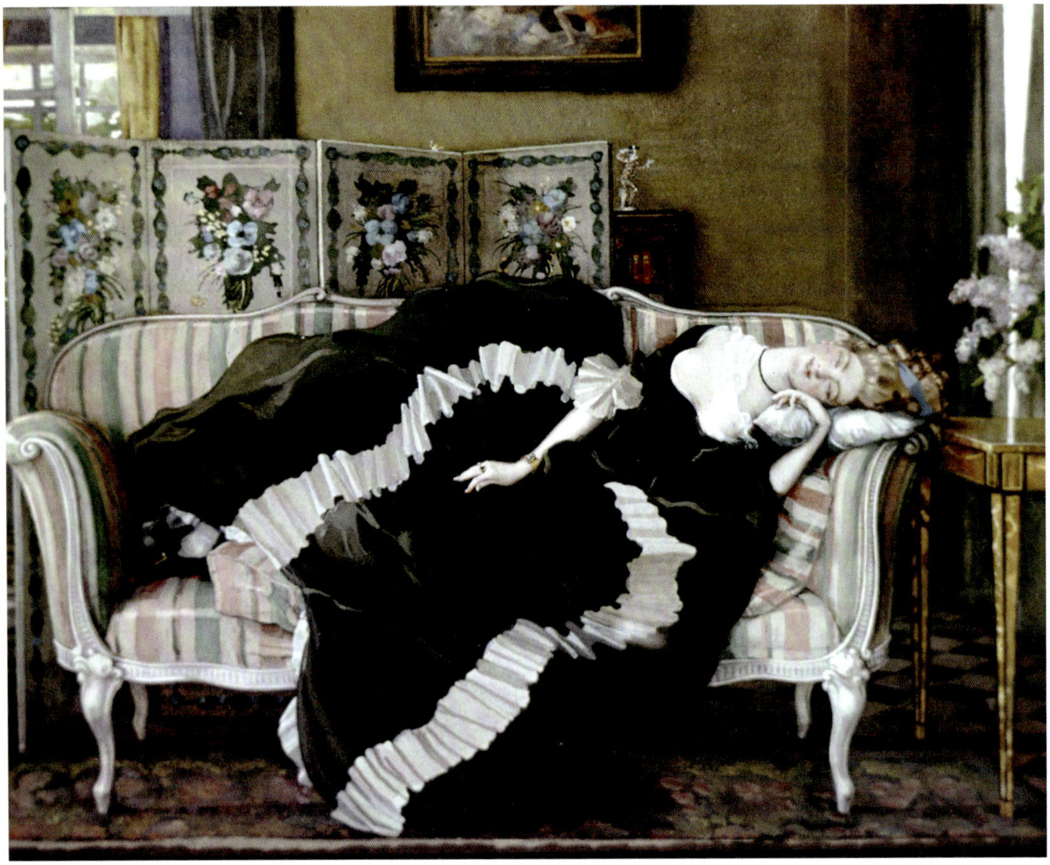

Konstantin Somow,
Schlafende junge Frau,
1909

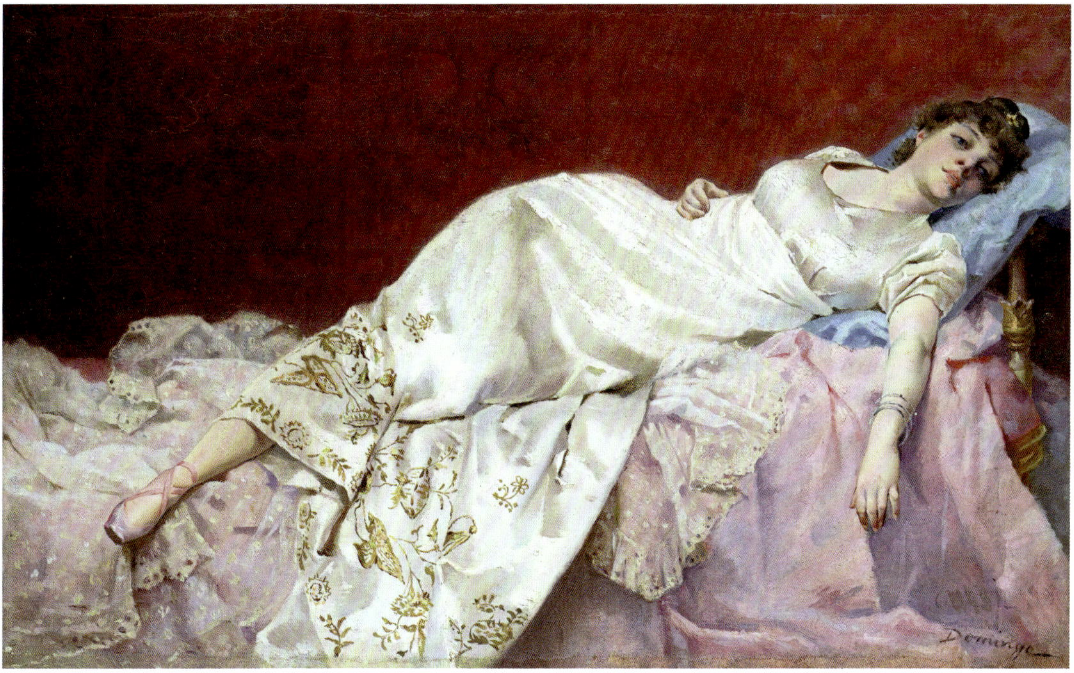

Francisco Domingo,
A Moment of Repose
(Mußestunde),
ca. 1900

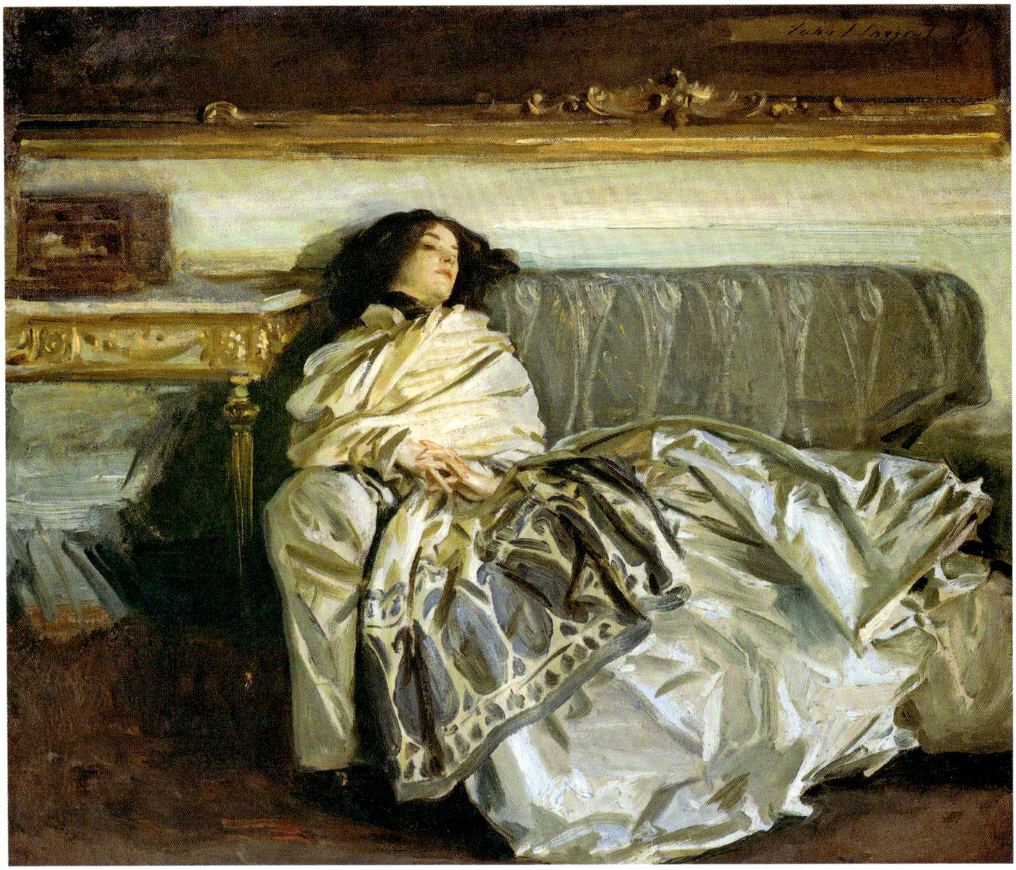

John Singer Sargent,
Nonchaloir (Repose)
(Nonchalance, Ruhe),
1911

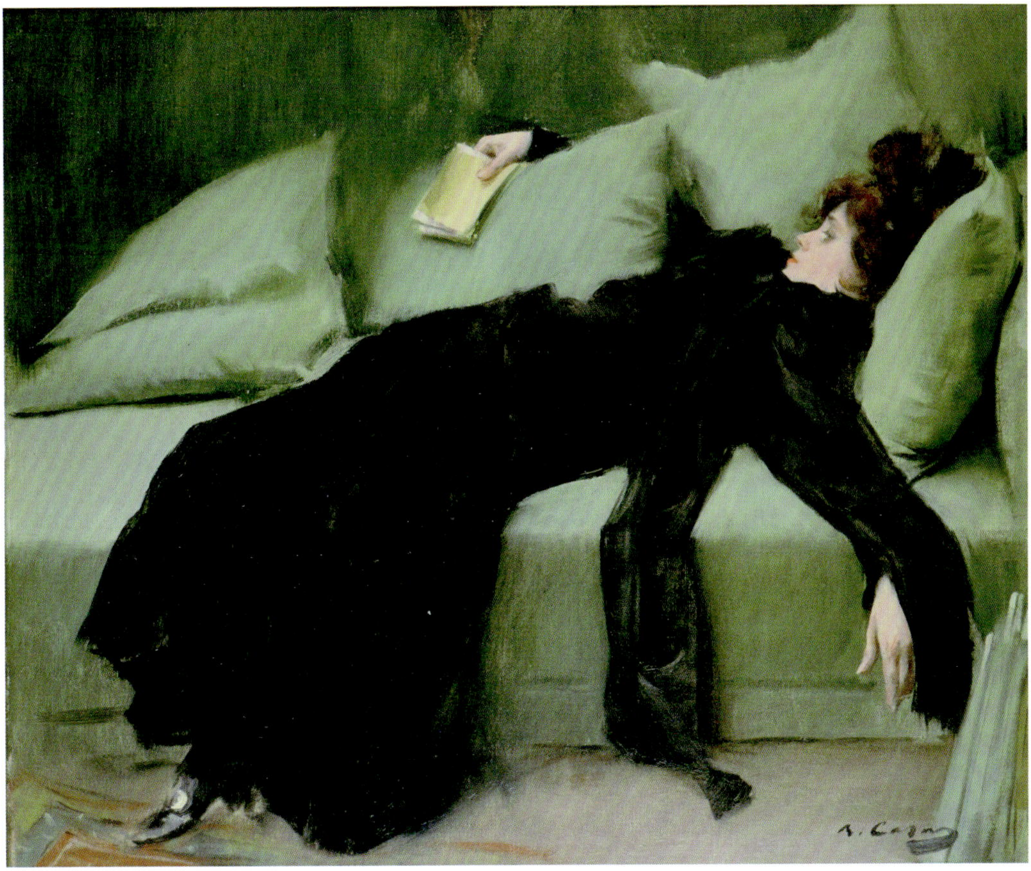

Ramon Casas i Carbó,
Nach dem Ball,
1895

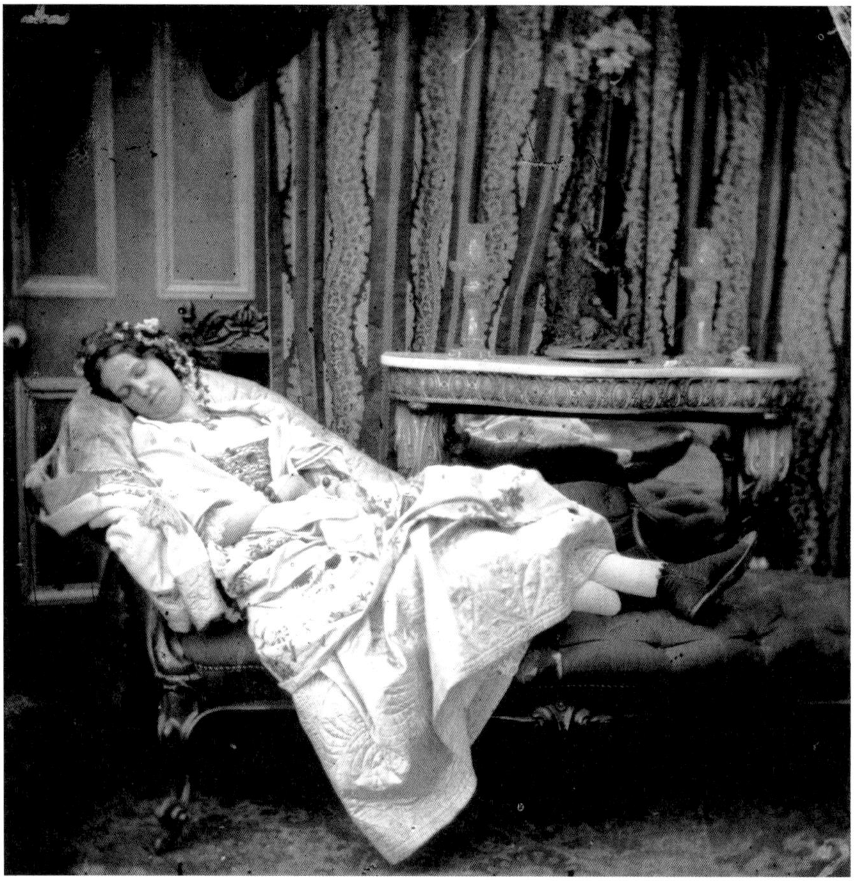

oben:
Anonym,
schlummernde Frau,
ca. 1865

rechts:
Wallace G. Levison,
Rosalie Kelsey, verträumt auf ihrem türkischen Diwan liegend,
1891

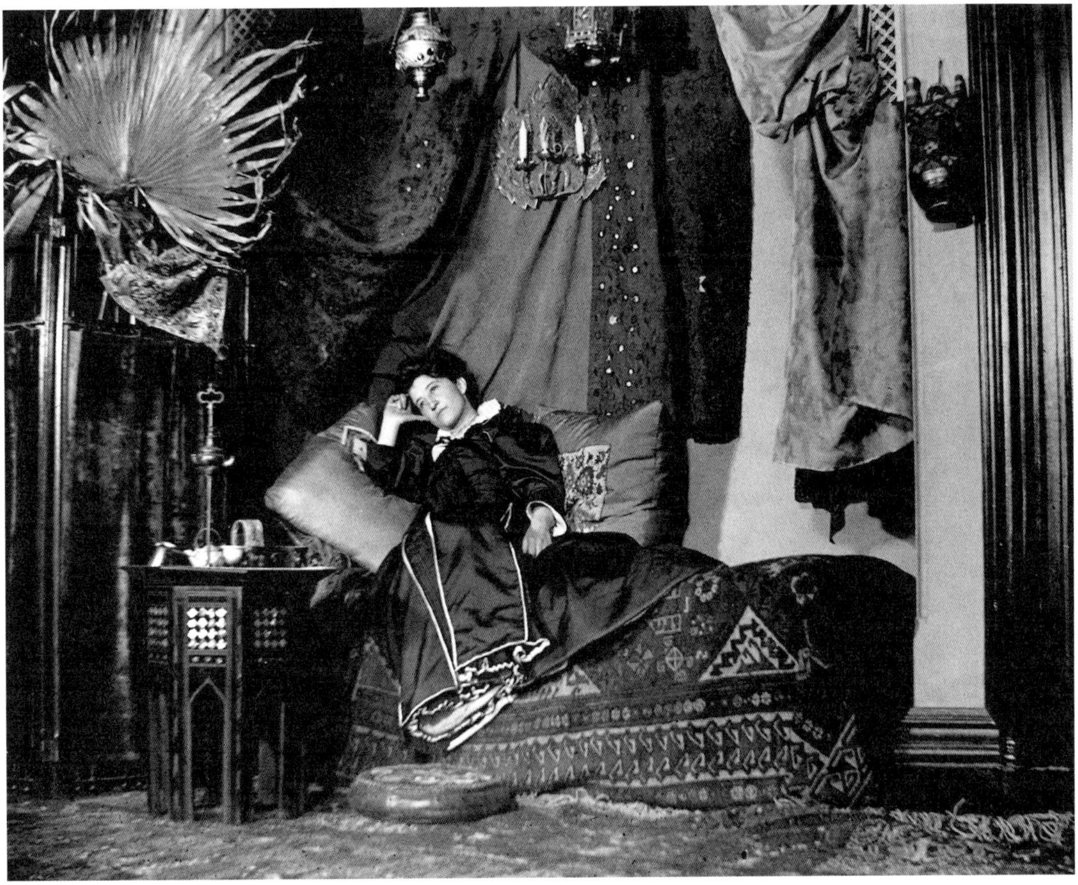

Die Abbildungen auf dieser Doppelseite zeigen zwei viktorianische Porträtfotografien, entstanden kurz bevor und nachdem Freud die Couch zu verwenden begann.

Das Porträt der Venus auf dem Sofa in François Bouchers *Die Toilette der Venus* (Abbildung Seite 93 links) ist, ikonografisch gesprochen, das aufklärerische Pendant zu den Renaissance-Darstellungen von Mariä Geburt in einem Bett (Abbildung Seite 44 und 45). Die Göttin der Schönheit hat allen Anspruch auf – und belehrt uns hier visuell über – Komfort, Muße und Luxus. Bouchers Gemälde von 1751 zeigt die neueste exquisite Möbelmode und zeichnet damit gewissermaßen eine neue Asymptote an die aufstrebende Achse des sittlichen Benehmens. Es teilt nicht nur den wohlhabenden, sondern allen Betrachtern mit, was sie im Häuslichen und im Sexuellen erstreben und erträumen sollten.

Man betrachte zum Vergleich das Porträt der Marquise de Pompadour von 1756 (Abbildung Seite 93 rechts): Abgesehen davon, dass sie eine Schönheit und offenbar recht zufrieden ist, ist diese Frau eine Leserin und Schreiberin. Sie hält ein abgegriffenes Buch in den Händen, in dem ihre Finger vielleicht eine Lieblingsstelle markieren, während neben ihr ein kleiner Schreibtisch steht, mit Siegelwachs und offener Schublade, in der eine Schreibfeder in einem Tintenfässchen steckt.[10] Das dicke Buch unter dem Schreibtisch ist ein Band von Diderots *Enzyklopädie*. Die zurückgelehnte Haltung der Marquise bringt ihre schicken Schuhe sowie die beeindruckende Fülle teurer Stoffe zur Geltung, die für ihr Kleid verarbeitet wurden, aber sie betont auch ihr Gefallen an der Rolle einer gebildeten Frau.

Die Figur der weiblichen Intellektuellen war zu der Zeit der Madame Pompadour zwar nicht ganz neu, aber noch nicht allgemein akzeptiert. Historisch gesehen ging die Idealisierung der Frau und der weiblichen Schönheit stets mit Hass und Grausamkeit gegenüber dem weiblichen Geschlecht einher. So fiel der Marienkult im 12. und 13. Jahrhundert mit einer Phase extremer Frauenfeindlichkeit zusammen: Hinter der literarischen und künstlerischen Bewunderung, Verehrung und Idealisierung weiblicher Schönheit dräut das Gespenst des europäischen Hexenwahns. Die Verfolgung von Frauen als Hexen war hauptsächlich ein Phänomen der Renaissance; Hexenprozesse und -verbrennungen begannen im Mittelalter, erreichten ihren Höhepunkt aber im 17. Jahrhundert, dem sogenannten Zeitalter der Vernunft.[11] Künstlerische Darstellungen nackter Frauen in liegender Pose müssen vor dem Hintergrund dieser dunklen Geschichte gesehen werden. In der heutigen westlichen Kunst zeigt sich eine versteckte Frauenfeindlichkeit in der übermäßigen Verehrung weiblicher Schönheit und im wahnhaften Streben nach ihrer Perfektion. Der männliche Blick, den die Frauenporträts in diesem Buch beispielhaft zum Ausdruck bringen, zeugt von den beiden Extremen der ambivalenten Einstellung gegenüber Frauen, die seit jeher von männlicher Angst vor und Besorgnis wegen der weiblichen Sexualität geprägt ist.

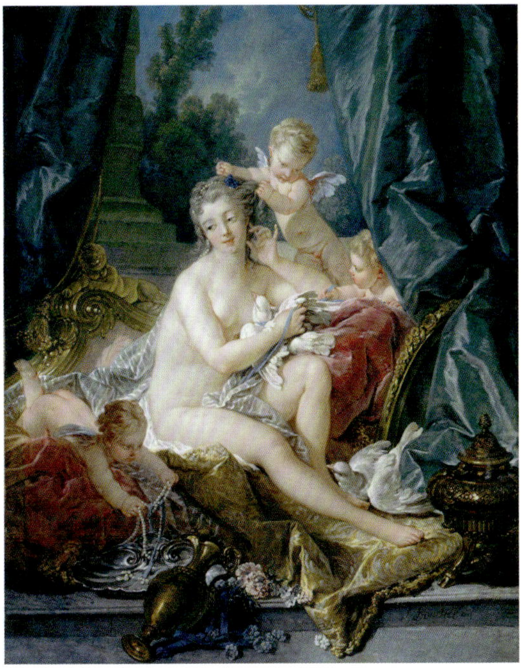

François Boucher,
Die Toilette der Venus,
1751

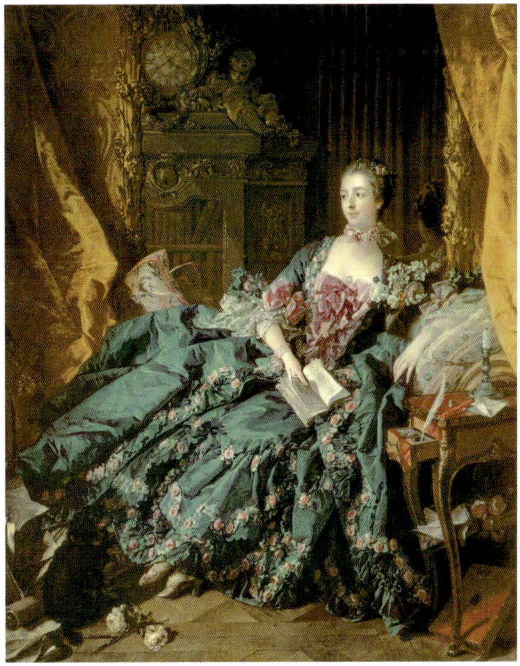

François Boucher,
Madame de Pompadour,
1756

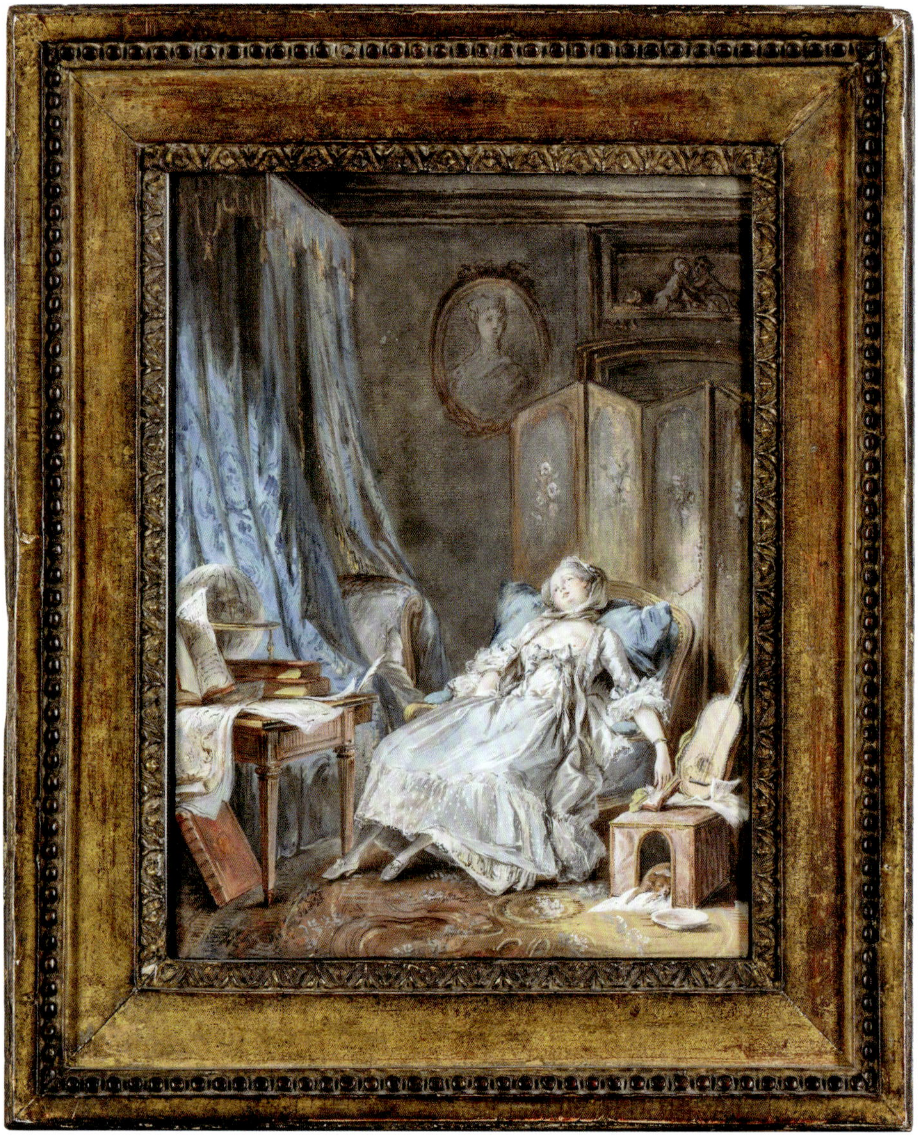

oben:
Pierre-Antoine Baudouin,
Die Lektüre,
1760

Seite 95 links:
Antoine Wiertz,
Die Romanleserin,
1853

Seite 95 rechts:
Jean-Honoré Fragonard,
Lesendes Mädchen,
ca. 1776

Der europäische Hexenwahn war nicht zuletzt eine schreckliche Manifestation dieser Angst. Doch die männlichen Fantasien hinsichtlich der weiblichen Sexualität fanden ihren kulturellen Ausdruck auch in anderen Bereichen von Sitte und Anstand. Die Vorstellung, die weibliche Sexualität sei irgendwie nur notdürftig ge-

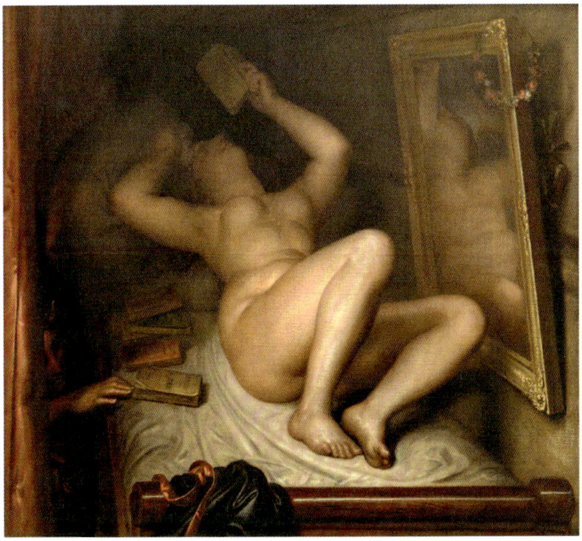

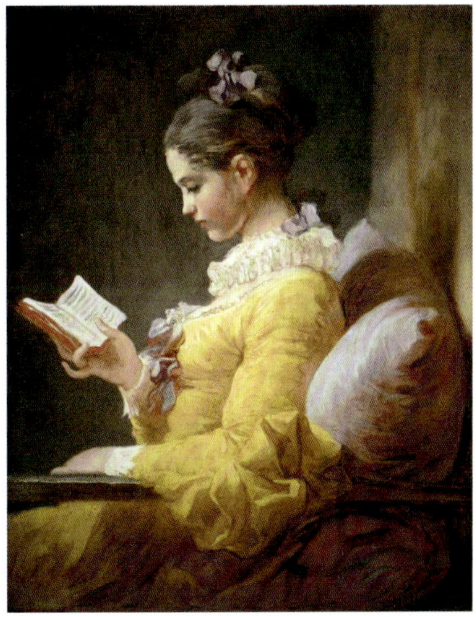

bändigt oder gar außer Kontrolle, hat eine lange weltliche (und auch theologische) Tradition: Diese traditionelle Vorstellung spiegelt sich in der Auffassung wider, Romane mit ihrer zügellosen Erotik setzten eine weibliche Leserschaft den Gefahren der Verderbnis und Unsittlichkeit aus (Abbildungen Seite 94 und 95 links).[12]

Man beachte, wie in der Abbildung auf Seite 94 die rechte Hand der Leserin verdächtig unter ihren Rock gerutscht ist und wie in Abbildung auf Seite 95 links, auf einem rund einhundert Jahre jüngeren Bild, der Teufel der Leserin einen verderblichen Roman nach dem anderen unterjubelt. Die Leserin wird uns hier als lüstern, eigensinnig und durch ihr lustvolles Interesse an der Welt der Fantasie verlottert präsentiert.

Die Sexualisierung der Leserin, wie sie auf Gemälden wie jener Abbildungen offenkundig ist, schützt vor einer noch größeren Gefahr, nämlich vor der Bedrohung, die eine Frau mit eigener Lektüreerfahrung, eigenen Gedanken und eigenem Geist darstellt (Abbildung Seite 95 rechts).

Dies ist das Transgressive, zumindest aber potenziell Subversive oder Nonkonformistische, das der Psychoanalyse von Beginn an eigen war. Und es ist Teil dessen, wofür das Sprechen im Liegen steht: die Behauptung eigenen Denkens in Gegenwart einer anderen Person.

Auf dieser Doppelseite haben wir eine weitere liegende Leserin (Abbildung unten), sozusagen *avant la lettre*, lange vor der Erfindung des Buchdrucks, und dann noch eine Leserin jüngeren Datums (Abbildung rechts).

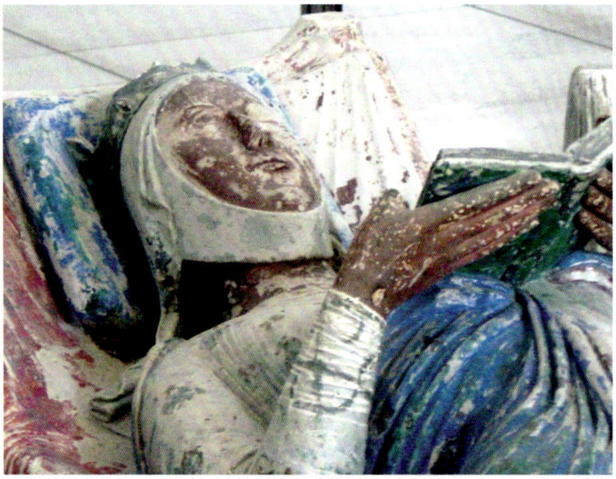

Grabmal der Eleonore von Aquitanien, ca. 1210 (Ausschnitt)

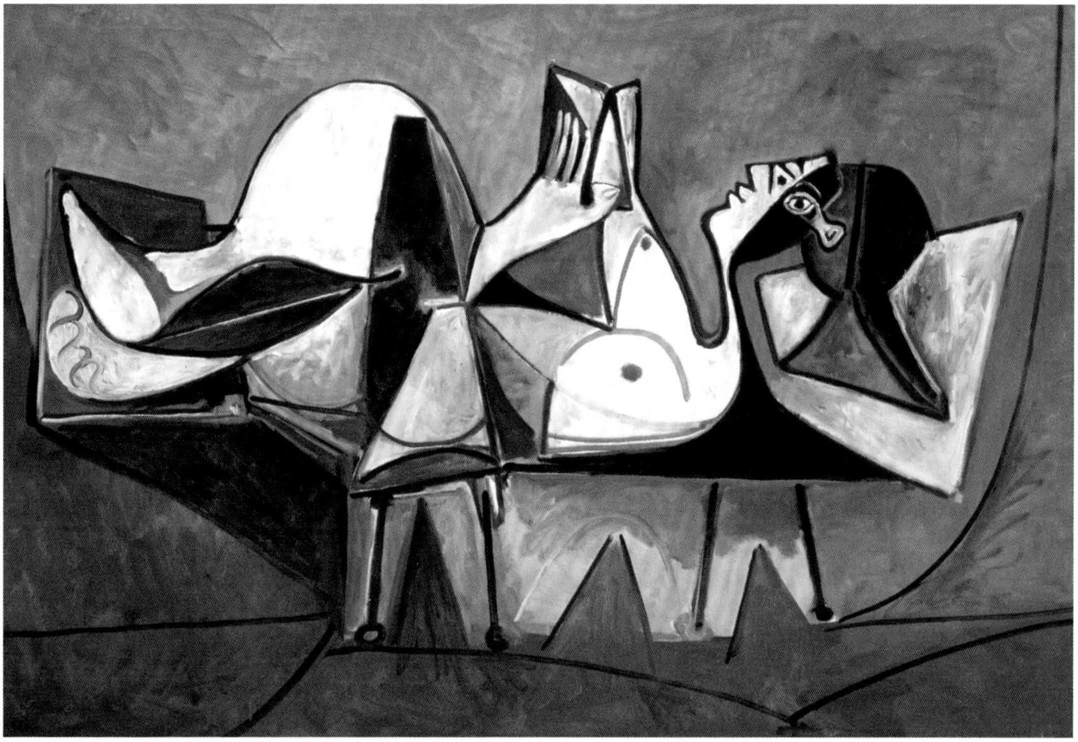

Pablo Picasso,
Femme couchée lisant
(Liegende Frau, lesend),
1960

5

Die Medikalisierung des Komforts

Das 19. Jahrhundert verzeichnete einen enormen Anstieg der Produktion von Reise- und Krankenmöbeln. Eine wachsende Zahl von Kriegsversehrten, größerer Wohlstand im Bürgertum und der entsprechende Bedarf an transportablen Möbeln für die Ausflüge ans Meer sowie eine zunehmende Zahl von Patienten mit chronischen Krankheiten, darunter vor allem Tuberkulose – all das führte zu Innovationen und der Verbreitung von Liegestühlen und verstellbaren Chaiselongues. Der trag- und abwaschbare Liegestuhl des Tuberkulose-Sanatoriums wurde in der ganzen westlichen Welt zur medizinischen Ikone und hatte enormen Einfluss auf das nachfolgende modernistische Design und die medizinische Praxis.

Betrachten wir das Möbelstück, das die Franzosen *Duchesse* nannten (oder auch *Duchesse brisée,* wenn Sitz- und Fußteil getrennt waren, wie in der Abbildung unten), so sehen wir eine Form, die auch in den folgenden drei Bildern zu finden ist: in Bouchers Porträt seiner Frau (Abbildung Seite 102/103), in Lewis Carrolls Porträt der Xie Kitchin (Abbildung Seite 104) und in Balthus' Gemälde *Die Goldenen Jahre* (Abbildung Seite 105). Diese drei Bilder umfassen rund zweihundert Jahre und umschließen chronologisch grob die Lebenszeit von Sigmund Freud (1856–1939).

Wenn wir nun in den Abbildungen auf Seite 106 das als *Veilleuse* bezeichnete Möbelstück betrachten, und danach die liegende Haltung in den Abbildungen auf den Seiten 107 bis 109, so zeigt uns diese Gegenüberstellung, dass es in der westlichen Ikonografie des Liegens ein Leitmotiv gibt, das die ursprüngliche Ambiguität der liegenden Esshaltung von Symposion und Convivium gänzlich bewahrt hat, und zwar insofern, als diese sozialen Situationen zugleich von Behaglichkeit, Komfort, Luxus und Erotik geprägt sind. Mit der Medikalisierung des Komforts wurde die liegende Haltung dann Teil der Therapeutik.

Duchesse brisée
im Louis-seize-Stil,
18. Jahrhundert

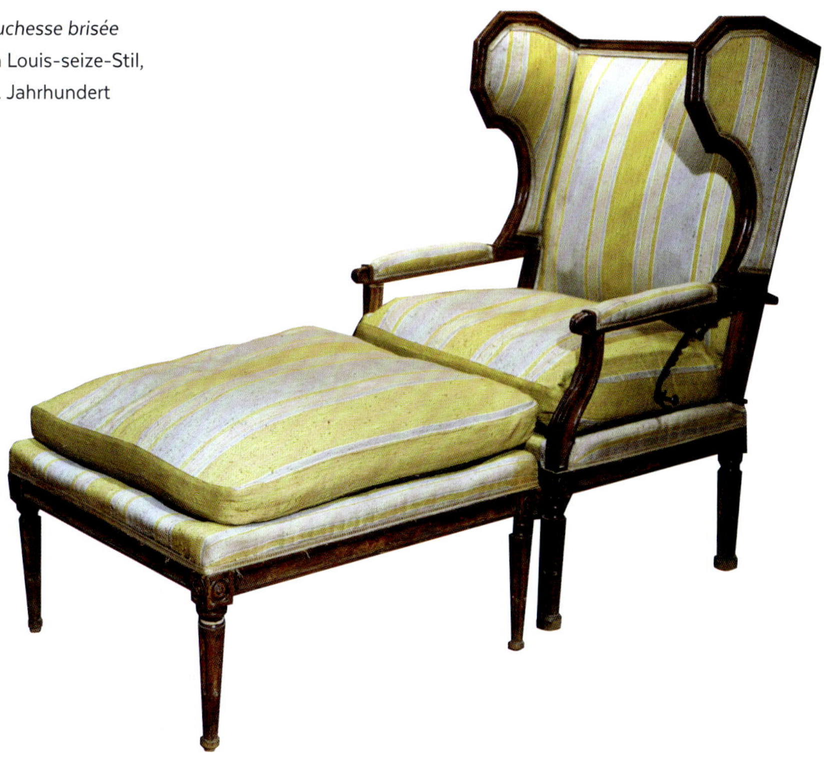

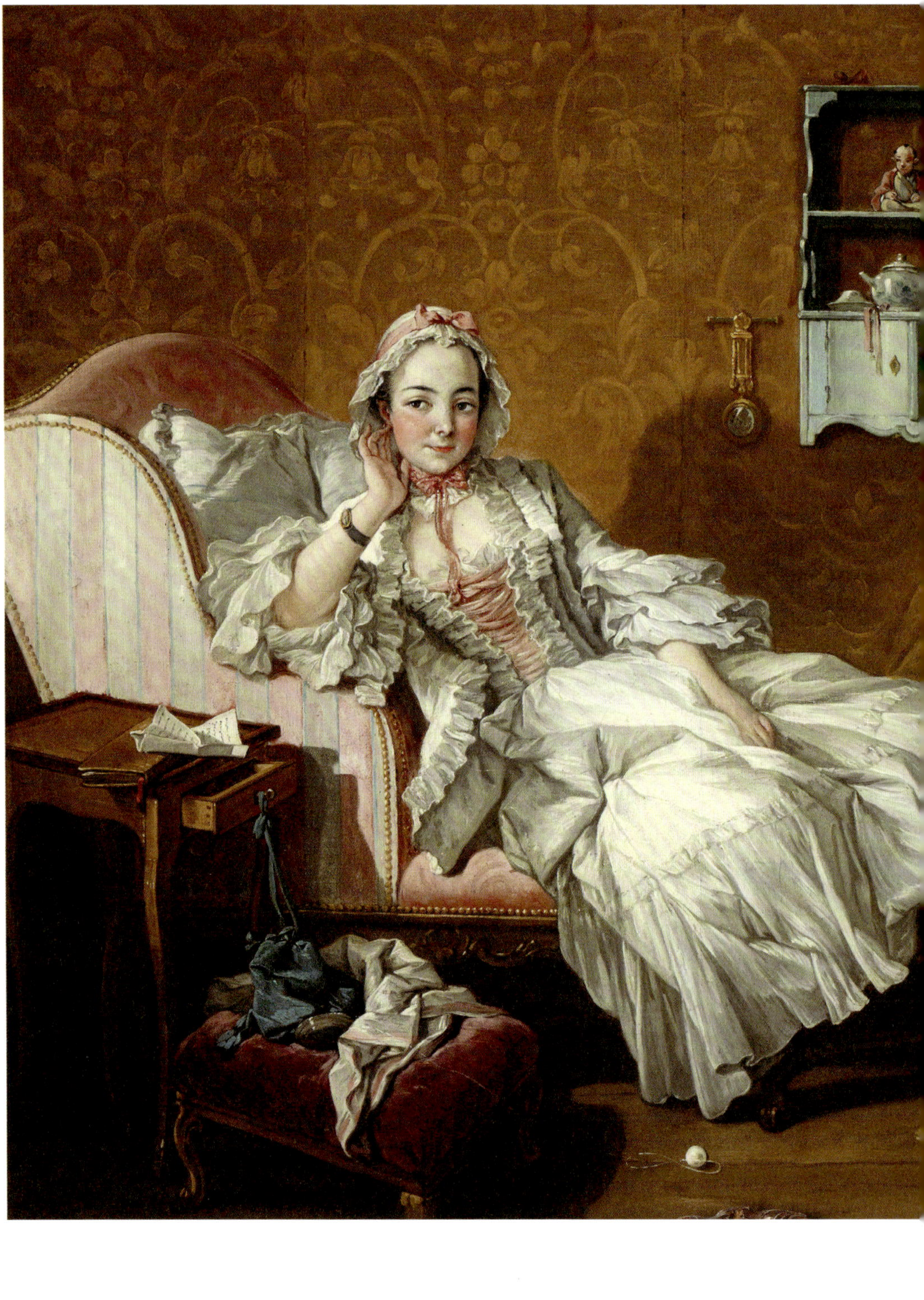

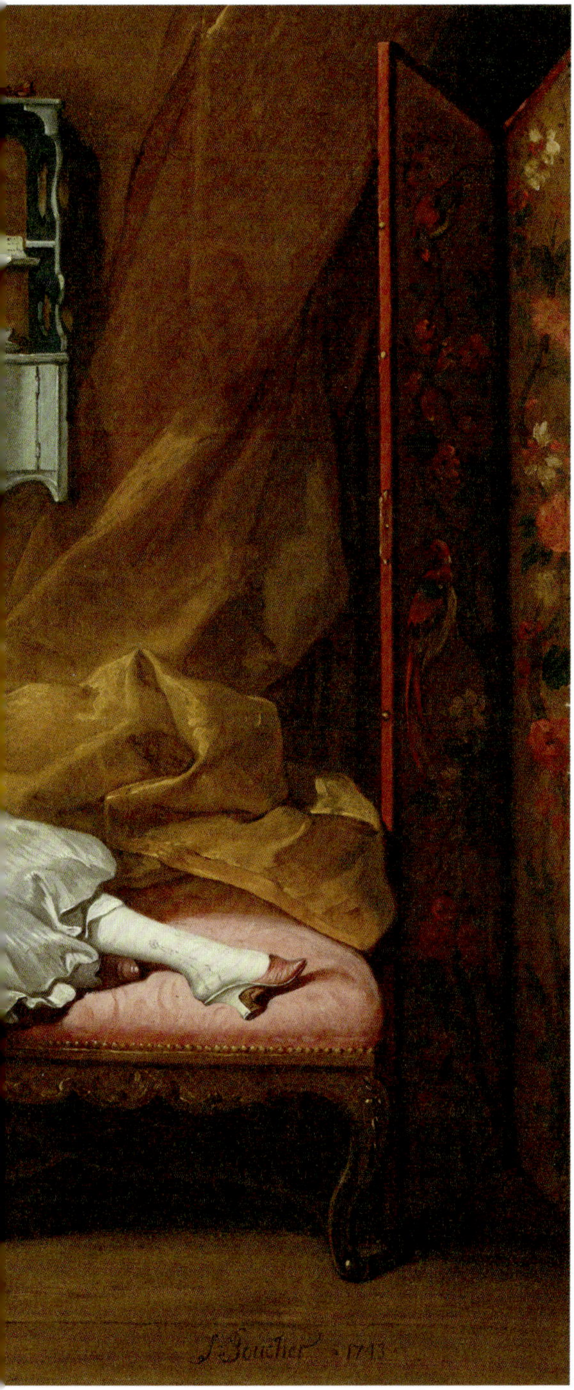

François Boucher,
Eine Dame auf ihrem Tagesbett,
1743

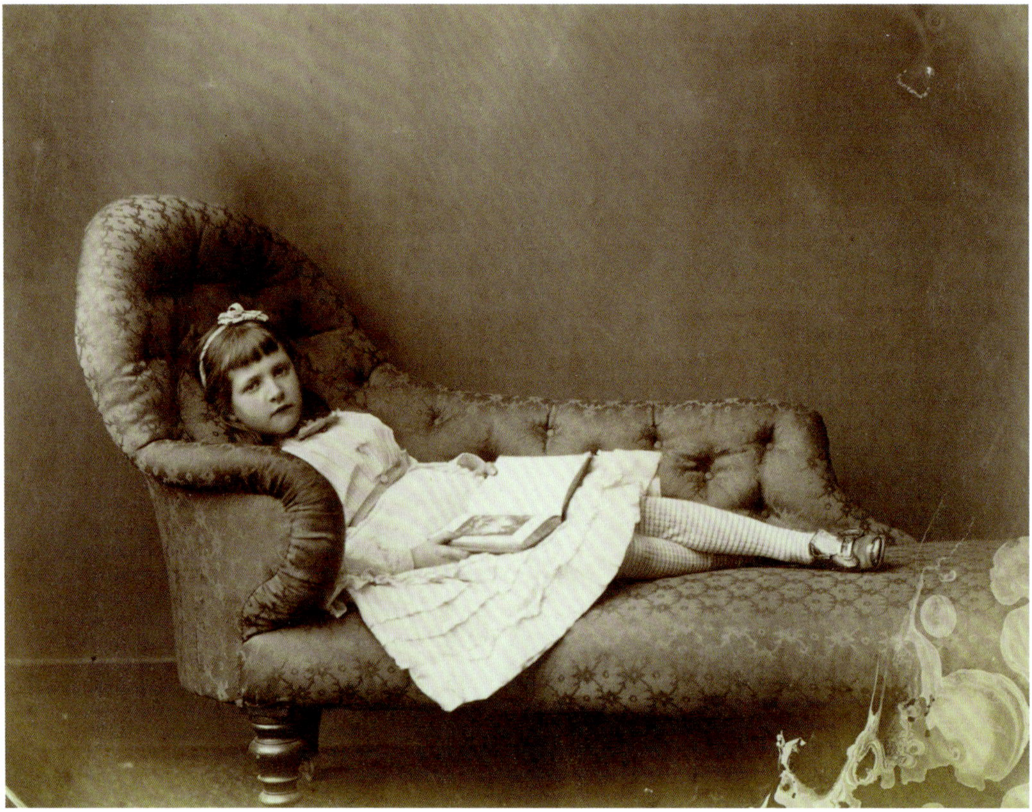

Lewis Carroll,
Porträt von Xie Kitchin,
1873

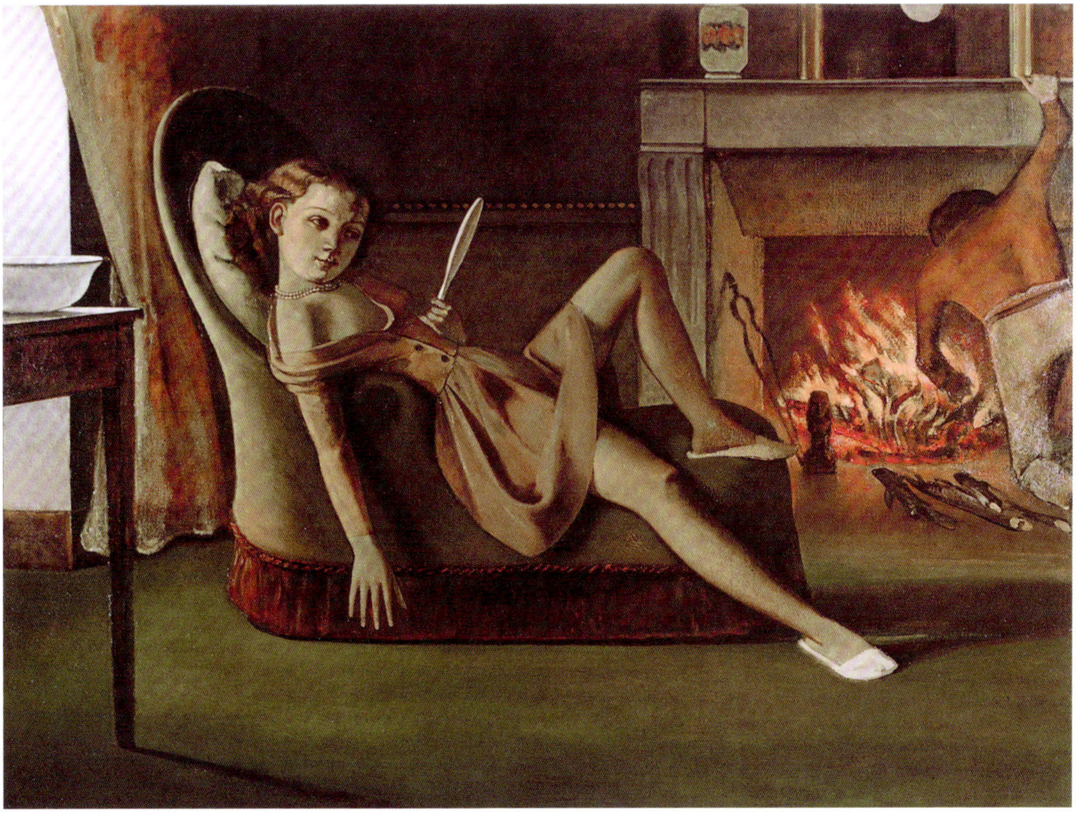

Balthus
(Balthasar Klossowski),
Die Goldenen Jahre,
ca. 1945

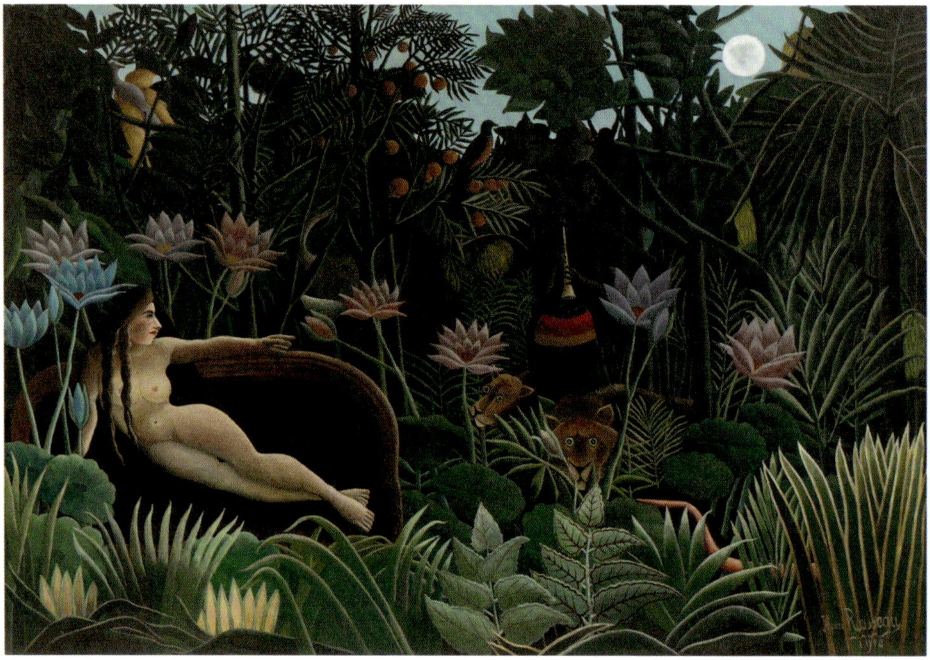

oben:
Henri Rousseau,
Der Traum,
1910

rechts:
Saint-Georges,
Veilleuse,
ca. 1750

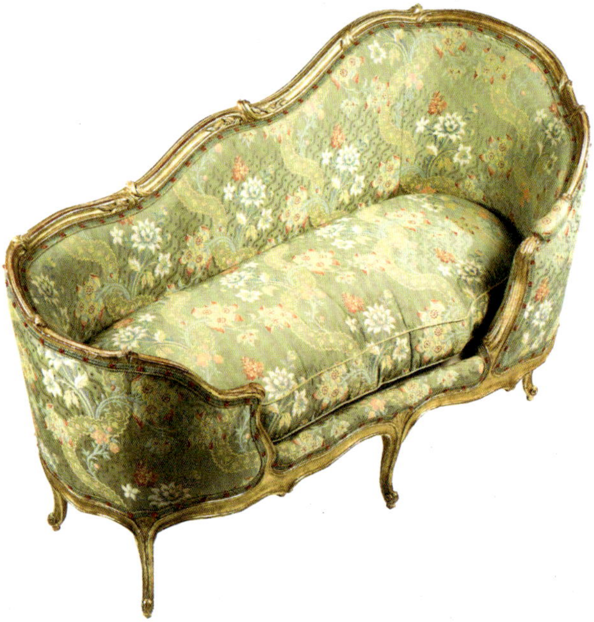

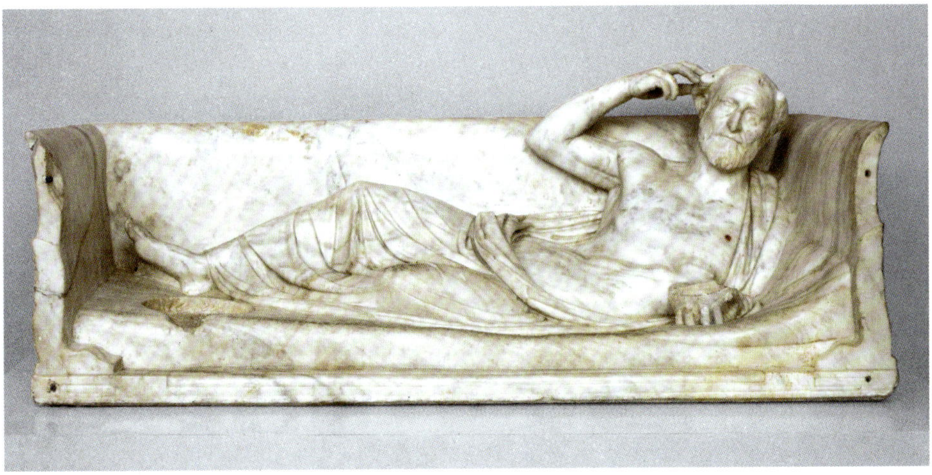

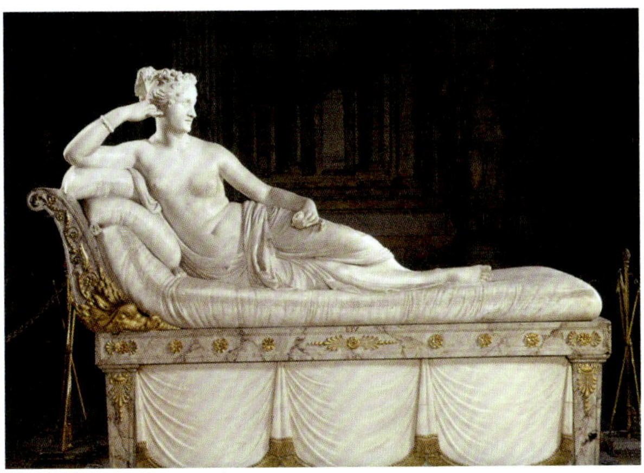

oben:
Kline-Grabmal
des Flavius Agricola,
2. Jh. n. Chr.
Vgl. Abbildung
Seite 66 oben
(links erneut
abgedruckt)

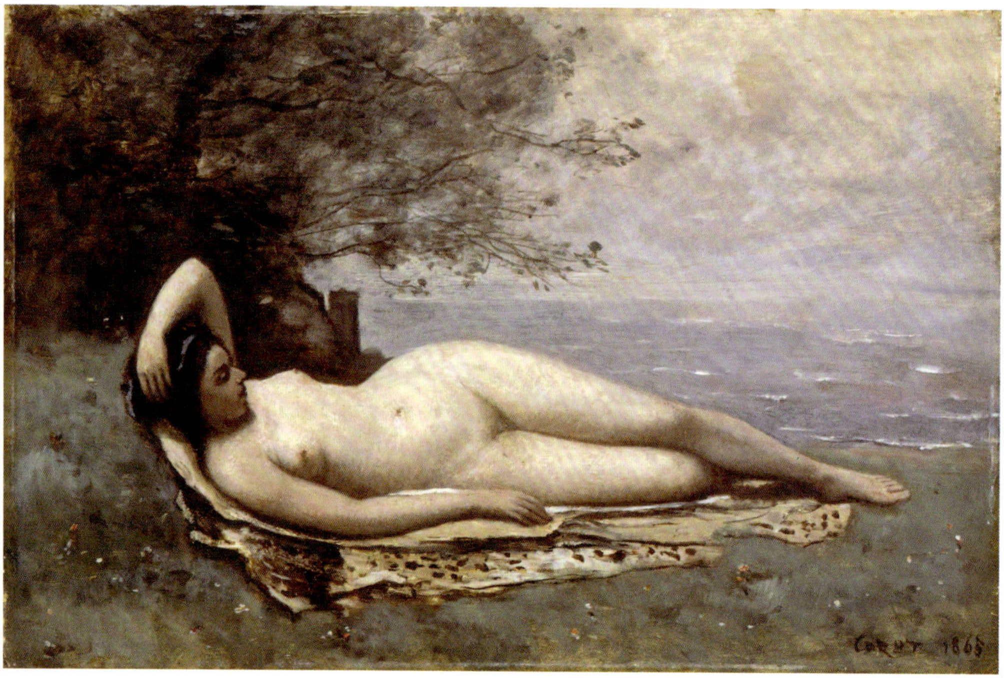

Jean-Baptiste-Camille Corot,
Bacchantin am Meer,
1865

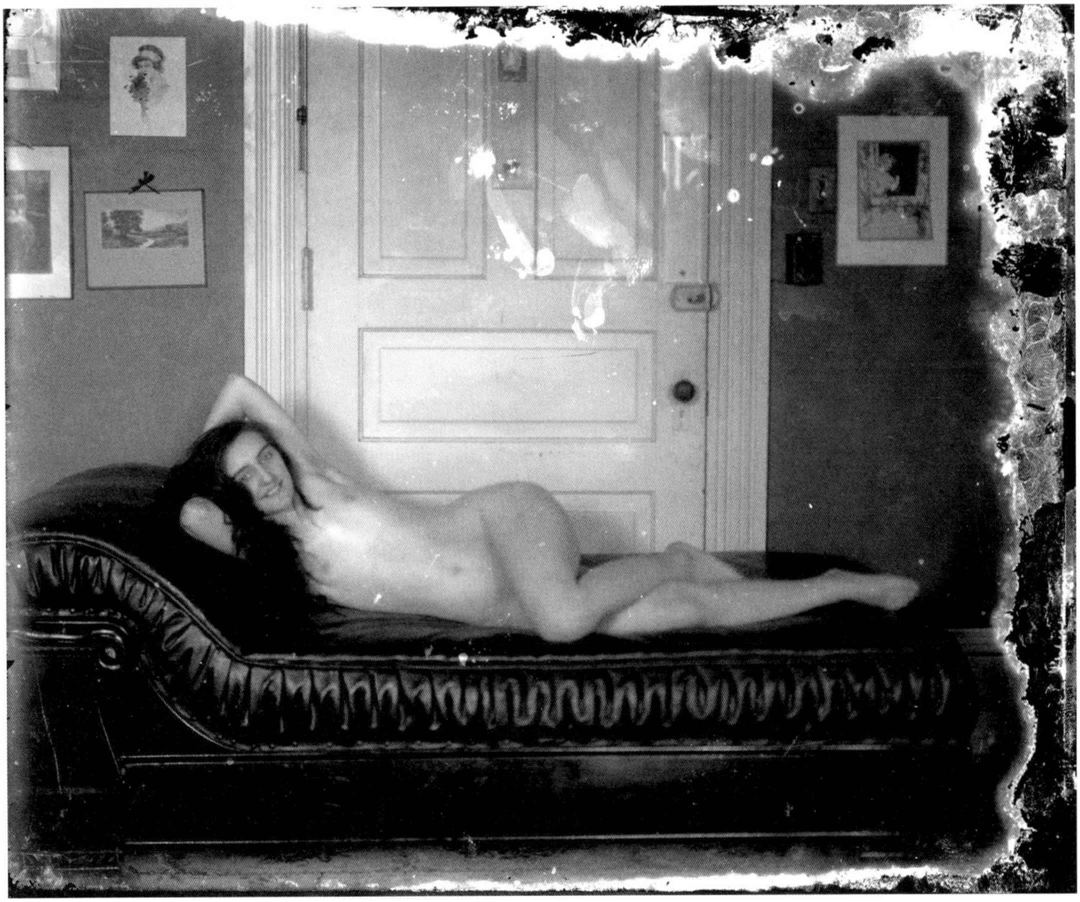

Ernest J. Bellocq,
Akt ohne Titel aus der
Fotoserie *Storyville Portraits*,
ca. 1920

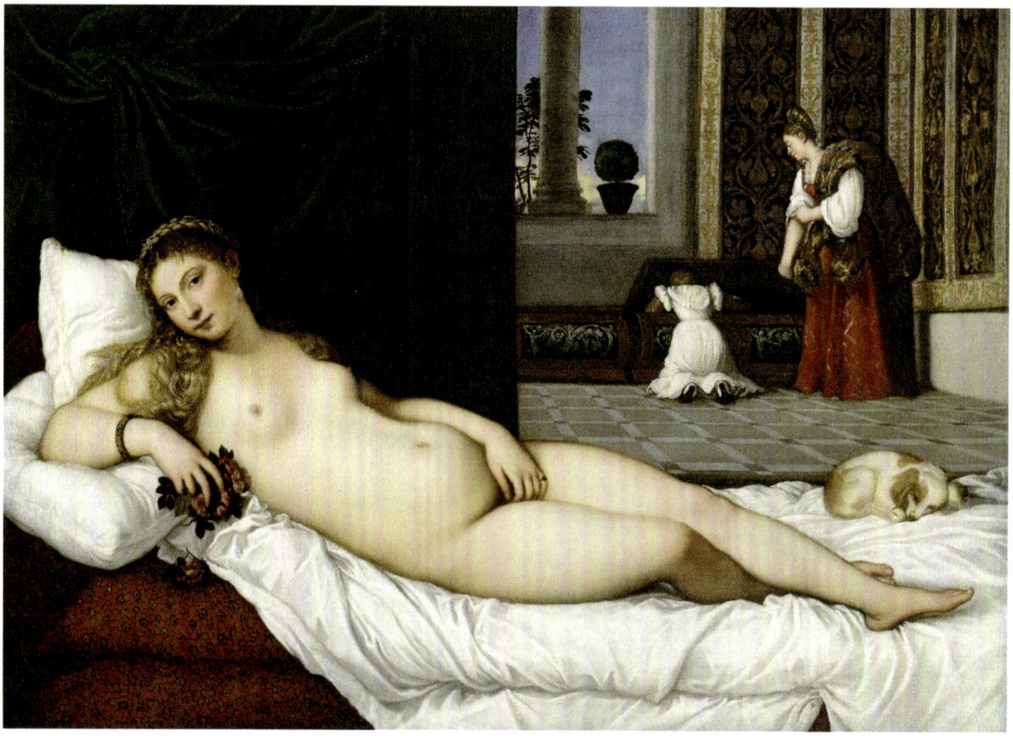

Tizian,
Venus von Urbino,
vor 1538

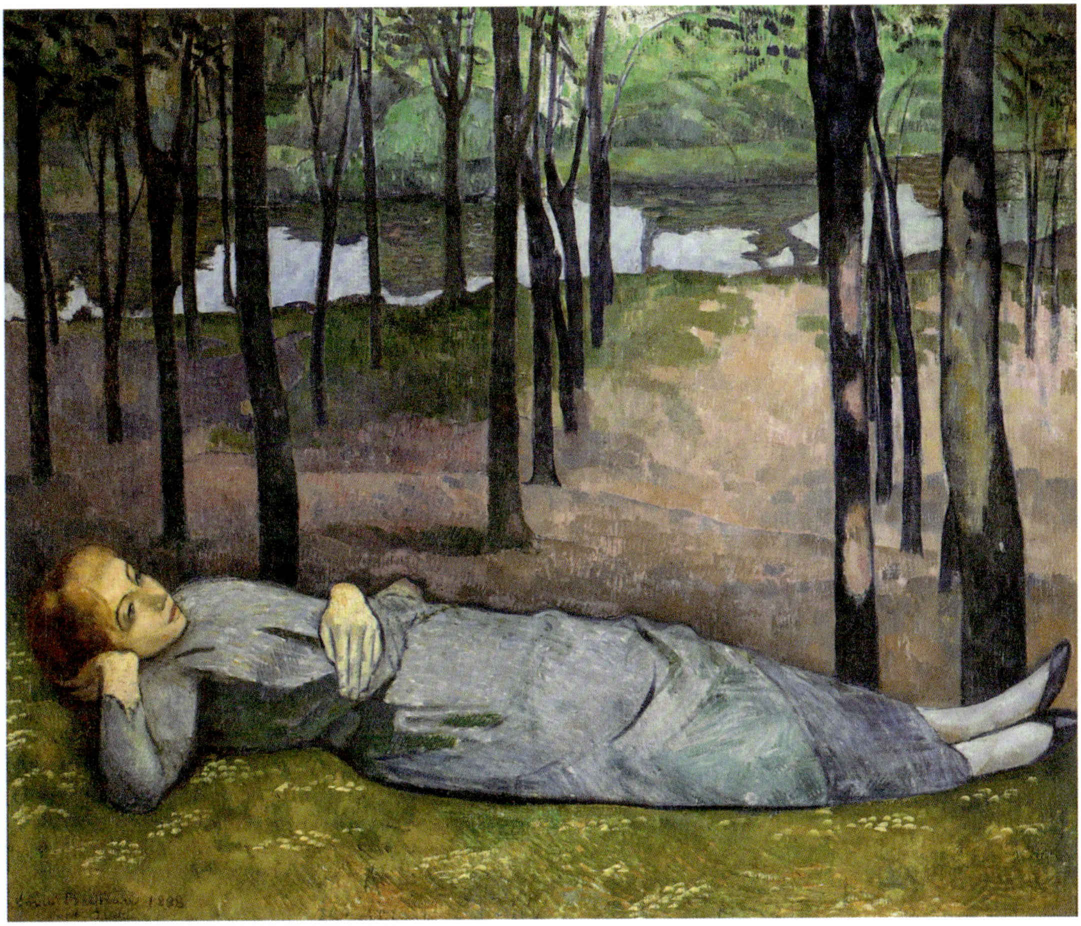

Émile Bernard,
Madeleine im Bois d'Amour,
1888

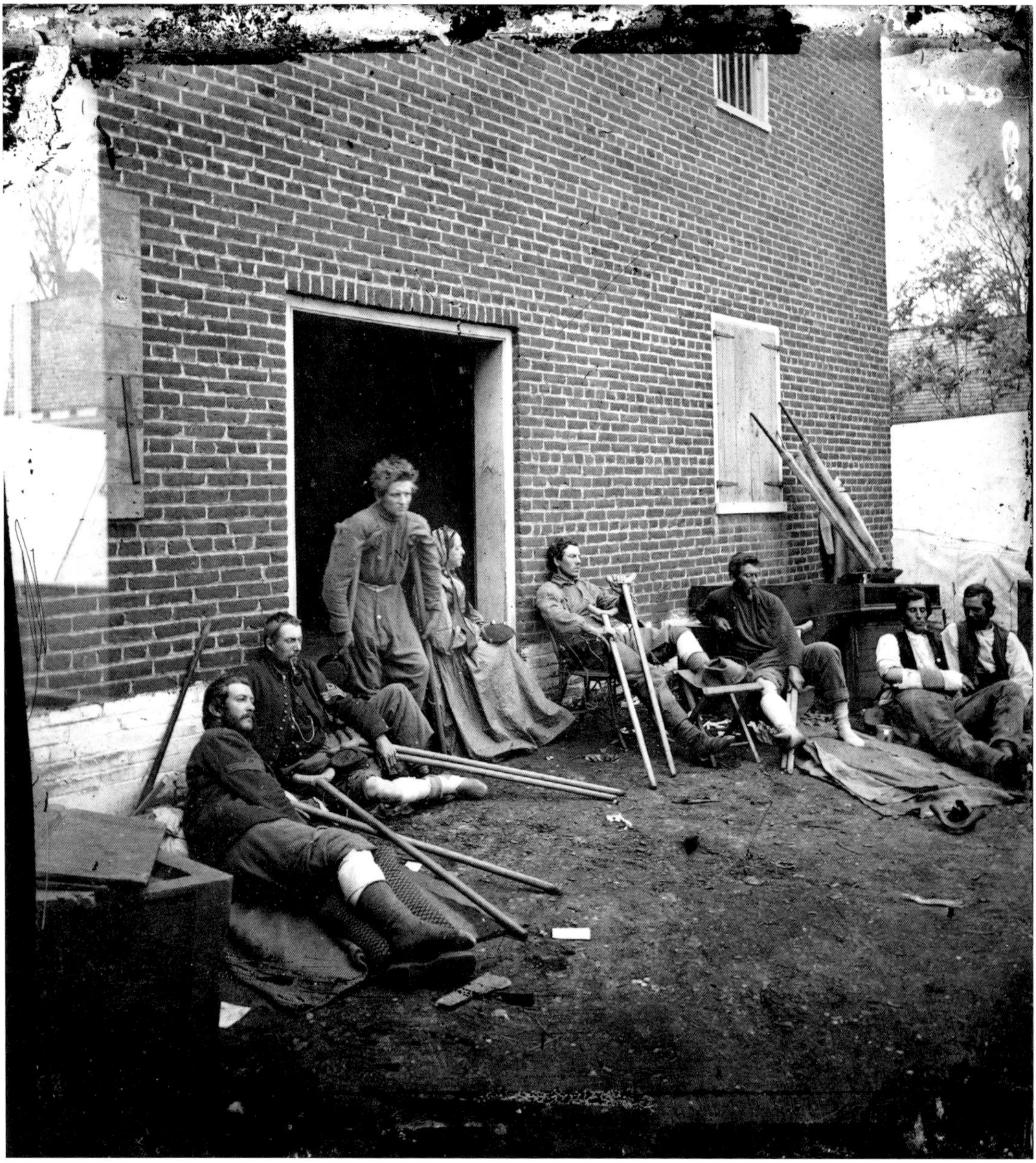

Verletzte des amerikanischen Bürgerkriegs

Ab dem frühen 19. Jahrhundert stieg die Produktion von Reise- und Krankenmöbeln rapide an.[1] Das hatte mehrere Ursachen: zum Ersten Kriege (man denke nur an die Napoleonischen Kriege, die Krimkriege oder den Unabhängigkeits- und Bürgerkrieg in Amerika), die für eine zunehmende Zahl von Versehrten sorgten (Abbildung links); zum Zweiten wachsender Wohlstand im Bürgertum samt aufkeimender Wünsche nach Reisen, Freizeit und Erholung, mit entsprechendem Bedarf an Möbeln, die man zu Ausflügen ans Meer mitnehmen oder dort mieten oder kaufen konnte (Abbildungen unten);[2] und zum Dritten deutlich mehr Patienten mit chronischen Krankheiten, hauptsächlich Tuberkulose, aber auch Syphilis, Malaria, Gicht etc.[3]

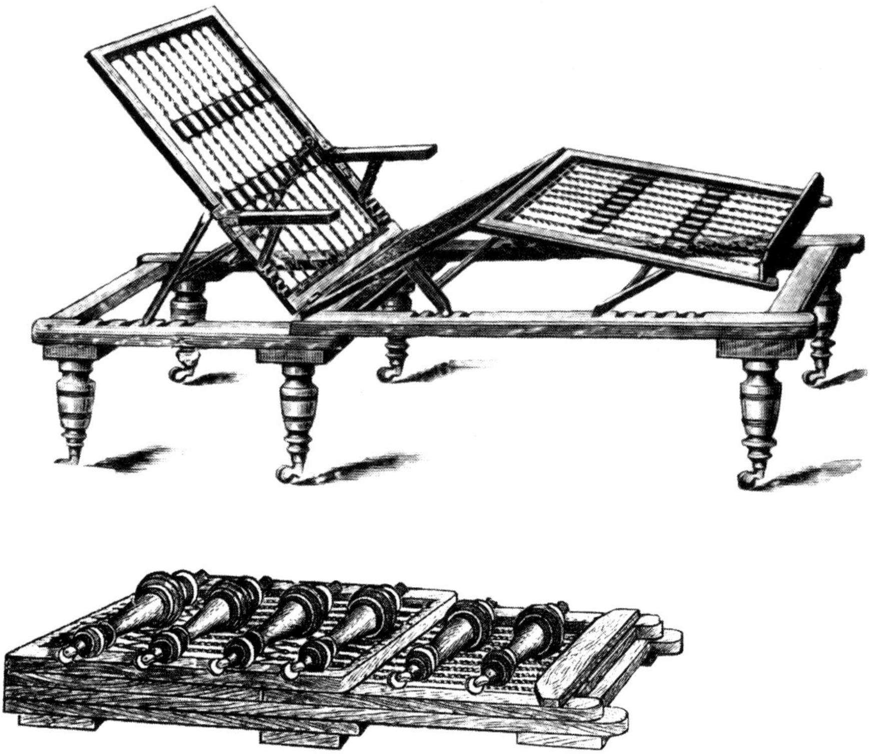

„Die Triclinium",
auf- und zusammengeklappt,
Möbelkatalog von 1897

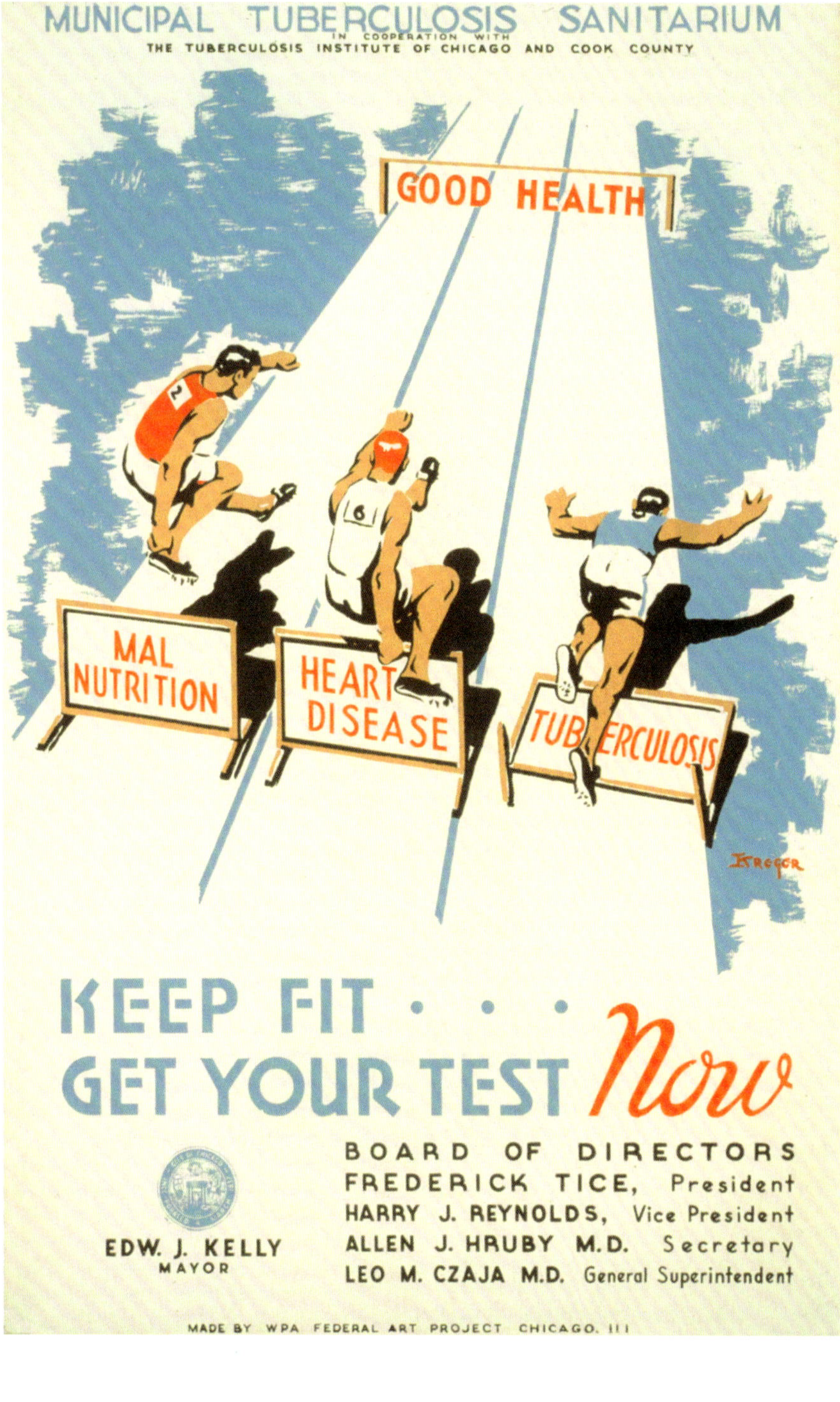

links:
Plakat für einen Tuberkulose-Test, Work Projects Administration, Chicago, 1939

rechts:
Luftliegekur, City of London Hospital, ca. 1890

Tuberkulose war im 18. und 19. Jahrhundert die häufigste Todesursache erwachsener Europäer und US-Amerikaner. 1882 identifizierte Robert Koch (1843–1910) schließlich den Tuberkelbazillus (*Mycobacterium tuberculosis*), doch vom Beginn des 18. Jahrhunderts bis in die 1950er-Jahre[4] bestand die vorrangige

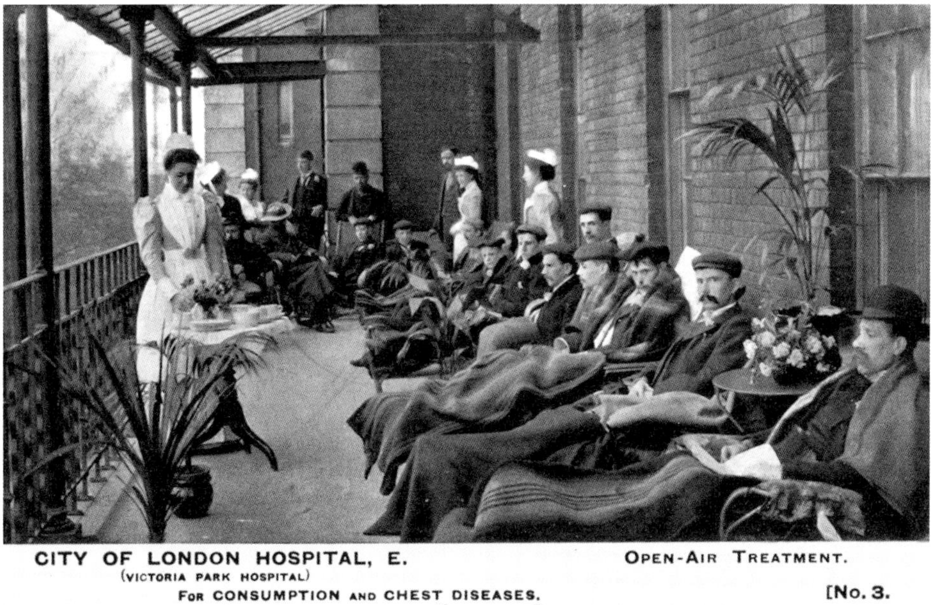

Tuberkulose-Behandlung in der von deutschen Ärzten entwickelten Luftliegekur[5] (Abbildungen Seite 115 bis 118), die von deutschen Ärzten entwickelt worden war. Die Liegekur war also mehr als einhundert Jahre lang, und zweifellos zu Freuds gesamten Lebzeiten, *die* Tuberkulose-Therapie schlechthin.

Möbelmacher wie auch Ärzte meldeten zahlreiche Patente zur Verbesserung und Veränderung der verstellbaren Chaiselongue an.[6] Der in Thomas Manns *Zauberberg* (1928) detailliert beschriebene Liegestuhl gehörte in den Liegehallen europäischer und amerikanischer Sanatorien zum festen Inventar und wurde in der gesamten westlichen Welt zu einer medizinischen Ikone (Abbildungen Seite 118 und 119 oben).[7]

Auch Freud, dessen medizinische Ausbildung in eine Zeit fiel, als Tuberkulose die größte medizinische Geißel war, musste von der Kultur des Sanatoriums und der Luftliegekur durchdrungen gewesen sein.

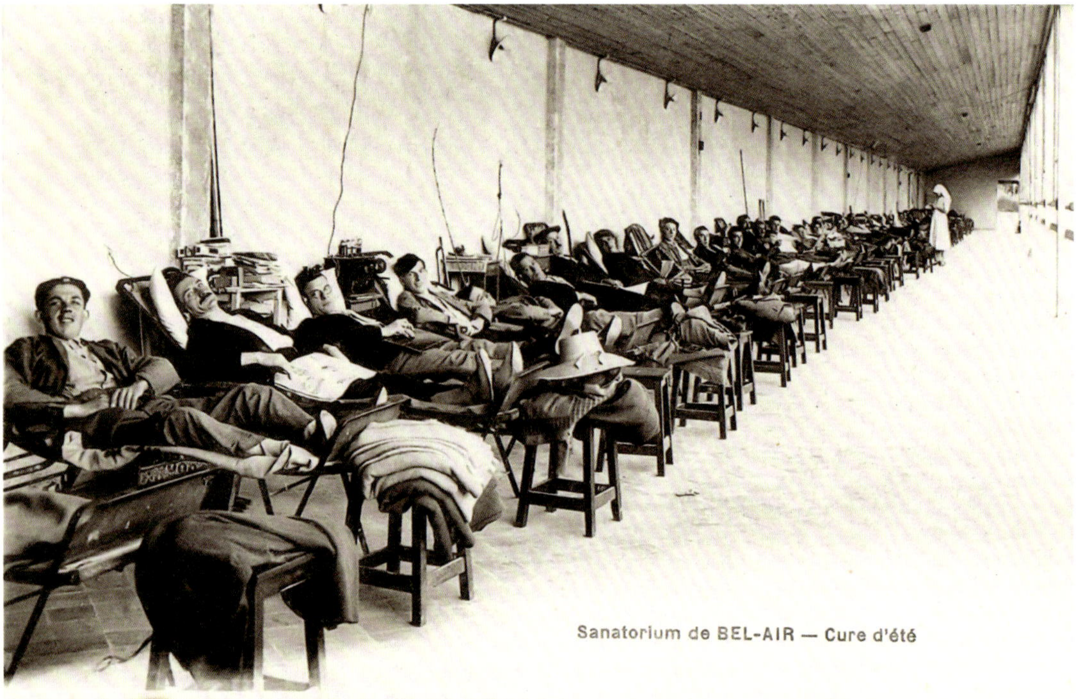

Ein weiteres Beispiel
einer Luftliegekur,
ca. 1890

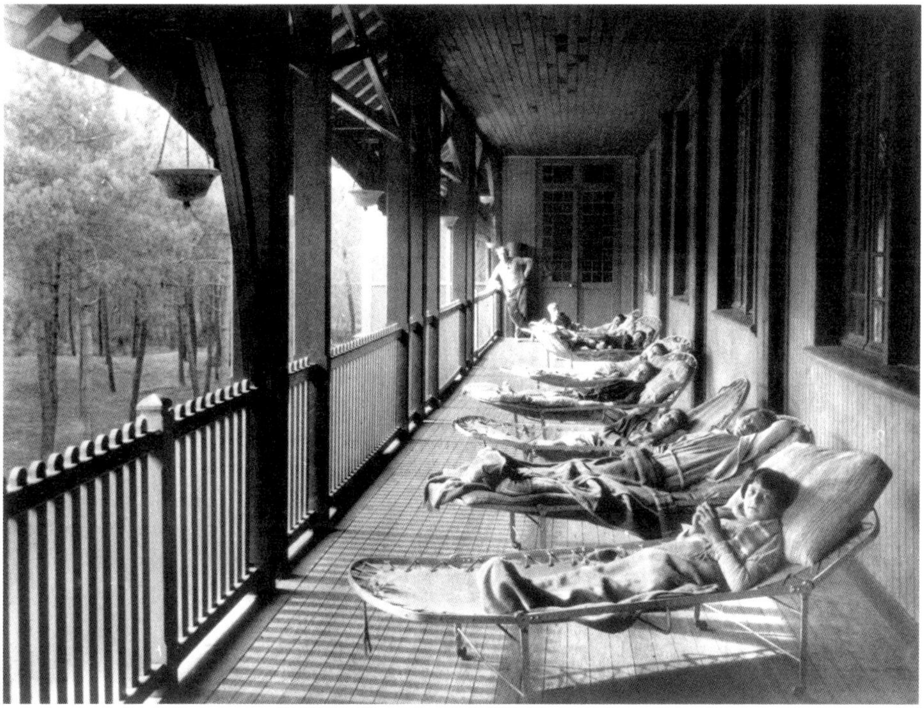

Kinder in einem
Erholungsheim in
den Vogesen,
ca. 1930

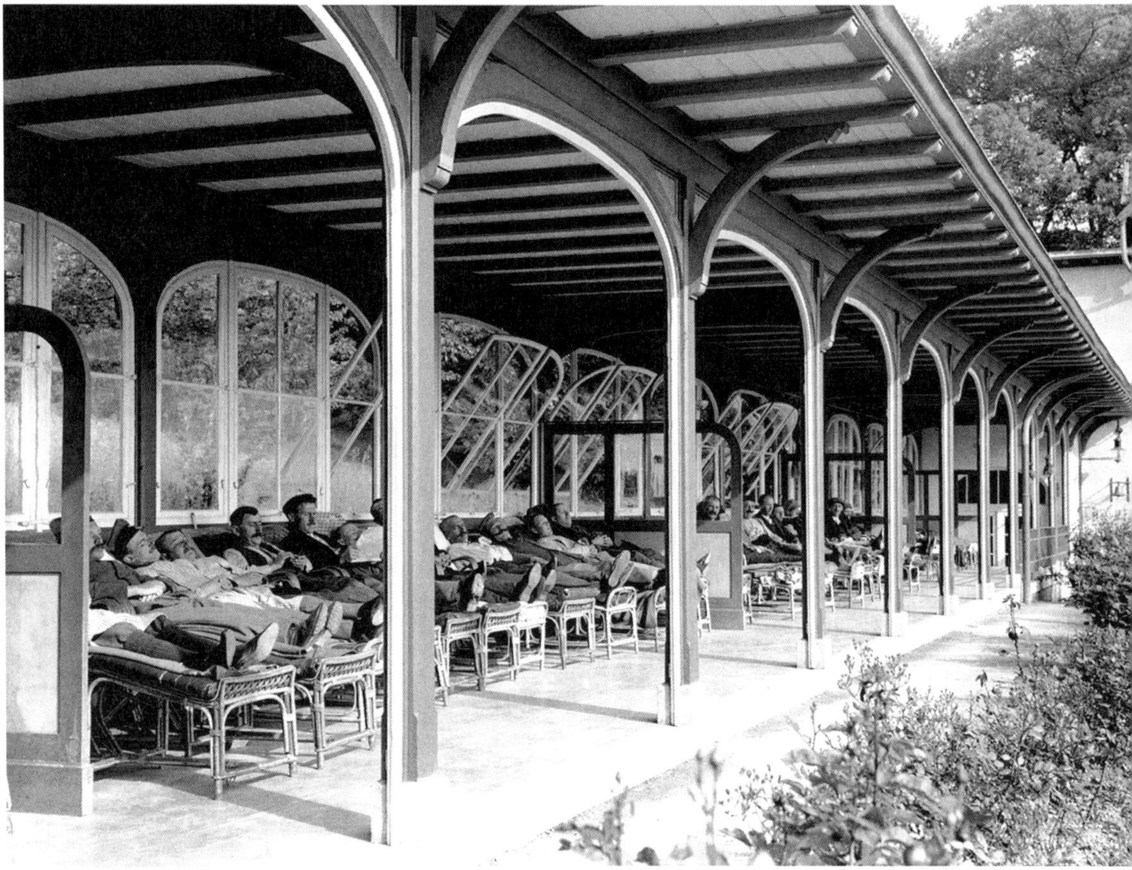

oben:
Liegehalle,
1916

rechts oben:
„Ein sehr bequemer Liegestuhl."
Werbeanzeige der Wakefield Rattan Company,
1879

rechts unten:
Der „Barwise Ruhesessel",
eine Art Hängematte mit Rädern,
der im Sanatorium von Derbyshire
für Tuberkulose-Patienten
verwendet wurde,
ca. 1916
(aus Barwise 1916,
zitiert in Campbell 1999)

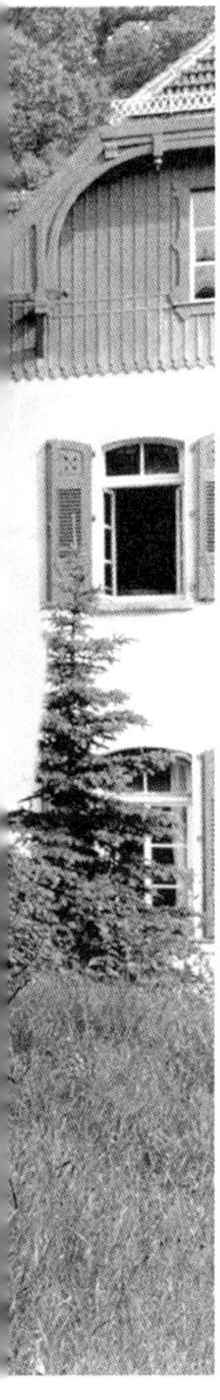

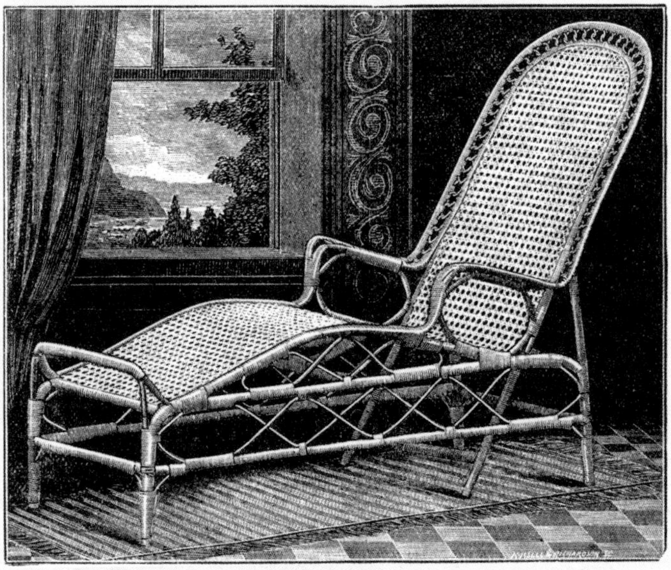

A VERY COMFORTABLE RECLINING CHAIR.

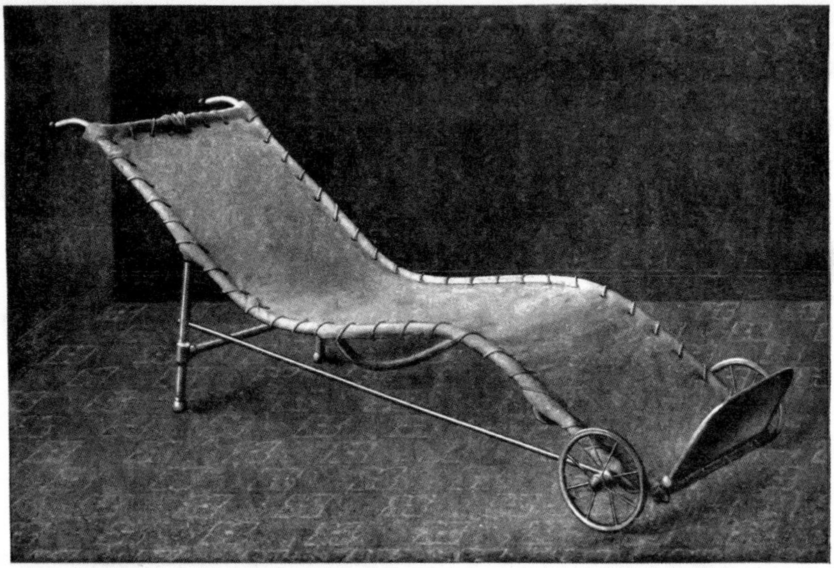

A NOTE ON THE DERBYSHIRE SANATORIUM 129

FIG. 3.—THE BARWISE REST-CHAIR.
This novel form of wheel hammock is manufactured by the Smith and Cartwright Bedstead Company, Limited, Hertford Street, Balsall Heath, Birmingham, and is in use at the Derbyshire Sanatorium.

Um mit einem Möbelhistoriker zu sprechen: „Der Krankenstuhl des 19. Jahrhunderts war weder Stuhl noch Couch, sondern eine Mischform, die zwischen beiden changierte (Abbildungen unten und rechts oben). Führend in der Entwicklung derartiger Stühle, die in den 1830er-Jahren begann und ab den 1850er-Jahren

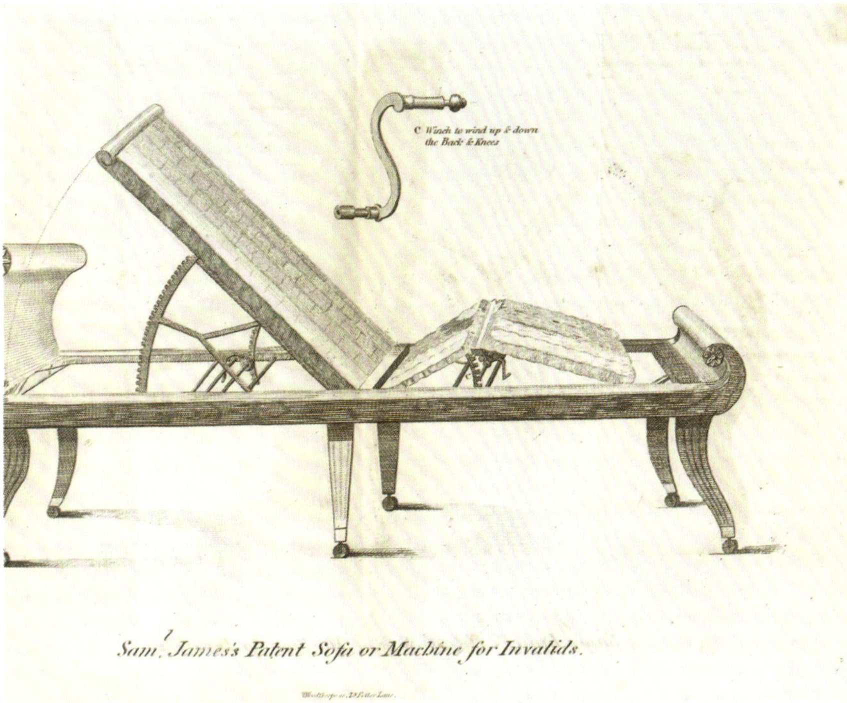

rasant zunahm, waren die USA."[8] Das Ergebnis war die Produktion sehr speziell geformter Modelle für Barbiere, Chirurgen, Zahnärzte und Gynäkologen (Abbildung rechts unten).[9]

„Die verstellbaren Modelle der Chaiselongue, des Sofas, der Couch und des Fauteuils, die in der ersten Hälfte des 19. Jahrhunderts entwickelt und optimiert wurden (teilweise in Reaktion auf die Anforderungen von Krankenpflege und Chirurgie), erlaubten die bestmögliche Abstufung zwischen Sitzen und Liegen."[10] Eine ihrer Varianten war der moderne medizinische Untersuchungstisch, mehr als ein Jahrhundert lang festes Inventar jeder Arztpraxis (Abbildungen Seite 122 und 123). Die Produktion medizinischer Liegestühle erreichte in den USA ihren Höhepunkt in den 1870er- und 1880er-Jahren.[11]

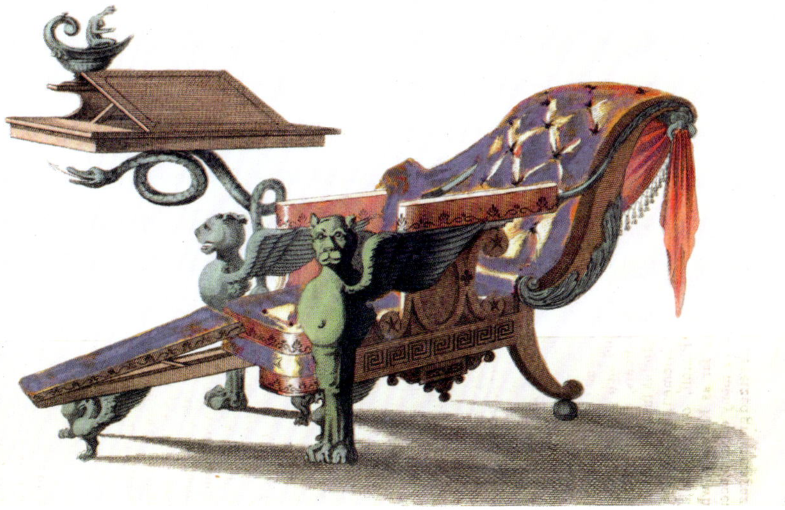

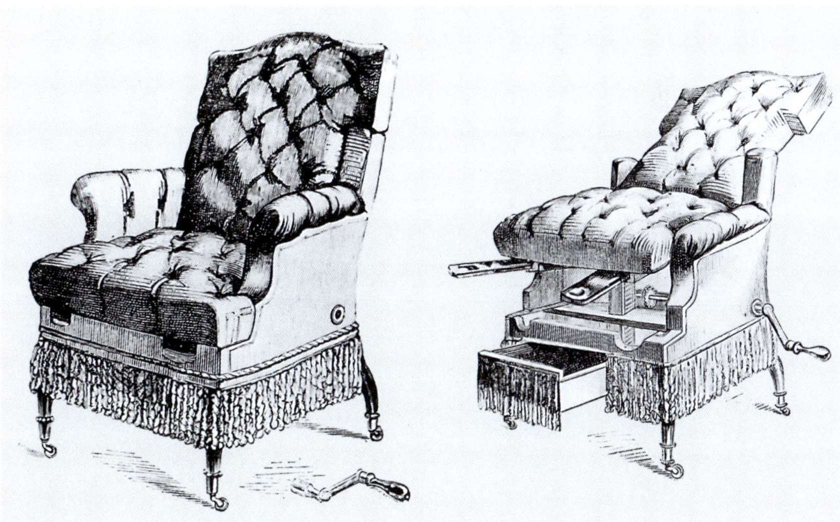

links:
Sofa oder Apparat für Kranke, patentiert von Samuel James, frühes 19. Jh.

rechts oben:
Pococks patentierter Liegestuhl, aus Ackermann's Repository of Arts, Druck, 1813

rechts unten:
Gynäkologischer Stuhl, 1878

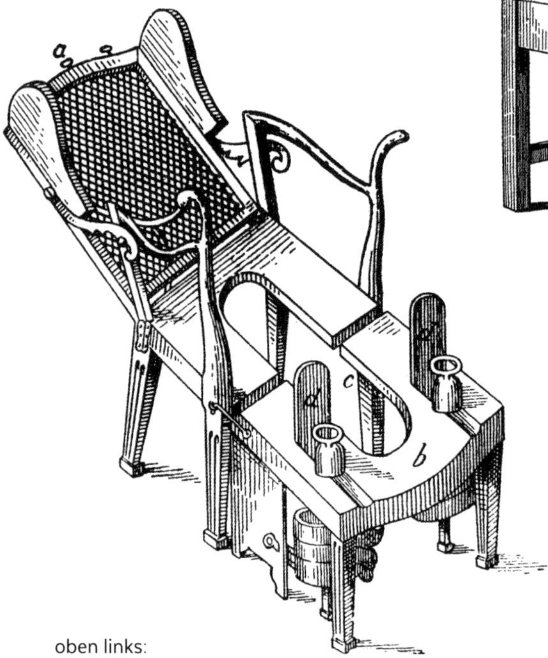

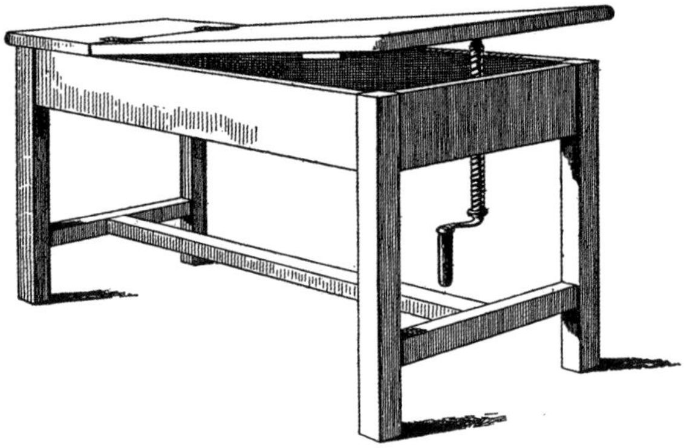

oben links:
Geburtsstuhl,
1891

oben rechts:
Entbindungstisch,
1887

unten:
Kirbys verstellbare Couch
für medizinische und
chirurgische Zwecke,
1852

A.D. 1852. OCTOBER 30. Nº 578.
KIRBY'S PROVISIONAL SPECIFICATION.

FIG. 1.

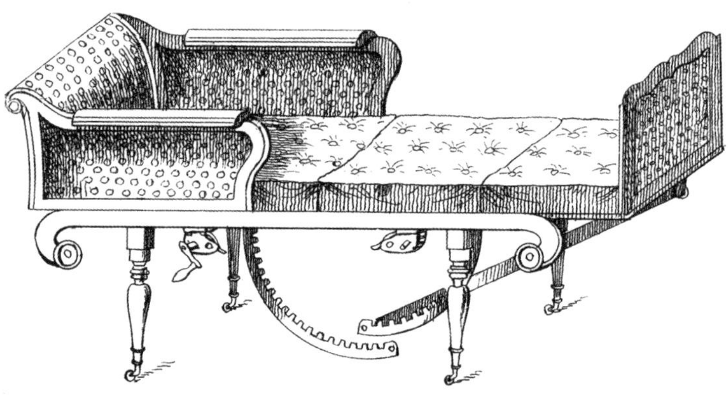

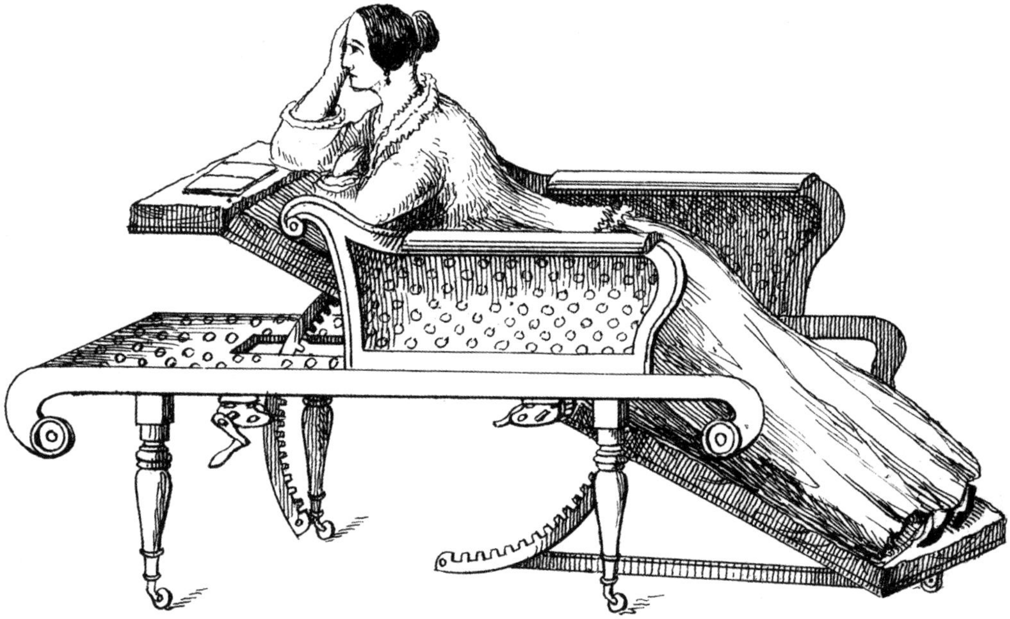

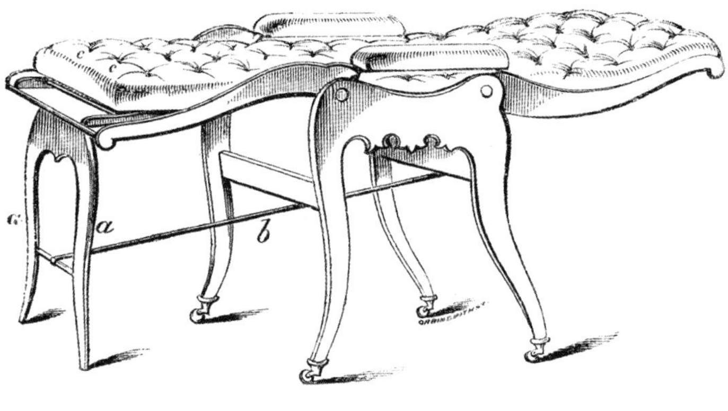

oben:
Verstellbare Untersuchungscouch, 19. Jh.

links:
Gepolsterter Untersuchungstisch, Mitte des 19. Jh.

Der Liegestuhl des Tuberkulose-Sanatoriums musste preiswert, tragbar und leicht zu reinigen sein, was bedeutete, dass er nicht gepolstert sein durfte. Diese Eigenschaften wiederum begünstigten die anschließende Weiterentwicklung des Liegestuhls zu einem eleganten Einrichtungsgegenstand, in dem Medizin-

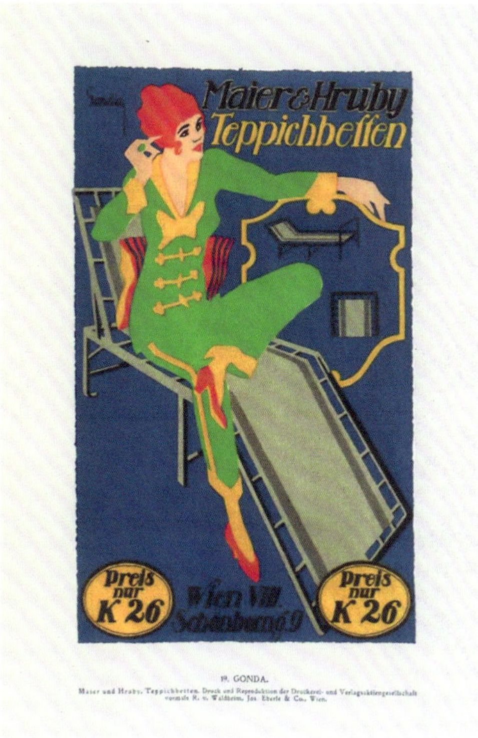

Plakat aus Wien zur Zeit Freuds, in *Österreichische Plakatkunst*, 1914.
Man beachte die frappierende Ähnlichkeit zwischen dem Liegestuhl des Tuberkulose-Sanatoriums im 19. Jahrhundert (wie er zum Beispiel auf der Abbildung Seite 119 unten zu sehen ist) und diesem hier im modernistischen Stil des frühen 20. Jahrhunderts.

wissenschaft, modernes Design und allgemeine Vorstellungen von Gesundheit und Wohlbefinden verschmolzen sind (Abbildungen Seite 124 bis 127).

Vorreiter der modernistischen Architektur am Anfang des 20. Jahrhunderts waren überwiegend Männer und Frauen, die Liegestühle für Tuberkulose-Sanatorien entworfen hatten (oder von deren Design inspiriert worden waren), bevor sie diese in hochwertige Möbel für den privaten Gebrauch verwandelten.[12] Ab dem Moment, in dem Sonnenbäder, Entspannung und frische Luft als gesundheitsfördernd angesehen wurden (Abbildungen Seite 126 unten und 127), wurde auch die griechisch-römische Couch (ein weiteres Mal) als unverzichtbarer Teil der Ausstattung und Symbol eines gesunden Lebens wiedergeboren.

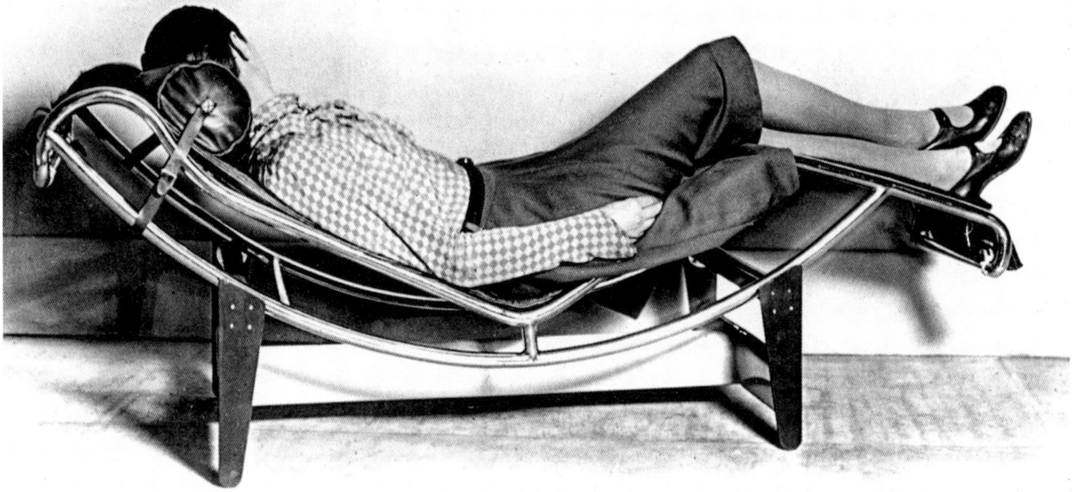

Charlotte Perriand
auf der von Perriand
und Le Corbusier 1928
entworfenen
Chaiselongue B306.

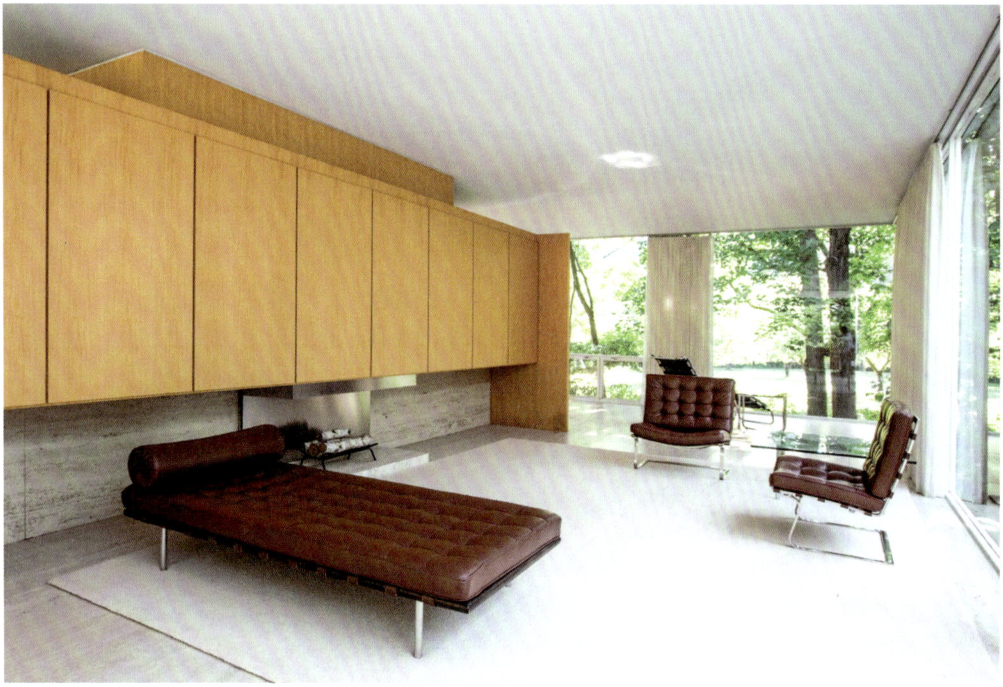

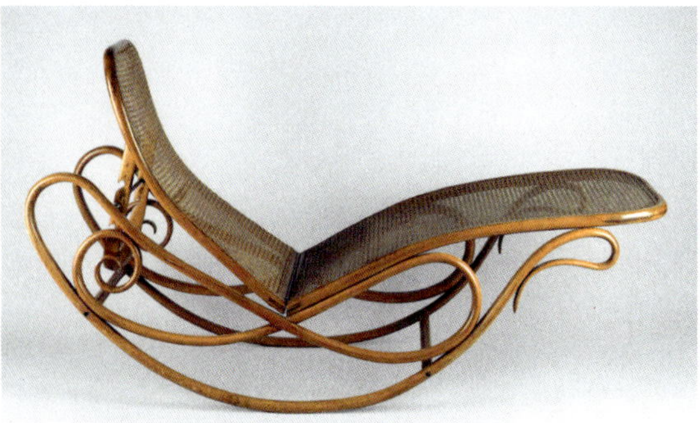

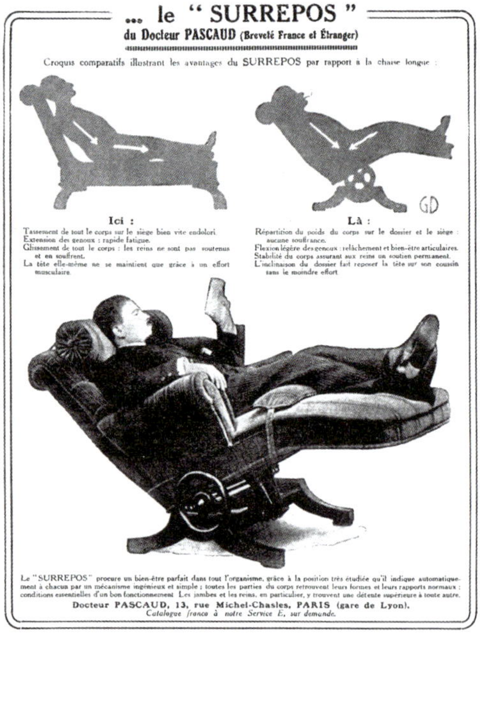

Mitte:
Thonet-Bugholz-Schaukelliege,
Österreich,
ca. 1870

rechts:
„Le Surrepos",
Werbeanzeige,
1922

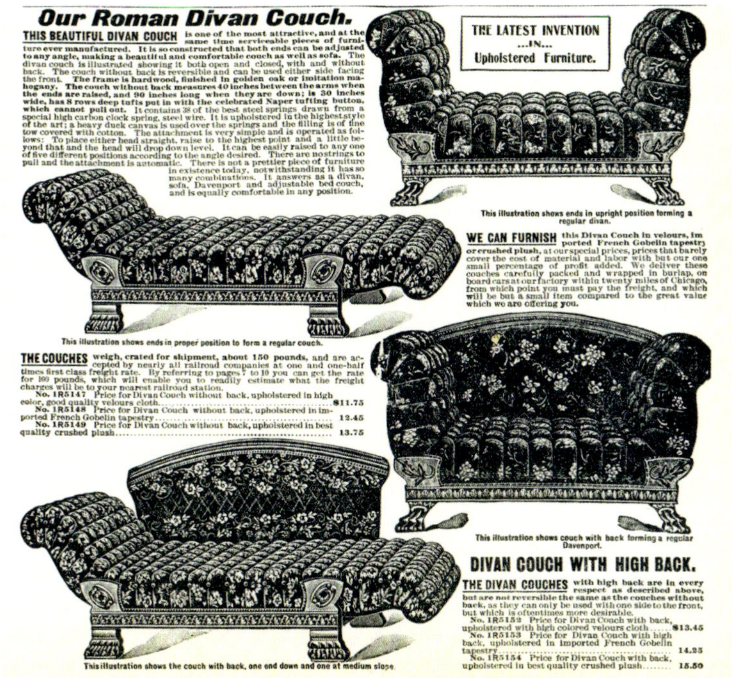

Seite 126 oben:
Mies van der Rohe,
Barcelona Liege,
1930

links:
Couchen des Modells
„Römischer Diwan“,
aus einem
Sears-Roebuck-Katalog
von 1902

unten:
Samuel Clemens
(Mark Twain), Freund
des Nickerchens
und der gepflegten
Entspannung,
1903

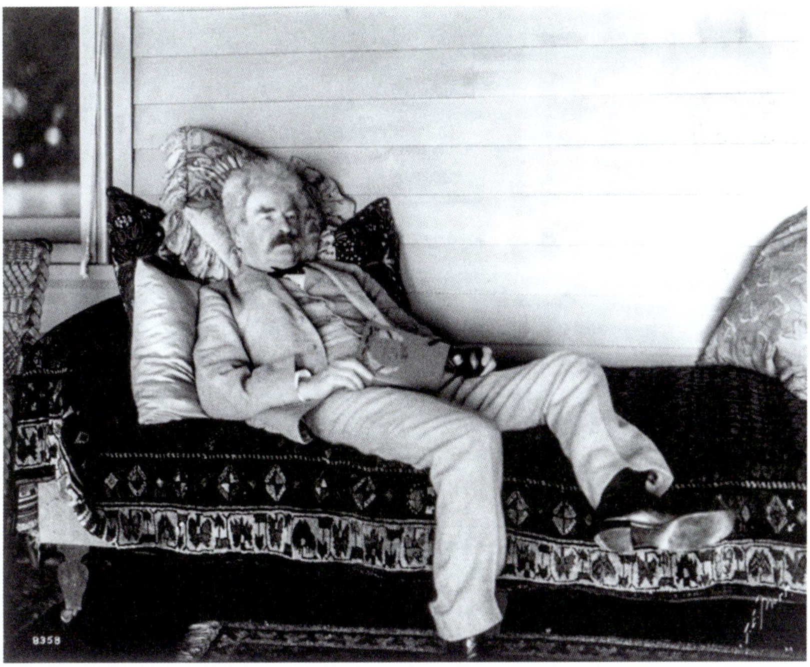

6

Das Liegen in Psychiatrie und Therapeutik des 19. Jahrhunderts

Die bedeutendsten psychiatrischen Behandlungsmethoden des 19. Jahrhunderts – Hypnose, Hydrotherapie, Elektrotherapie, Lichttherapie, Diät- und Ruhekuren – übernahmen Ideale von Komfort und gesunder Entspannung aus den lange Zeit vorherrschenden Luftliegekuren in den Tuberkulose-Sanatorien. All diese Therapieformen beförderten letztlich, im Denken der Ärzte und der Patienten, die Assoziation von Liegen und Heilung. In dieser medizinischen Kultur wurde Freud ausgebildet und von ihr geprägt, bevor er sie seinerseits nachhaltig prägte.

Nervenärzte, Heilanstaltsleiter, Psychologen und akademische Psychiater bedienten sich im 19. Jahrhundert einer Vielzahl somatischer und suggestiver Therapieformen. Dazu zählten Hypnose, Hydrotherapie, Elektrotherapie, Lichttherapie, Diät- und Ruhekuren, Massagen und – mit der Einführung chemischer (statt pflanzlicher) Beruhigungsmittel wie Chloralhydrat im Jahr 1869 – erste Ansätze moderner Psychopharmakologie. Da all diese Behandlungsmethoden (mit Ausnahme der Psychopharmakologie) normalerweise eine liegende Haltung verlangten, ist anzunehmen, dass ihre Popularität die Assoziation von Liegen und Heilung beförderte, und zwar bei Ärzten und Patienten gleichermaßen. Auch hier wäre es voreilig, von Unterwerfung unter medizinische Autorität zu sprechen, denn viele dieser Behandlungsmethoden übernahmen schlicht Ideale von häuslicher Ruhe und Komfort in das psychiatrische Setting.

Trance-Zustände (Abbildung unten) wurden anfangs als eine Form von „Neurohypnotismus" oder „nervöser Schlaf" begriffen,[1] sodass es für Ärzte gute Gründe gab, über Möbel zu verfügen, die sich zum Liegen, Schlafen oder Ohnmächtigwerden eigneten oder auch dafür, jemanden in Trance zu versetzen.[2] Freud hatte die Hypnose als Methode zur Behandlung von Hysterie während seines Aufenthalts am Pariser Hôpital de la Salpêtrière 1885/86 beim weltberühmten Neurologen Jean-Martin Charcot kennengelernt. Nach seiner Rückkehr nach Wien und der Niederlassung als klinischer Neurologe mit Schwerpunkt auf nervösen und psychischen Leiden begann er ein zehn Jahre währendes Techtelmechtel mit der Hypnose.

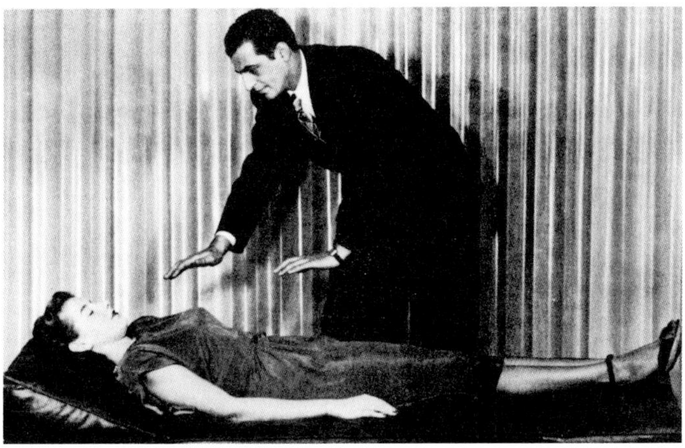

Hypnotisierte Frau auf einer Couch, ca. 1941

Auf dem Höhepunkt des in den 1880er- und 1890er-Jahren schwelenden Streits zwischen Charcot und Hippolyte Bernheim über Suggestibilität und das Wesen der Hypnose übersetzte Freud die Arbeiten beider Männer ins Deutsche und schrieb Vorworte zu den drei Bänden ihrer von ihm übersetzten Schriften.[3]

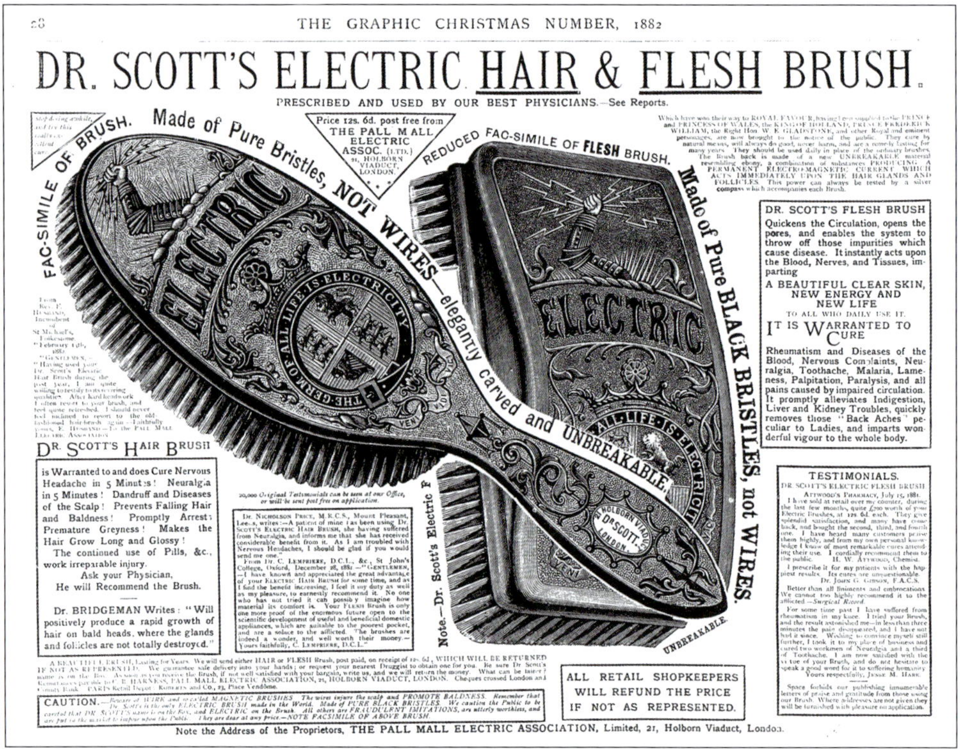

oben:
„Dr. Scotts elektrische Haar- und Muskelbürste", englische Werbeanzeige (Stich), 1882.
Der Text auf der Bürste lautet übersetzt: „Elektrizität ist der Keim allen Lebens."

rechts:
Faradische Bürste für die Elektrotherapie, 19. Jh.

Seite 133 links:
Handschwamm-Elektrode, aus einem Buch über Elektrotherapie, 1896

Seite 133 rechts:
Metallpinsel und Walzenelektrode für die muskuläre Faradisation, aus demselben Buch, 1896

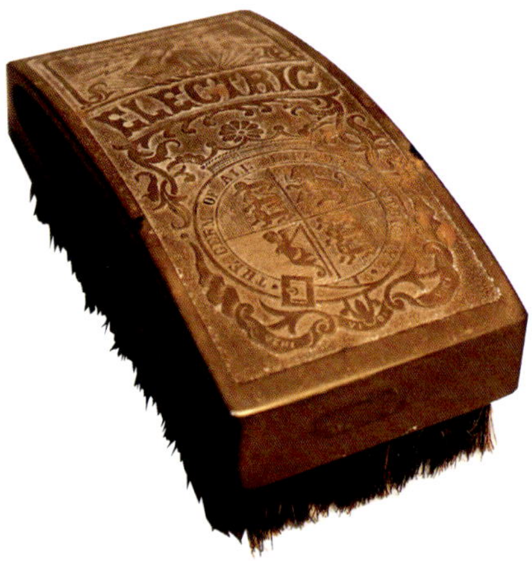

Bernheim und seine Anhänger aus der Hypnose-Schule von Nancy, darunter August Forel, Leopold Löwenfeld, Oskar Vogt und Otto Wetterstrand, betonten die Notwendigkeit von Ruhe bei ihren Behandlungen und ermunterten ihre Patienten dazu, in den hypnotischen Sitzungen einzuschlafen.[4] Unter den niederge-

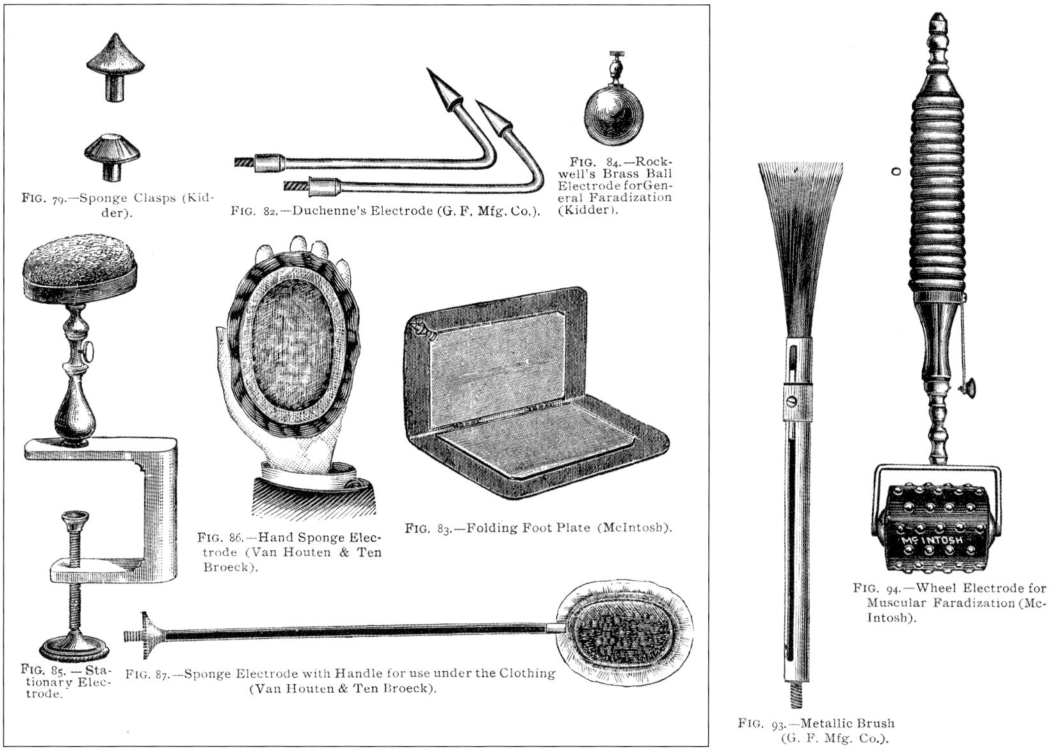

lassenen Hypnose-Ärzten in Deutschland, darunter führende Mitarbeiter der *Zeitschrift für Hypnotismus*, war dies der vorherrschende Ansatz.[5] Dies war auch die Zeit, in der sich generell in Deutschland und Österreich das Modell des niedergelassenen Arztes mit eigener Praxis und die Tradition einer reservierten Sprechstunde durchsetzten.[6] Freuds frühe Hypnosepraxis orientierte sich an der Schule von Nancy mit ihrer Betonung auf Liegen und Schlaf.

Bei seinen frühen Ausflügen in die psychologische Medizin entdeckte Freud jedoch nicht nur die Hypnose für sich, sondern auch Massage und Elektrotherapie samt Anwendung der faradischen Bürste (Abbildungen Seite 131 bis 133).

In seiner *Autobiographischen Notiz* schreibt Freud freimütig über den Beginn seiner klinischen Karriere: „Mein therapeutisches Arsenal umfaßte nur zwei Waffen, die Elektrotherapie und die Hypnose, denn die Versendung in die Wasserheilanstalt nach einmaliger Konsultation war keine zureichende Erwerbsquelle.“[7]

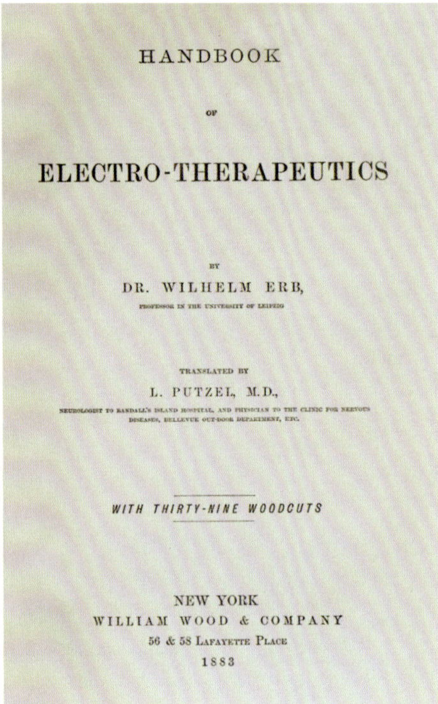
HANDBOOK

OF

ELECTRO-THERAPEUTICS

BY

DR. WILHELM ERB,

PROFESSOR IN THE UNIVERSITY OF LEIPZIG

TRANSLATED BY

L. PUTZEL, M.D.,

NEUROLOGIST TO RANDALL'S ISLAND HOSPITAL, AND PHYSICIAN TO THE CLINIC FOR NERVOUS DISEASES, BELLEVUE OUT-DOOR DEPARTMENT, ETC.

WITH THIRTY-NINE WOODCUTS

NEW YORK
WILLIAM WOOD & COMPANY
56 & 58 LAFAYETTE PLACE
1883

Titelseite der 1883 erschienen englischen Übersetzung von Wilhelm Erbs *Handbuch der Elektrotherapie* (1882), das Freud wiederholt anführte

Außerdem erklärt er, dass seine Kenntnisse der Elektrotherapie aus Wilhelm Erbs *Handbuch der Elektrotherapie* von 1882 (Abbildung oben) stammen, einem Werk, das in Freuds *Gesammelten Werken* gleich drei Mal erwähnt ist. In einem Lexikonartikel über Hysterie äußert sich Freud 1888 begeistert über die Weir-Mitchell-Ruhekur, von der er schreibt, sie beruhe „auf der Vereinigung der Isolierung in absoluter Ruhe mit einer systematischen Anwendung von Massage und allgemeiner Faradisation“.[8]

Die Hydrotherapie (Abbildungen rechts) war im 19. Jahrhundert eine traditionelle Behandlungsmethode für Hysterie und andere psychische Erkrankungen, die hauptsächlich in Heilanstalten Anwendung fand und die Freud, wie alle Ärzte seiner Generation, sehr wohl kannte.

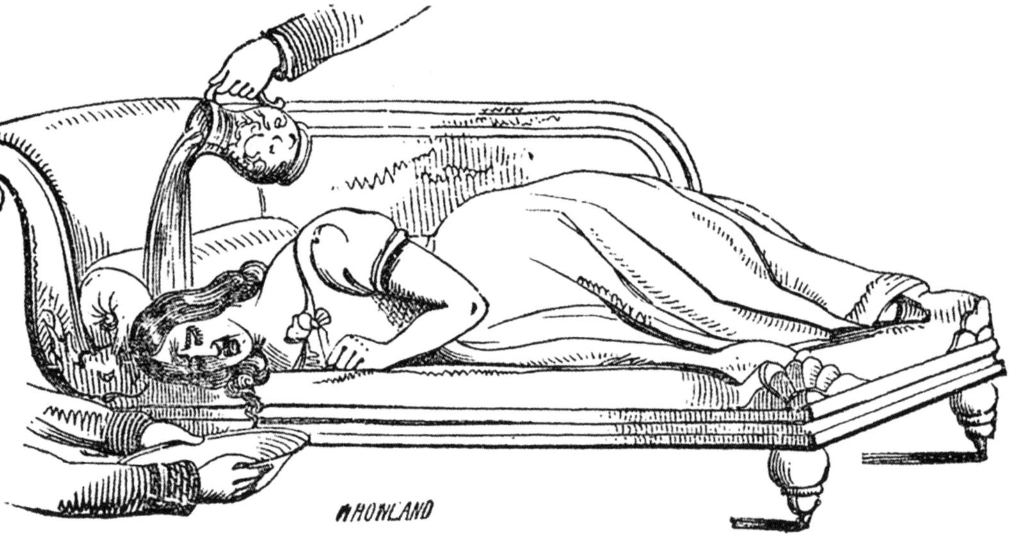

TREATMENT OF HYSTERIA.

Zwei Bilder aus Russell T. Tralls *Hydropathic Encyclopedia* (1853). Man beachte, wie sehr die Möbel auf diesen Bildern der *Veilleuse* auf den Abbildungen auf Seite 106 ähneln.

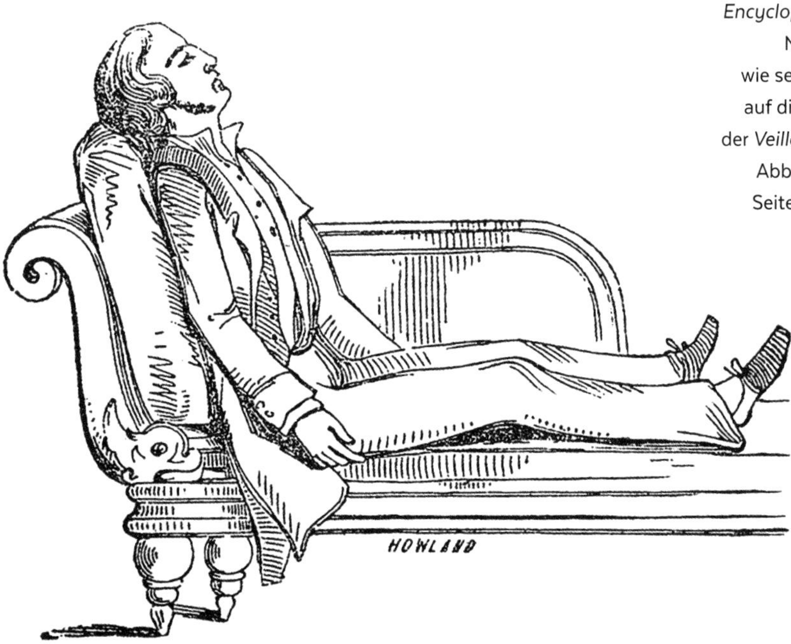

POSITION IN APOPLEXY.

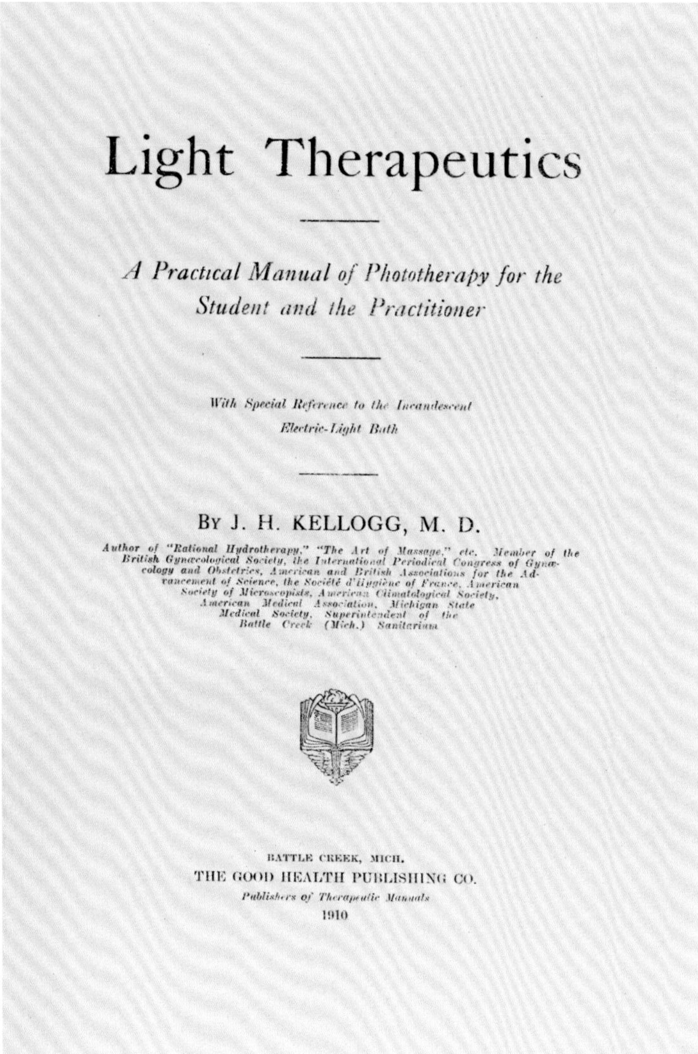

Light Therapeutics

A Practical Manual of Phototherapy for the Student and the Practitioner

With Special Reference to the Incandescent Electric-Light Bath

By J. H. KELLOGG, M. D.

Author of "Rational Hydrotherapy," "The Art of Massage," etc. Member of the British Gynæcological Society, the International Periodical Congress of Gynæcology and Obstetrics, American and British Associations for the Advancement of Science, the Société d'Hygiène of France, American Society of Microscopists, American Climatological Society, American Medical Association, Michigan State Medical Society, Superintendent of the Battle Creek (Mich.) Sanitarium

BATTLE CREEK, MICH.
THE GOOD HEALTH PUBLISHING CO.
Publishers of Therapeutic Manuals
1910

Titelseite von J. H. Kelloggs *Light Therapeutics* (1910). Die Abbildungen rechts stammen ebenfalls aus diesem Buch.

Die Lichttherapie, die manchmal mit Hydrotherapie kombiniert wurde, war eine etwas innovativere Behandlungsmethode, die in der zweiten Hälfte des 19. Jahrhunderts aufkam. Sie galt, mit oder ohne begleitende Hydrotherapie, als medizinisch indizierte Therapieform für Hysterie, Epilepsie, Neurasthenie, Migräne, Melancholie, Wahnsinn, Neurosyphilis, Schlaflosigkeit und eine Vielzahl weiterer psychiatrischer, neurologischer und allgemeinmedizinischer Leiden (Abbildungen auf dieser Doppelseite).[9]

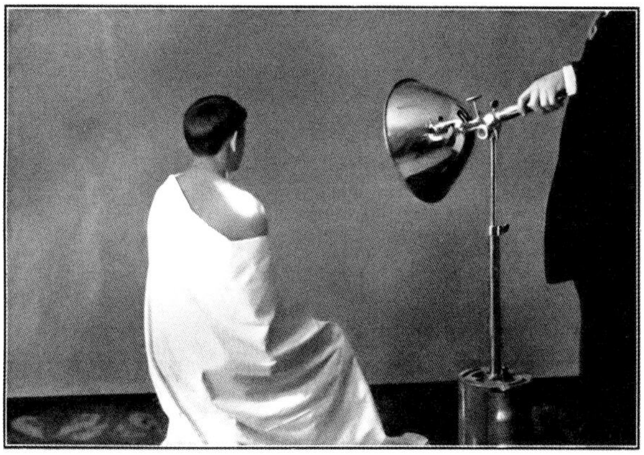

Fig. 28. Arc Light to the shoulder. See page 98.

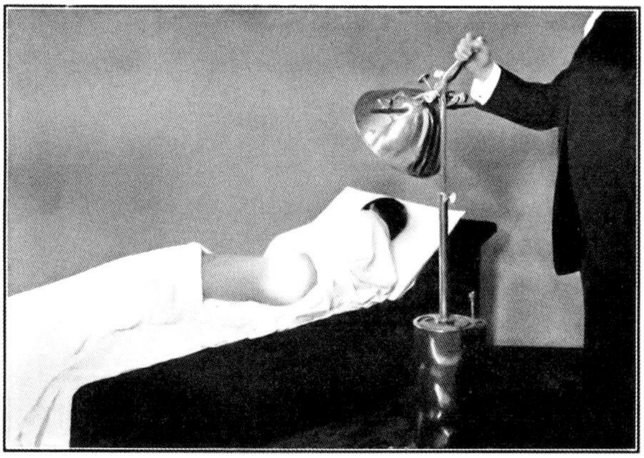

Fig. 29. Arc Light to the hip and thigh. See page 98.

oben:
Lichttherapie
um 1910

rechts:
Darstellung der
liegenden Haltung
in der „modernen"
Hydrotherapie
zu Zeiten Freuds

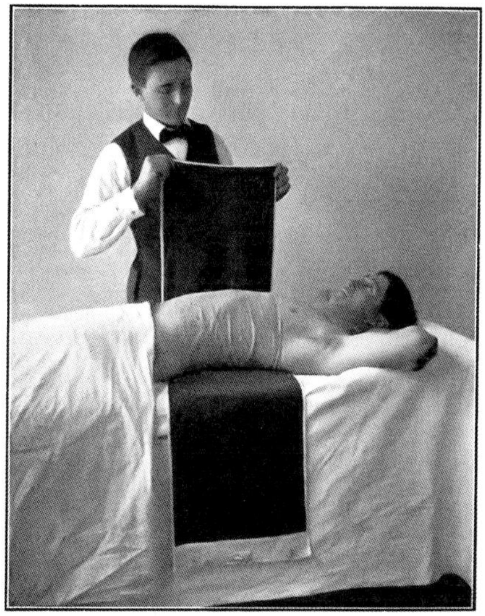

Fig. 55. The Wet Girdle. See page 135.

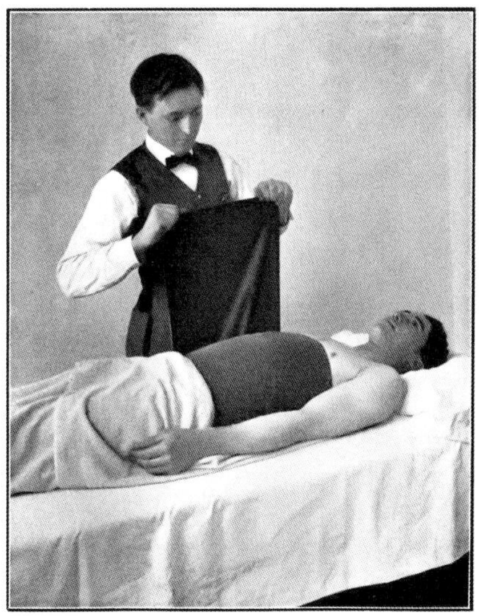

Fig. 56. The Wet Girdle—The application of the outer covering. See page 135.

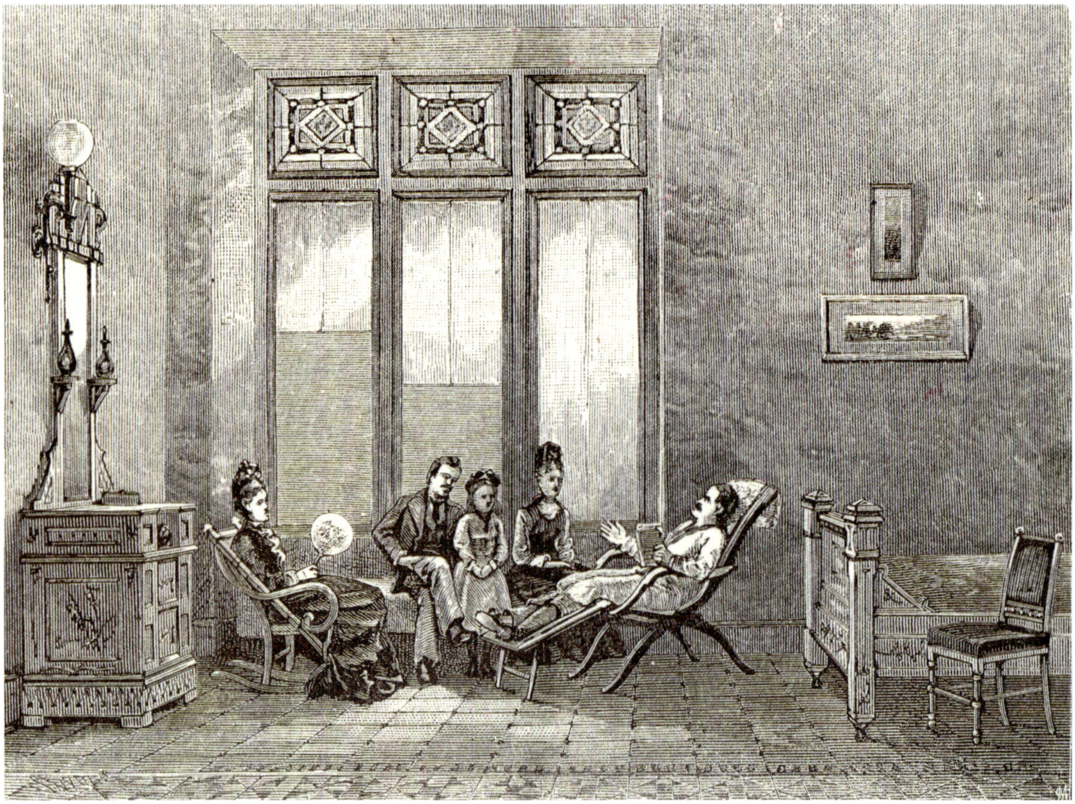

Zimmer eines Privatpatienten,
The New York Hospital,
Illustration von W. P. Snyder,
Harper's Magazine,
1878

Die liegende Haltung in der Psychoanalyse wurzelt also zum Teil in den Traditionen dieser in Heilanstalten verbreiteten somatischen Therapien, aber auch in einem allgemeinen kulturellen Wandel der Vorstellungen von Komfort und Innerlichkeit, der schließlich zu dem führte, was ich in Kapitel 5 (Seite 99 ff.) die „Medikalisierung des Komforts" genannt habe. Die Abbildung links veranschaulicht das sehr gut. Auf dem im Jahr 1878 in *Harper's Magazine* abgedruckten Bild sehen wir einen Krankenhaus-Patienten bequem in einem Liegestuhl sitzen, der stark den in Tuberkulose-Sanatorien üblichen Chaiselongues ähnelt (Abbildungen Seite 115 bis 119). Seine besorgten Angehörigen leisten ihm Gesellschaft; sie alle sitzen komfortabel, eine Dame offenbar in einem Schaukelstuhl. Es ist eine Szene institutionalisierter Häuslichkeit. Zumindest der Privatpatient musste auch während des Krankenhausaufenthalts auf gewisse Insignien häuslichen Komforts nicht verzichten. Seine zurückgelehnte Haltung zeigt, wie sich Vorstellungen von Heilung und Komfort zu der Zeit, als Freud seine Ideen über das optimale Setting der psychoanalytischen Behandlung zu entwickeln begann, schon stark vermischt hatten.

7

Freuds Couch

Freuds Couch geht der Psychoanalyse insofern voraus, als er sie bereits in den 1880er-Jahren verwendete, in denen er noch mit Hypnose, Massagen und Elektrotherapie arbeitete und gerade erst anfing, sich für die Methode des freien Assoziierens zu interessieren. Als er dann allmählich von hypnotischen, elektrotherapeutischen und anderen eher direktiven Ansätzen abrückte, hielt er an der liegenden Haltung fest, die schon bald zum Charakteristikum seiner psychotherapeutischen Technik wurde. Freuds Couch und die sie umgebende Sammlung von Antiquitäten zeugen von einer Verbindung zur Romantik, aber auch zum Inventar früherer, in Heilanstalten angewendeter Behandlungsmethoden.

Sigmund Freuds Couch (Abbildung unten) ist zugleich Ruhebett und türkischer Diwan und daher mit einer doppelten Identität ausgestattet: Einerseits ist sie fester Bestandteil des Heilanstaltsinventars, andererseits dient die Couch als romantisches Symbol.

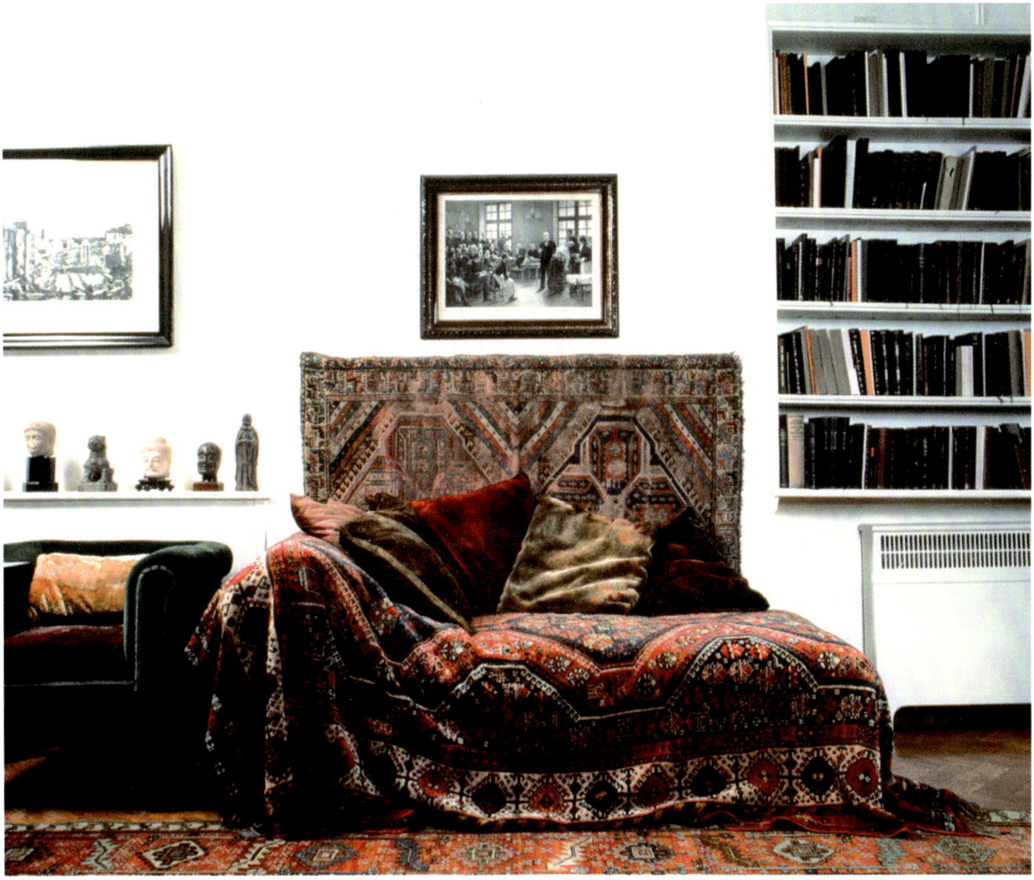

Freuds Couch im Londoner Freud Museum

Freuds Couch geht der Psychoanalyse auch insofern voraus, als er sie in jenen Jahren erwarb und klinisch zu verwenden begann, in denen er noch auf Hypnose (die er in den 1880er-Jahren oft mit Massagen und Elektrotherapie kombinierte), die von Breuer und ihm entwickelte kathartische Methode[1] und die sogenannte „Druckprozedur" setzte. Bei letzterer legte Freud den liegenden Patienten seine Hand auf die Stirn und forderte sie zum freien Assoziieren auf.

Freud erkannte bald, dass seine Druckprozedur plump und anmaßend war. Dennoch war sie ein wichtiger Schritt in der Entwicklung seiner Theorie des dynamisch Unbewussten, die in jener Zeit entstand. Die Druckprozedur zeugt von Freuds wachsender Neigung zum psychischen Determinismus – der Vorstellung, dass

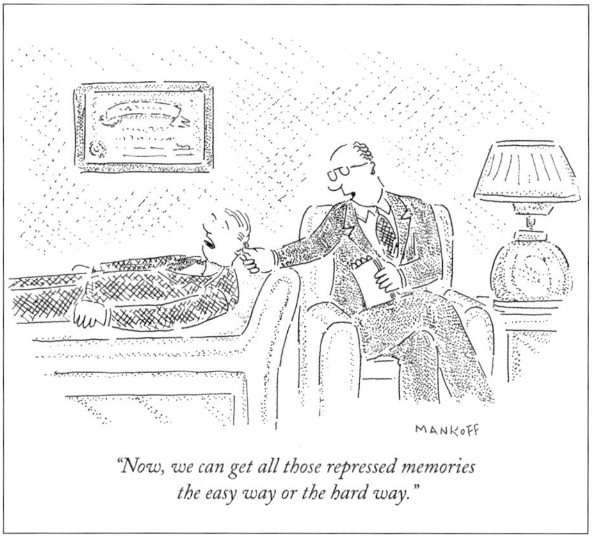
MANKOFF
"Now, we can get all those repressed memories
the easy way or the hard way."

„Nun, wir können all diese verdrängten Erinnerungen auf die sanfte oder auf die harte Tour hervorholen." Ein Cartoon aus dem *New Yorker* aus dem Jahr 2008, den man als satirische Darstellung der „Druckprozedur" Freuds verstehen kann

psychische Phänomene kausal verbunden sind und dass geistige Phänomene immer eine Bedeutung haben und nie zufällig oder willkürlich auftreten.[2] Patienten jedoch zu zwingen, jene assoziativen Verbindungen zu äußern, an denen Freud so gelegen war, weil sie seiner festen Überzeugung nach zur Aufdeckung entscheidender, im Unbewussten verborgener Kausalzusammenhänge führten, war keine gute Methode, und Freud gab sie bald auf. Rückblickend kann man sie leicht ins Lächerliche ziehen. Aber es empfiehlt sich, kurz darüber nachzudenken, warum Freud sie überhaupt ausprobiert hat. Denn damals war er noch nicht darauf gekommen, der Wechselwirkung des freien Assoziierens und jener Kräfte, die der Selbstoffenbarung und Selbsterkenntnis entgegenstehen, entscheidende Bedeutung beizumessen. Das Scheitern der Druckprozedur war insofern ein wichtiger Meilenstein auf seinem Weg. Dasselbe gilt für seine anhaltenden, stümperhaften Versuche mit der autoritären Methode der hypnotischen Suggestion. Freud bekannte freimütig, dass er die hypnotische Behandlung nicht gut beherrschte und dass seine Unfähigkeit, Patienten zu hypnotisieren, ihn frustrierte und beschämte.[3]

Aber das Problem der unterschiedlichen und unberechenbaren Hypnotisierbarkeit sowie die Spannbreite menschlicher Suggestibilität zwangen ihn eben auch, genauer über Widerstand und Verdrängung nachzudenken. Diese Hindernisse einer Heilung zu erkennen war ein weiterer Schritt auf dem Weg zur Ausarbeitung einer umfassenderen Theorie des dynamisch Unbewussten. Was die therapeutische Methode angeht, so war Freuds Verwendung der Couch die einzige Konstante auf seinem Weg von Hypnose und Suggestion zur Psychoanalyse.

Nach Ansicht des Freud-Historikers Peter Swales hatte Freuds Patientin Anna von Lieben (1847–1900) wesentlichen Anteil daran, dass er die Couch verwendete. Freud behandelte sie in den späten 1880er- und frühen 1890er-Jahren; sie ist die „Frau Cäcilie M." aus den *Studien über Hysterie*, die Freud und Breuer 1895 veröffentlichten. Swales beschreibt sie als „eine Frau, die den Großteil ihres Lebens und wahrscheinlich die ganze Zeit ihrer Behandlung liegend auf einer Chaiselongue zubrachte".[4] Zusätzlich zur Hypnose, die er in Verbindung mit seiner Druckprozedur durchführte, verabreichte Freud ihr Morphin und Massagen.[5] Im Juli 1889, noch bei ihm in Behandlung, begleitete sie ihn, als er in Nancy die führenden französischen Hypnotiseure Liébeault und Bernheim besuchte. Während dieses Aufenthalts kam Freud täglich zur Visite in ihr Hotel,[6] wo er sich vermutlich an ihrem Bett, einem Ruhebett oder einem Sofa ihres Hotelzimmers um sie kümmerte.

Swales schreibt auch, dass Freud im Mai 1889 eine gewisse „Frau Emmy von N." (ebenfalls aus den *Studien*) „auf dem Diwan" behandelt und eine gewisse „Fräulein Lucie R." angewiesen habe, „sich hinzulegen".[7] Spätestens ab 1891 oder 1892 verwendete er die Couch regelmäßig,[8] vielleicht im Anschluss an seinen im September 1891 erfolgten Umzug in die größeren Wohn- und Praxisräume in der Wiener Berggasse 19.

Doch höchstwahrscheinlich hatte Freud schon seit Eröffnung seiner Praxis im Jahr 1886 eine Art Chaiselongue verwendet, als er sich bei seinen hypnotischen und suggestiven Behandlungen noch an die Methoden von Liébeault und Bernheim hielt (siehe Kapitel 6, Seite 129 ff.).[9] Auf jeden Fall hatte er im Jahr 1883 in Wien eine Ausstellung für Wohnungseinrichtungen besucht, auf der die neuerdings verfügbare elektrische Beleuchtung vorgeführt worden war (Abbildungen Seite 146 unten und 147).

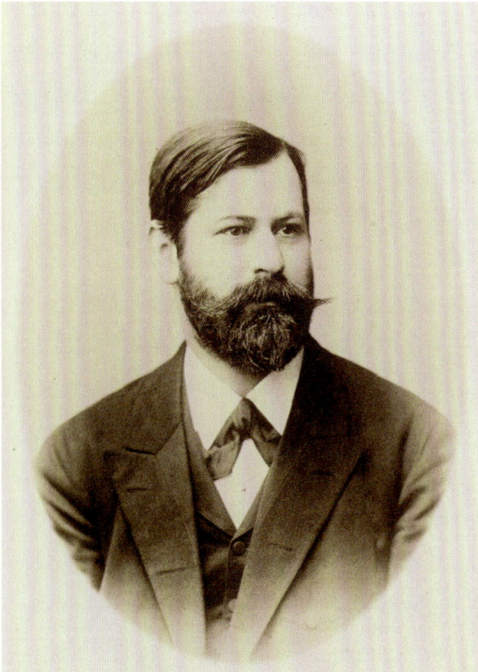

links:
Freud im Jahr 1891 – dem Jahr, in dem er in die Berggasse 19 umzog

unten:
Wohnungs-Einrichtungen aus der Elektrischen Ausstellung zu Wien im Jahre 1883, Titelseite

rechts:
Eines der von Freud 1883 besuchten Modellzimmer

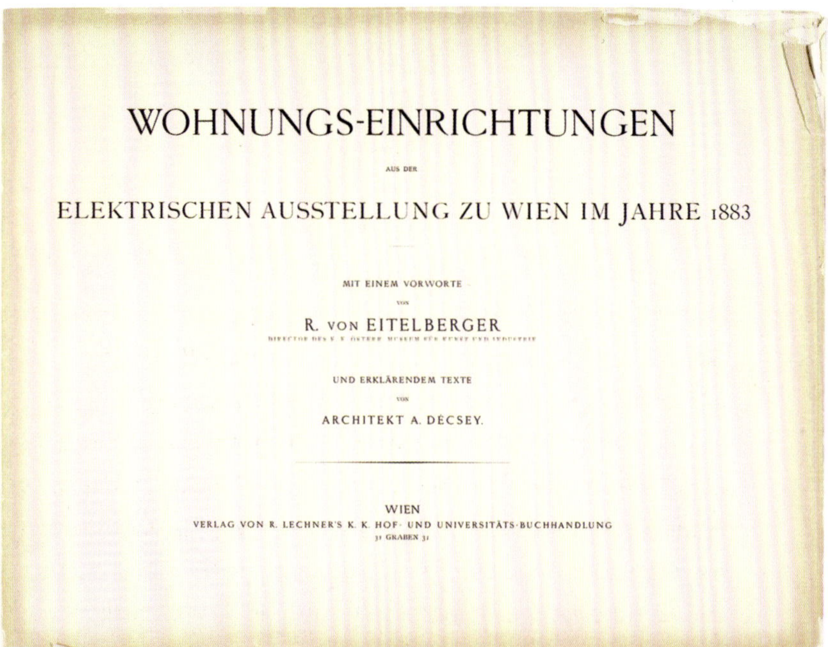

WOHNUNGS-EINRICHTUNGEN

AUS DER

ELEKTRISCHEN AUSSTELLUNG ZU WIEN IM JAHRE 1883

MIT EINEM VORWORTE

VON

R. VON EITELBERGER

DIRECTOR DES K. K. ÖSTERR. MUSEUM FÜR KUNST UND INDUSTRIE

UND ERKLÄRENDEM TEXTE

VON

ARCHITEKT A. DÉCSEY.

WIEN

VERLAG VON R. LECHNER'S K. K. HOF- UND UNIVERSITÄTS-BUCHHANDLUNG

31 GRABEN 31

Die Abbildung links unten zeigt die Titelseite des Ausstellungskatalogs, die Abbildung unten veranschaulicht beispielhaft eines der Zimmer, die Freud dort zu sehen bekam. Viele dieser Zimmer waren mit Ruhebetten ausgestattet, die mit Kelims bedeckt waren, so wie in letzterer Abbildung, in der am linken Bildrand

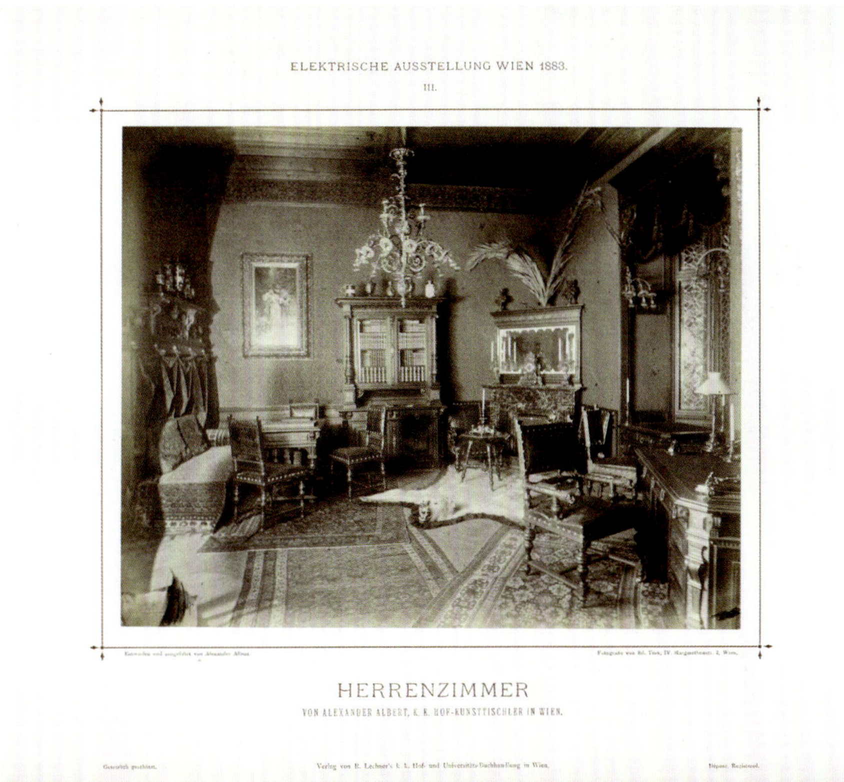
ELEKTRISCHE AUSSTELLUNG WIEN 1883.
III.
HERRENZIMMER
VON ALEXANDER ALBERT, K. K. HOF-KUNSTTISCHLER IN WIEN.

ein mit Kelims bedeckter Diwan zu sehen ist. In Briefen an seine Verlobte Martha Bernays aus dem Sommer 1883 macht Freud deutlich, dass ihn die Möbel mehr interessiert hatten als die neue elektrische Beleuchtung.[10]

Freuds frühes Interesse an Möbeln und Inneneinrichtung wurde zweifellos geregt und geprägt durch seine medizinischen Hausbesuche bei wohlhabenden Patienten. Er selbst kam aus bescheidenen Verhältnissen; sein Vater war Wollhändler. Freuds Hausbesuche in den palastartigen Domizilen schwerreicher Patienten wie Anna von Lieben machten ihn mit den „großbürgerlichen Inneneinrichtungen der Wiener Ringstraße“[11] bekannt, obgleich diese Bekanntschaft zumindest

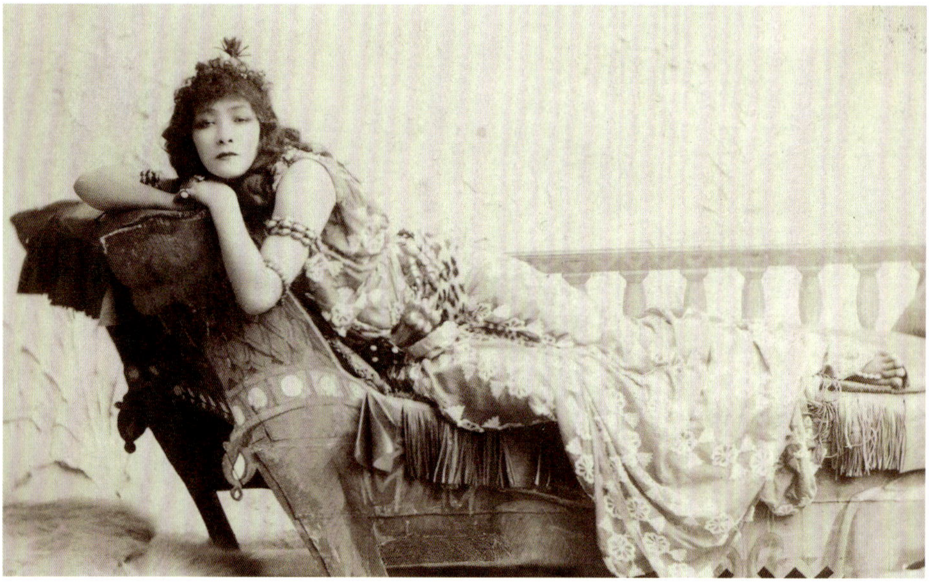

oben:
Napoleon Sarony,
Sarah Bernhardt
als Kleopatra,
1891

rechts:
Anonym,
Lily Langtry
als Kleopatra,
1891

teilweise wohl schon durch die Wiener Weltausstellung 1873 angebahnt worden war, die Freud als 17-Jähriger besucht hatte.

Freuds Diwan, unlängst in London restauriert,[12] war ein Geschenk seiner früheren Patientin Madame Benvenisti, das diese ihm um 1890 gemacht hatte.[13]

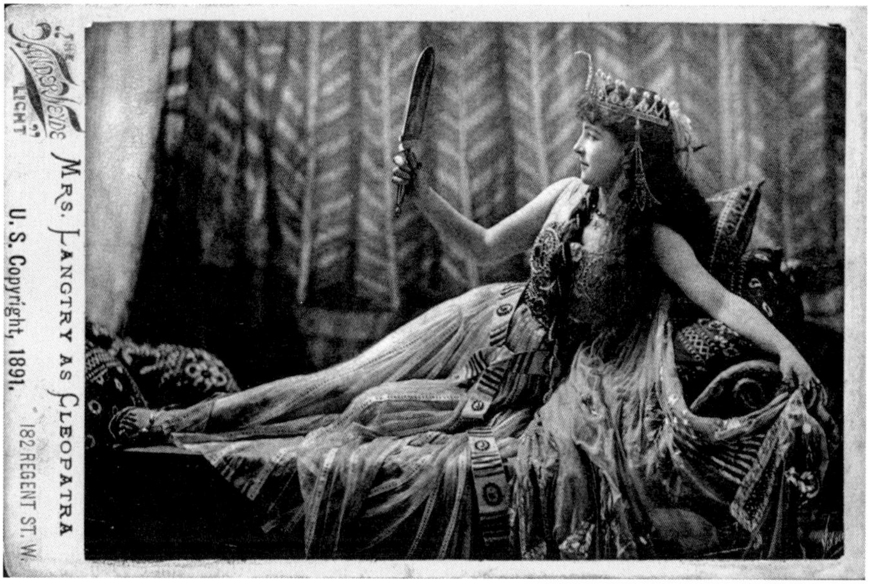
Mrs. Langtry as Cleopatra
U. S. Copyright, 1891.
182 Regent St. W.

Im selben Jahr, in dem die ungemein beliebten Schauspielerinnen Sarah Bernhardt (Abbildung links) und Lily Langtry (Abbildung oben) auf Couch-Porträts jeweils als Kleopatra posierten, verlegte Freud seinen Wohnsitz samt Praxis in die Wiener Berggasse 19.

Der Kelim auf Freuds Couch, häufig als „der Smyrnateppich“[14] bezeichnet, war ein Geschenk von Moritz Freud[15] anlässlich der Verlobung Freuds mit Martha Bernays im Jahr 1883. Er zeugt davon, dass Kelims im Westeuropa des Fin de Siècle zu sehr beliebten Dekorationsgegenständen geworden waren (Abbildung Seite 150 oben).

Anfang der 1890er-Jahre begann Freuds Interesse für die Hypnose zu schwinden; methodisch wandte er sich nun verstärkt dem freien Assoziieren und der Druckprozedur zu. Um 1900 hatte er schließlich auch die Druckprozedur aufgegeben,[16] wenngleich er Patienten weiterhin empfahl, beim freien Assoziieren die Augen geschlossen zu halten. Doch auch diese Empfehlung war bald passé.[17]

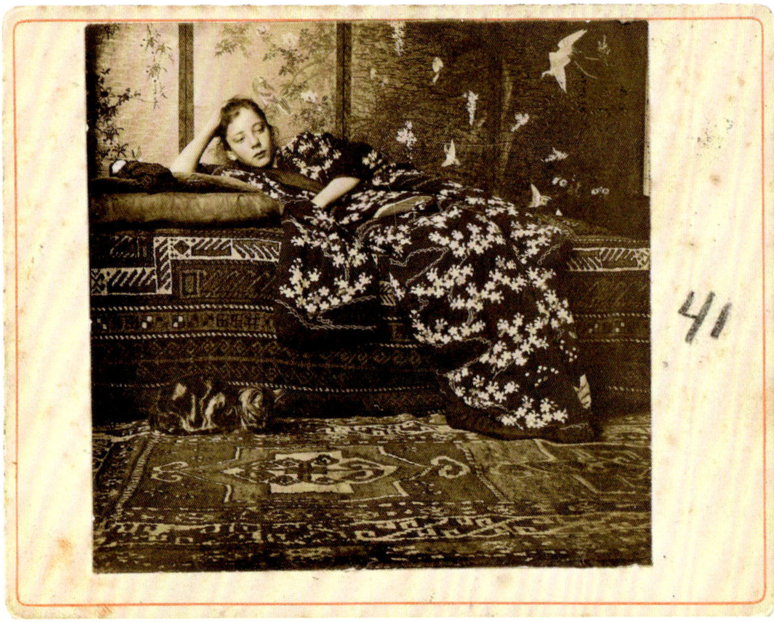

links:
George Hendrik Breitner,
Mädchen im Kimono,
1891

unten:
Anonym,
totes Kind auf
einem Sofa,
ca. 1855

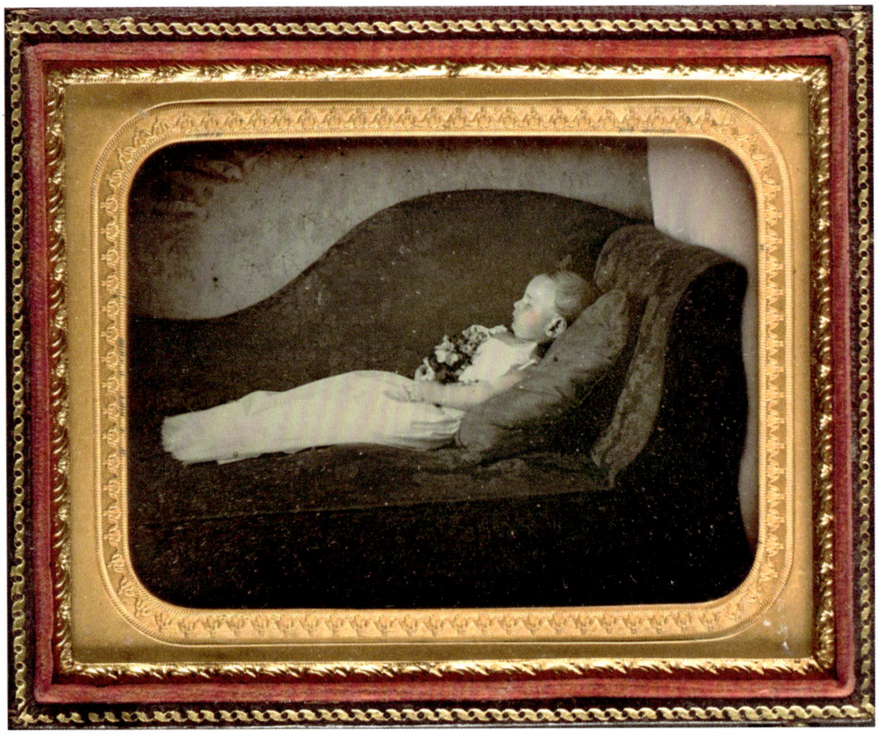

In einer schrittweisen Hinwendung von der Hypnose zur Psychoanalyse verabschiedete sich Freud nach und nach von allen manipulativen oder direktiven Methoden.[18] Doch erst 1904, in seiner kurzen Schrift *Die Freudsche psychoanalytische Methode*, beschrieb er die Verwendung der Couch ausdrücklich als Standardelement seiner Technik.[19]

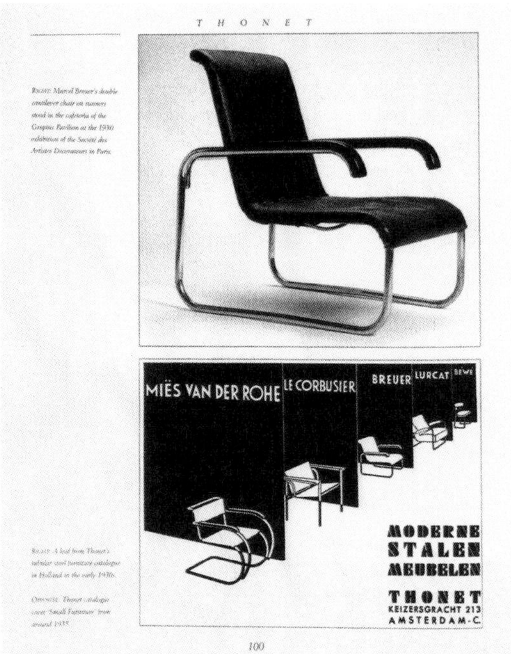

Thonet-Möbelkatalog aus den 1930er-Jahren als Beispiel für den Stil der Moderne

Gegen Swales' Analyse, die den Einfluss früher Privatpatienten Freuds betont, lässt sich einwenden, dass sie zwar überzeugend, aber unvollständig ist. Sie ist in ihren engen Grenzen wohl durchdacht, berücksichtigt aber nur unzureichend den kulturellen Kontext der Couch. Freuds erste klinische Erfahrungen und der damalige Zeitgeist des „Orientalismus" (um Edward Saids berühmten Begriff zu bemühen)[20] sind nur Teile des großen Bildes. Freuds Wort für die Couch in seiner Schrift *Zur Einleitung der Behandlung*[21] war „Ruhebett" – von James Strachey mit „sofa" ins Englische übersetzt und in französischen Freud-Übersetzungen mit „lit de repos" wiedergegeben.[22] Und dieser Ausdruck verweist auf eine Verbindung zu Therapieformen in Heilanstalten, zu Ruhekuren und psychiatrischen Traditionen der somatischen und hypnotischen Behandlung im 19. Jahrhundert.

Das Liegen vereint Eros und Thanatos (Abbildung links unten)[23] und verbindet die Therapeutik des 19. Jahrhunderts mit Design und Architektur der Moderne.

8

Das moralische Interieur des Analytikers

Das Praxisdekor verrät unweigerlich etwas über die Wertvorstellungen eines Psychoanalytikers. Die meisten heutigen Analytiker distanzieren sich von Freuds orientalistischer und archäologischer Motivik und bevorzugen eine eher spartanische, schmucklose Analysecouch, die stark dem griechisch-römischen Speisesofa ähnelt. Dadurch bewahrt die psychoanalytische Gemeinde in sich weiterhin eine gespaltene Vorstellung von der idealen analytischen Couch.

Von Donald W. Winnicott (1896–1971), einem Kinderarzt und späteren Psychoanalytiker, stammt der Ausspruch, das Baby an sich gäbe es nicht, denn „wo immer ein Baby ist, ist auch mütterliche Zuwendung, und ohne mütterliche Zuwendung gäbe es kein Baby“.[1] Die Couch, so könnte man sagen, ist quasi ein Baby im

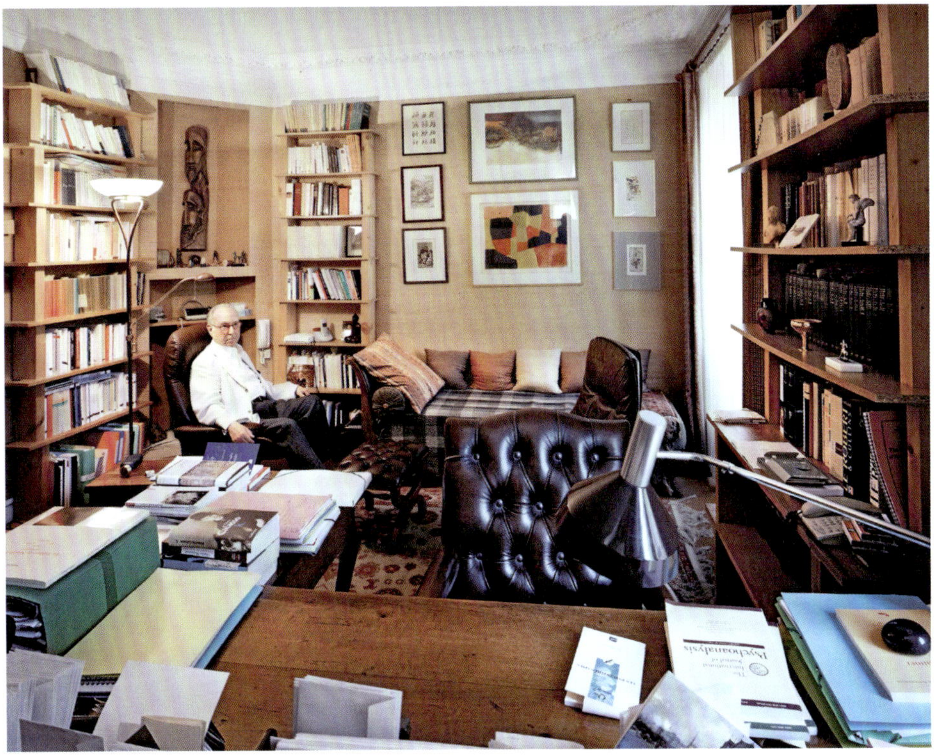

Winnicott'schen Sinne, denn so etwas wie eine Couch gibt es gar nicht ohne ein moralisches Interieur.[2] Der Begriff des „moralischen Interieurs“ soll uns hier dazu dienen, die Art und Weise zu erfassen, in der sich persönliche Wertvorstellungen in ästhetischen Vorlieben und Entscheidungen äußern. Mit anderen Worten: Design und Dekor der analytischen Couch und des sie umgebenden Sprechzimmers sind untrennbar mit dem Analytiker *qua* Analytiker verbunden (Abbildungen Seite 155 bis 157 und 159). Sie sind Teil der nonver-

Dan Welldon,
der berühmte französische Psychoanalytiker André Green (1927–2012) in seinem Sprechzimmer, 2005

balen Selbstdarstellung des Analytikers und wirken sich insofern in der analytischen Situation auf intrapsychischer wie interpersoneller Ebene aus.

Das moralische Interieur des Analytikers ist zwangsläufig eine Inszenierung, eine Äußerung von Wünschen und ästhetischen Werten.[3] Im Dekor zeigt sich

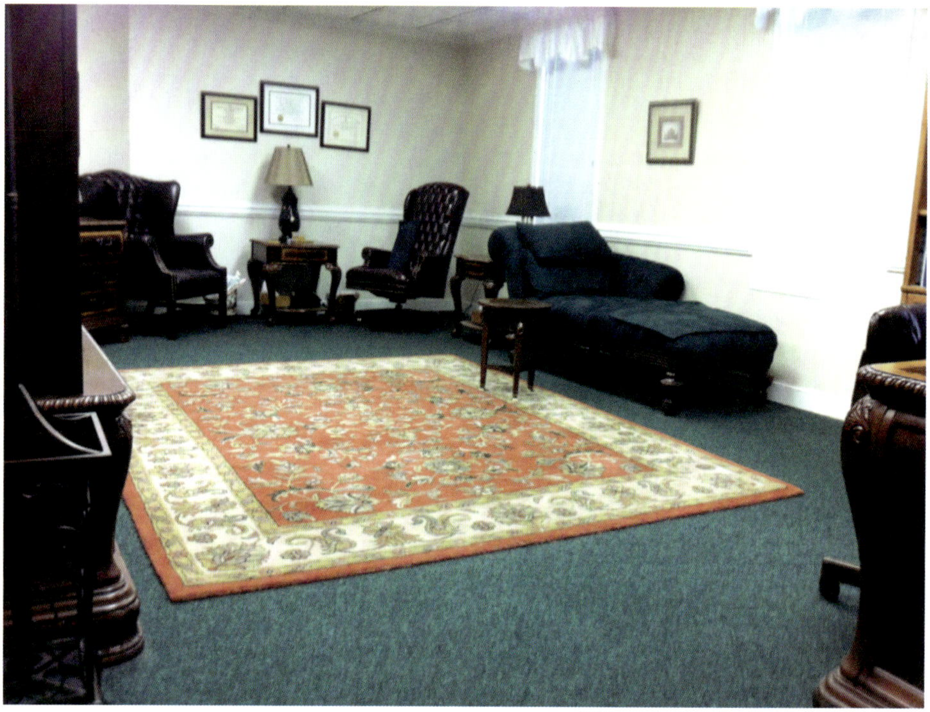

die absichtliche oder unabsichtliche Teilnahme des Analytikers an der uralten Debatte über die moralischen Bedeutungen des Erscheinungsbilds. Die Gestaltung des häuslichen Interieurs lässt, wie das Schmücken des Körpers und die Geschichte des Essens im Liegen sowie die Sozialgeschichte des Liegens überhaupt, seit jeher auf soziale Werte und Normen schließen. Spätestens ab Mitte des 19. Jahrhunderts galt Dekor nicht mehr nur als Ausdruck von Geschmack und sozialer Schicht, sondern auch als Ausdruck einer tieferen Dimension des Ichs – wenn nicht der Gesundheit der Seele generell, so doch deren moralischer Ausgeglichenheit.[4] Für Kritiker wie John Ruskin (1819–1900) und in den USA die Schwestern Catharine Beecher (1800–1878) und Harriet Beecher Stowe (1811–1896) implizierte das die Ablehnung jeder Art von Blendwerk und die Verehrung rustikaler Einfachheit.[5]

Dies war Teil der romantischen Idealisierung der Natur und des Natürlichen. Ruskin hielt die Verzierung, die Verfälschung des Ausgangsmaterials, nicht nur für eine wertmindernde Eigenschaft von Möbeln und anderen Haushaltsgegenständen, sondern für schlechthin unmoralisch. Man verabscheute Säulen aus Marmorimitat

links:
Sprechzimmer und Couch von Jerome Blackman, Virginia, 2016

rechts:
Shellburne Thurber, *Brookline, Massachusetts, Sprechzimmer eines Psychoanalytikers,* 2000

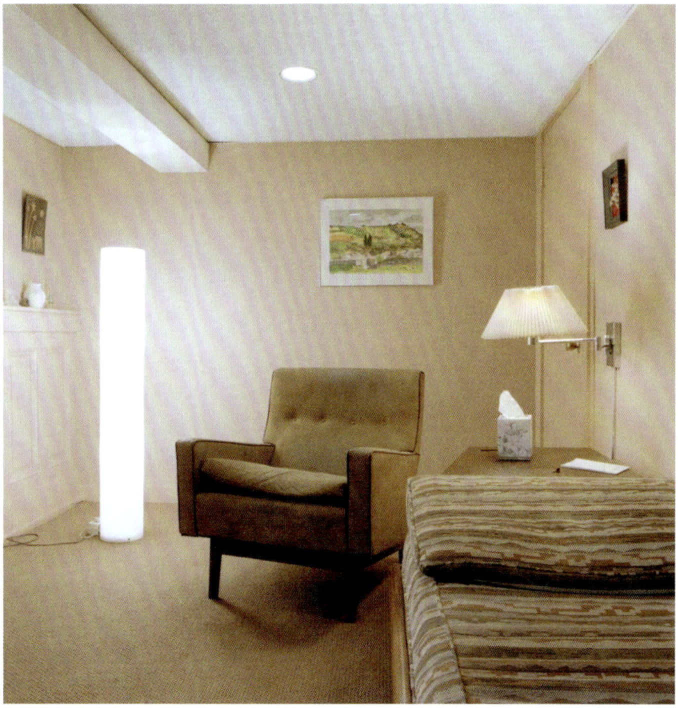

genauso wie bemaltes Pappmaschee und *trompe-l'œil*-Tapeten als Stuckersatz und schätzte stattdessen die „ehrlichen" Interieurs des Arts & Crafts Movement, deren Sinnbild das Cottage auf dem Lande war (Abbildung Seite 158).[6]

Diese Geisteshaltung entsprach offenkundig nicht Freuds Ästhetik, wenngleich er vielleicht ebenfalls der Überzeugung war, dass Neuheit falsch sei oder Dinge nur kaschiere.

Im Hinblick auf Freud bekommt der Begriff „moralisches Interieur" insofern eine doppelte Bedeutung, als seine Arbeitsräume eine bestimmte Theorie des Geistes inszenieren und vermitteln. Sie bezeugen ein „Narrativ der Ausgrabung", einen „Diskurs von Oberfläche und tieferen Schichten"[7] und die Entdeckung verborgener Wahrheiten über das Ich. Freud und seine Zeitgenossen waren fasziniert

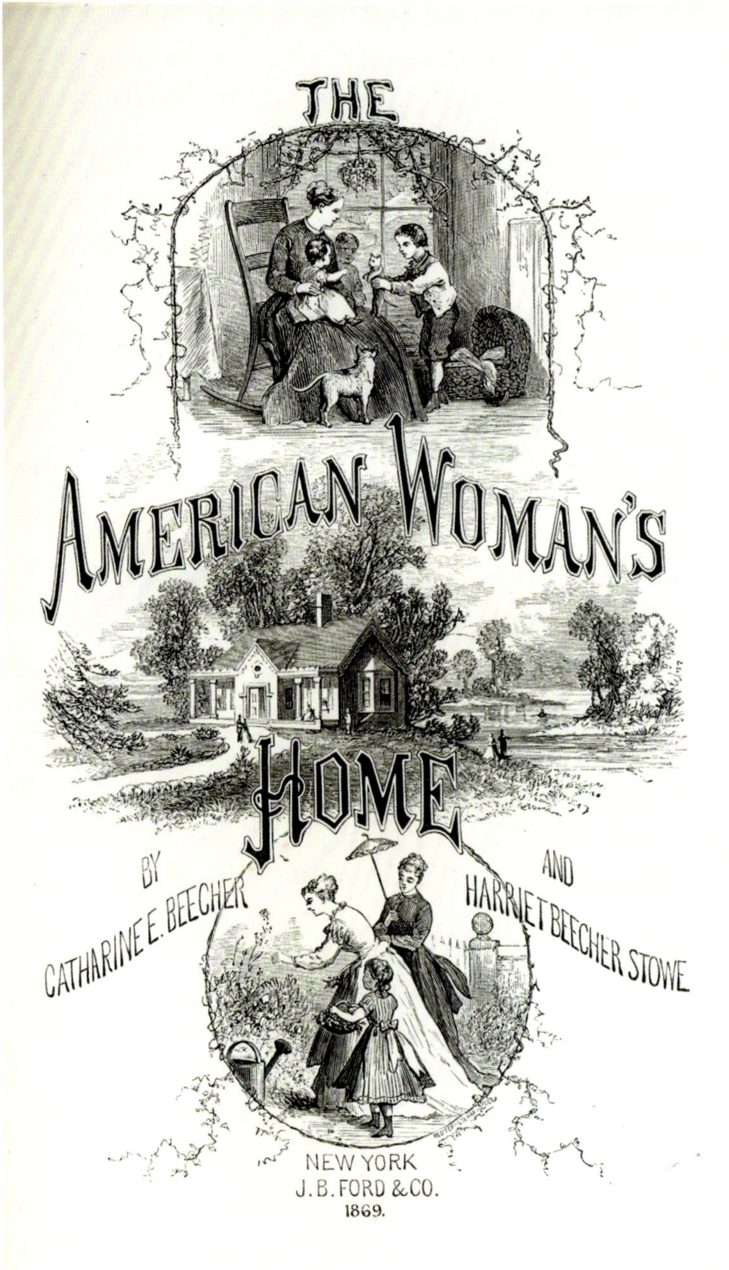

Catharine Beecher und Harriett Beecher Stowe, *The American Woman's Home*, Titelseite, 1869

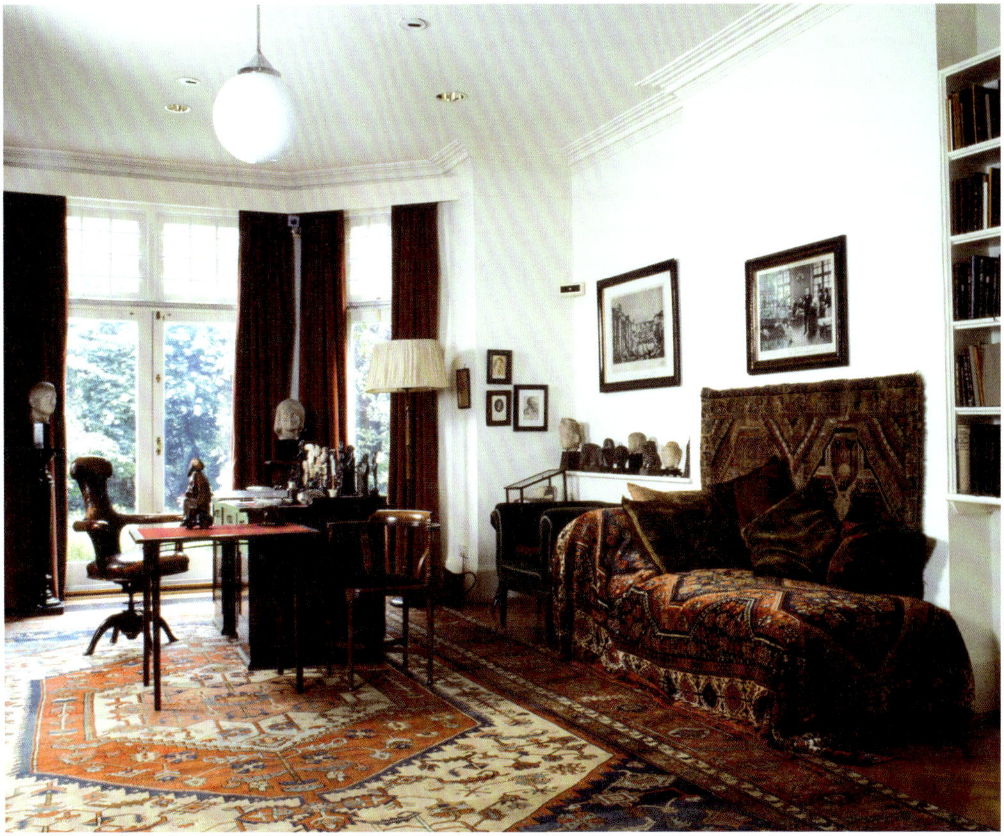

Freuds Schreibtisch und Couch in London, wohin er 1938 – ein Jahr vor seinem Tod – gezogen war, um den Nationalsozialisten zu entkommen von den großen archäologischen Entdeckungen ihrer Epoche. Die Archäologie diente Freud immer wieder als Quelle von Metaphern für die psychoanalytische Behandlung.[8] Tatsächlich behauptete Freud, mehr über Archäologie als über Psychologie gelesen zu haben.[9] Mit dem Sammeln von Antiquitäten begann Freud im Oktober 1896, nach dem Tod seines Vaters. Fortan umgab er sich mit „exhumierten Gegenständen" (Totenmasken, Graburnen, Bronzesärgen, Mumienporträts) und schuf sich einen „Ort von Verlust und Abwesenheit, Gram und Erinnerung, Klage und Trauer ... ein veräußerlichtes Theater seiner eigenen Gefühlsgeschichte"[10] (Abbildung rechts oben). Das Sammeln zeugte also von seiner intensiven Beschäftigung mit dem Tod; es war eine kultivierte Form der Nekrophilie.[11]

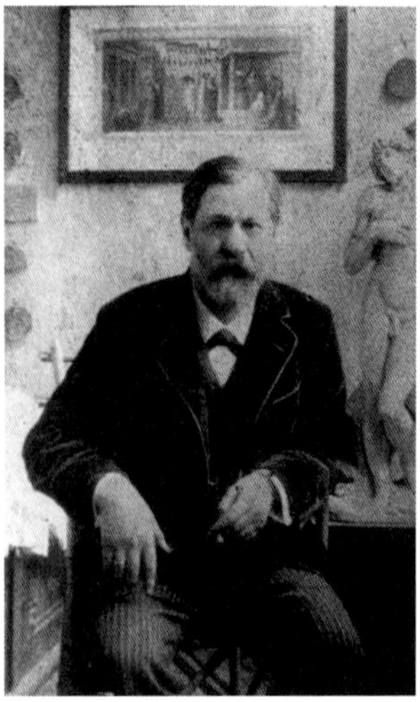

Doch Freuds Sammelleidenschaft war auch beseelt von seinen aufklärerischen Idealen: ausrangierten oder nicht beachteten Texten und Gegenständen neuen Wert zu verleihen, zu einem universellen und öffentlichen Kulturerbe beizutragen und Erinnerung als etwas Wertvolles zu verteidigen.[12] Instanziiert und vermittelt werden diese Ideale durch die Einladung des Analytikers, sich auf die Couch zu legen und frei zu assoziieren.

Wenn es also stimmt, dass sich Freuds Patienten, sobald sie sich auf seinen bettartigen türkischen Diwan legten, „auf weiche orientalische Teppiche und von beißendem [Zigarren-]Qualm umhüllt, ... in der spätviktorianischen Fantasie einer Opiumhöhle wiederfanden",[13] dann stimmt es auch, dass sie sich an einer archäologischen Fundstätte wiederfanden, an der von ihnen erwartet wurde, die Vergangenheit auszugraben. Mit dem Betreten von Freuds Harem-Nekropole war der Analysand aufgefordert, Freuds Vorstellung von der Funktionsweise des Geistes zu übernehmen. Das ist es, worauf die Druckprozedur abzielte (eine humorvolle Darstellung davon bietet die Abbildung rechts unten), und es erklärt auch, weshalb die Hypnose lange Zeit für Freud so wichtig war.[14] Wie beim Sammeln von Antiquitäten – oder auch von Träumen, Witzen und Versprechern – ging es bei der Psychoanalyse aus Freuds Sicht wesentlich um Erinnerung und ihre Bewahrung.[15]

Im Unterschied zur typischen, sehr viel schlichteren Analysecouch von heute zeigt sich Freuds Couch im Stil eines *Divan à la turque* des 18. Jahrhunderts (Abbildungen Seite 162 und 163), als eine mit orientalischen Teppichen und vielen Kissen bedeckte Chaiselongue.

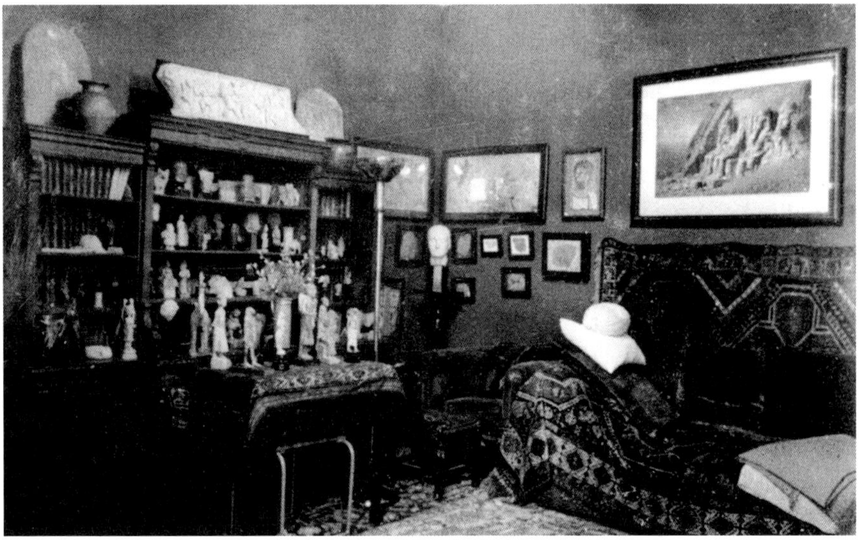

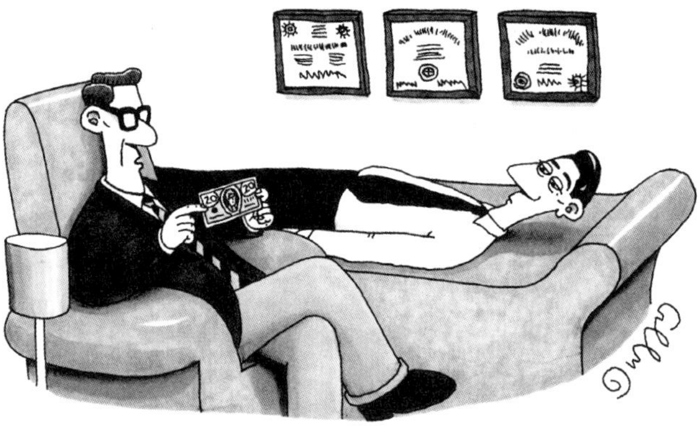

"Perhaps this will refresh your memory, Mr. Conklin."

Seite 160:
Freud mit einigen seiner Antiquitäten, ca. 1905

oben:
Freuds Couch in Wien, inmitten seiner Antiquitäten, ca. 1910–1920. Freud hängte ein großes Bild mit einer Darstellung von Abu Simbel über seine Couch.

unten:
„Vielleicht hilft *das* ja Ihrem Gedächtsnis auf die Sprünge, Mr. Conklin."
Ein Cartoon aus dem *New Yorker* von 2002, den man als liebevolle Satire auf Freuds „Druckprozedur" verstehen könnte

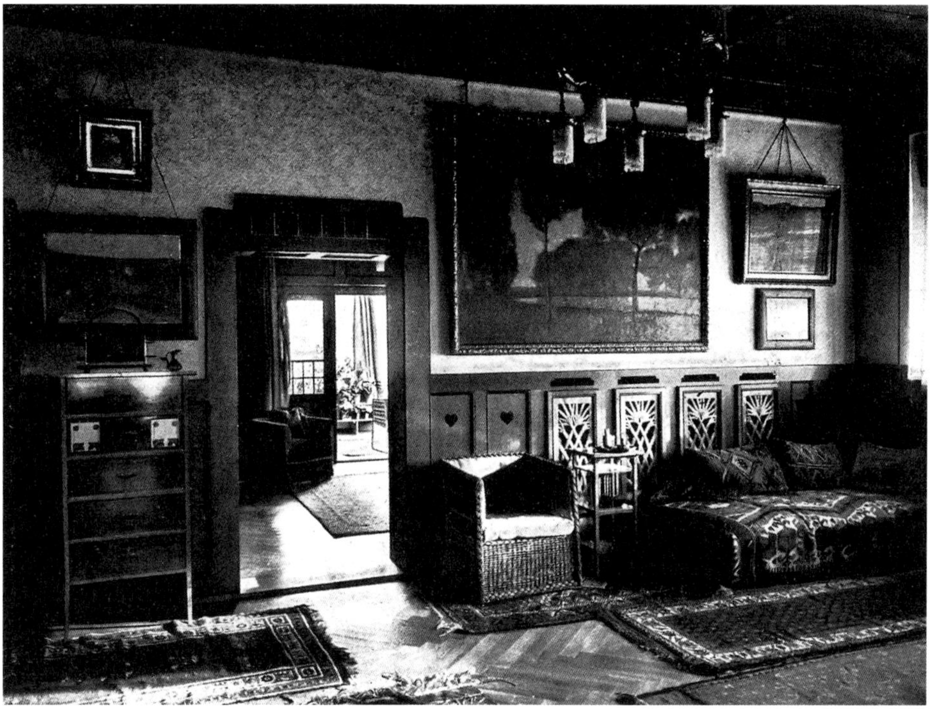

Eine mit Kelims bedeckte, diwanartige Couch in einem deutschen Wohnzimmer, 1903

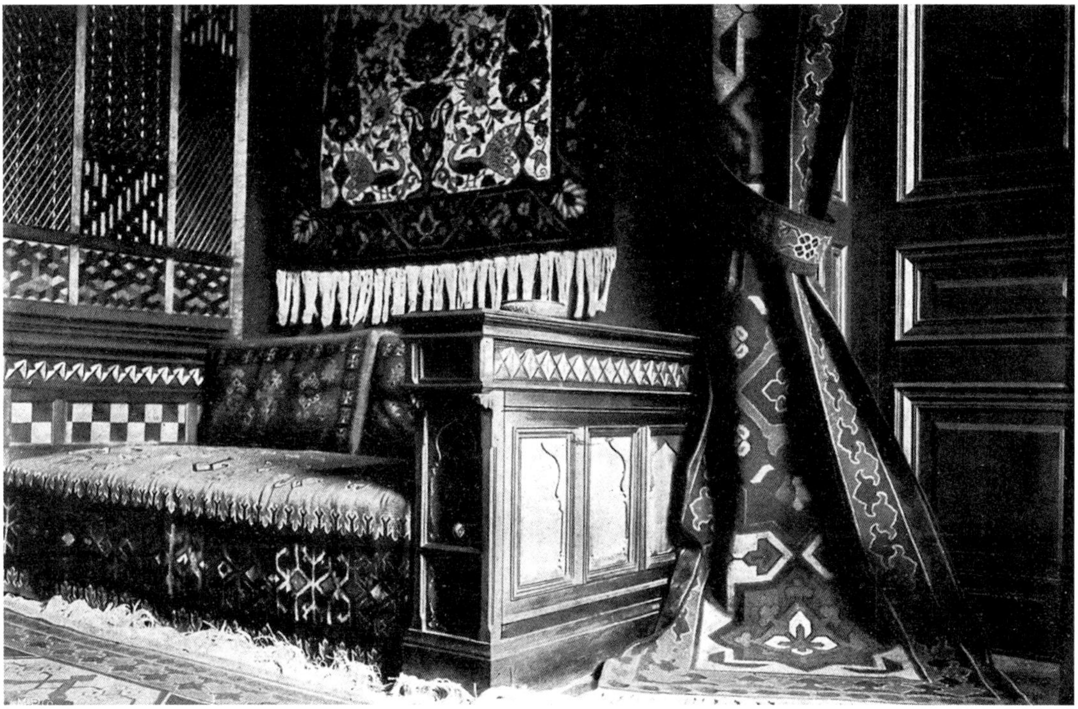

Eine weitere Couch mit Kelims, 1902. Teppiche schmücken hier auch die Wände, ähnlich wie bei Freud, der an die Wand hinter seiner Couch einen Teppich gehängt hatte (Abbildung Seite 161 oben).

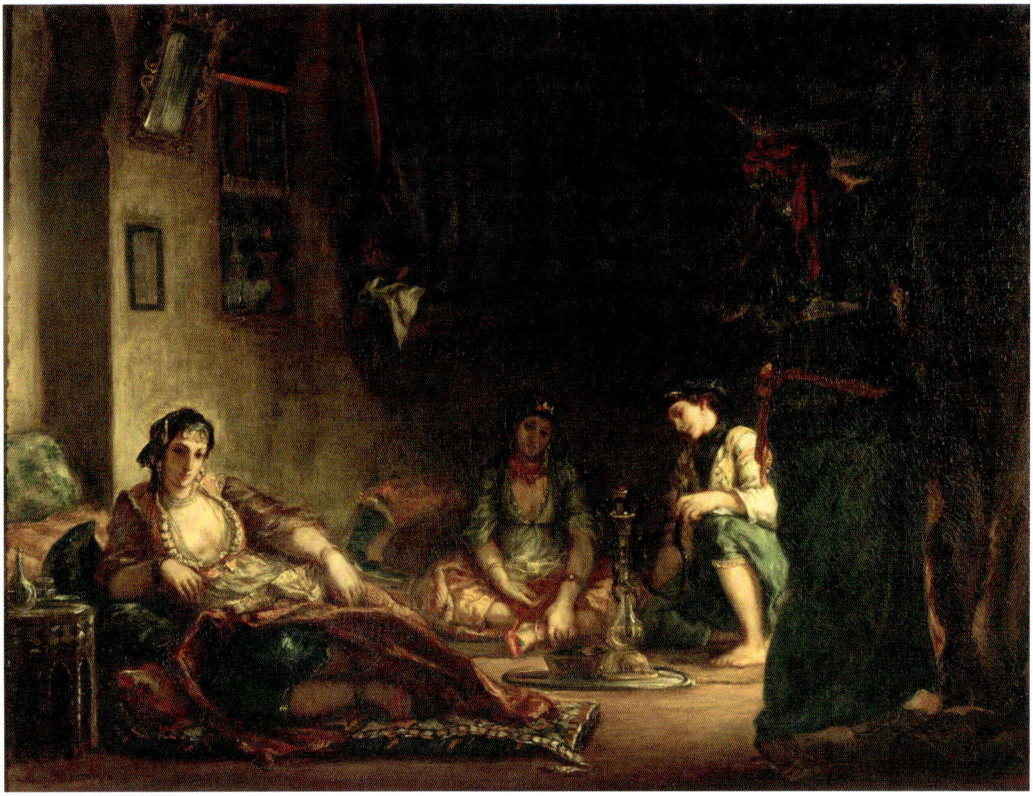

Eugène Delacroix,
Die Frauen von Algier in ihrem Gemach,
1847–1849

Der Diwan ist (neben der Ottomane) das ikonische Möbelstück des Harems (Abbildung links). Freuds Gepflogenheit, sich im rechten Winkel hinter seine liegenden Gesprächspartner zu setzen, ist dagegen eine Reminiszenz an das *Canapé à confidents* (Abbildungen auf Seite 73 im Vergleich mit den Abbildungen unten).

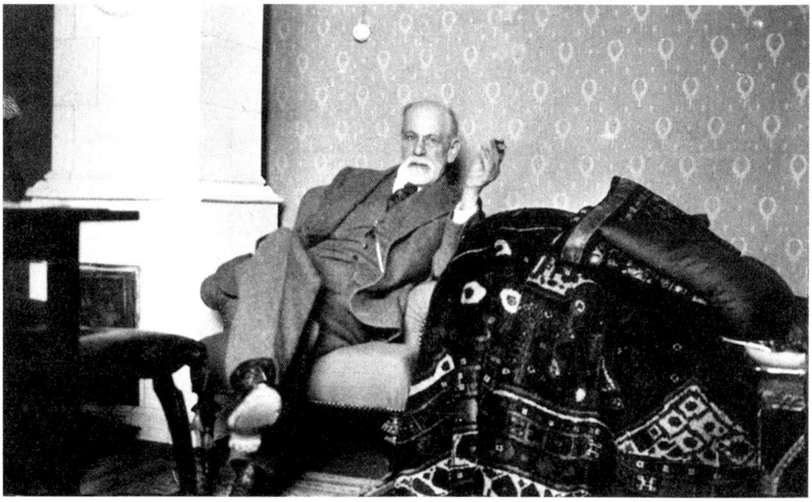

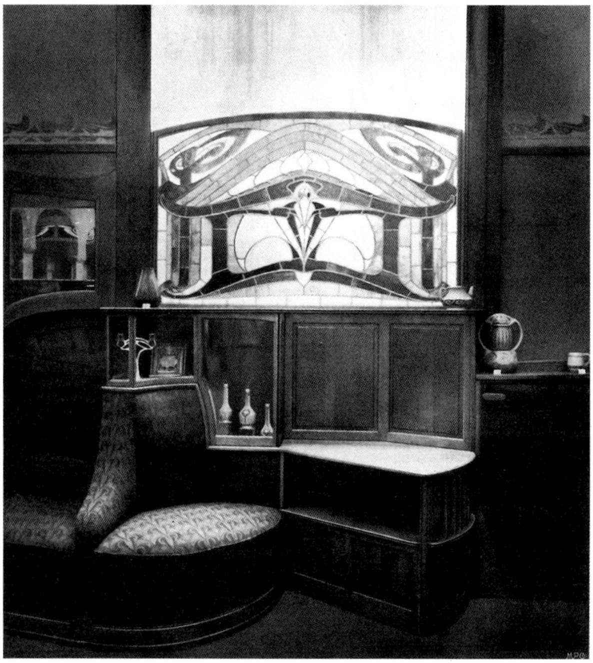

oben:
Freud, am Kopfende seiner Couch sitzend, ca. 1921

links:
Canapé à confidents auf einer Ausstellung in Düsseldorf, 1902

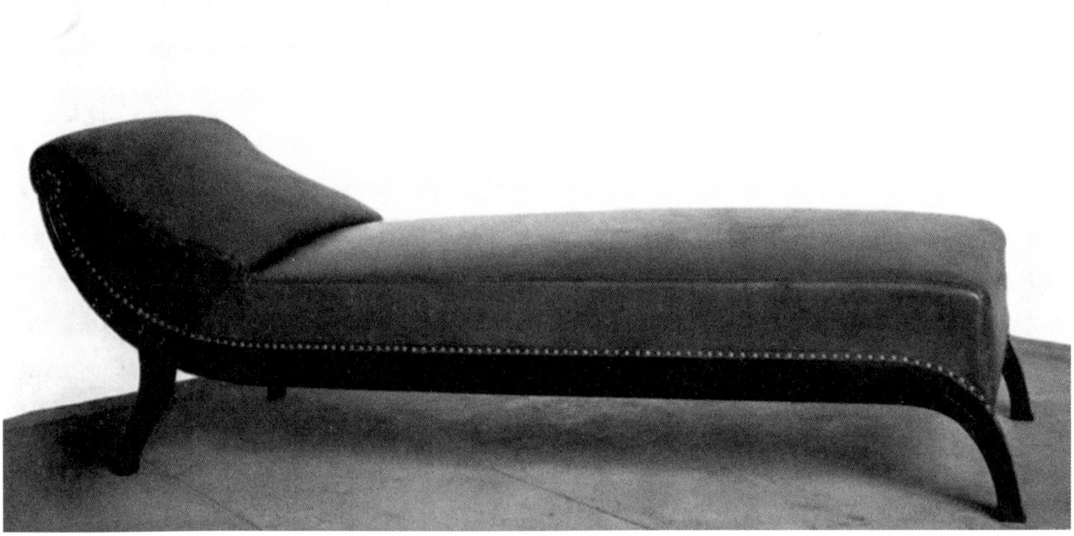

oben:
Ruhebank aus den
Dresdener Werkstätten
für Handwerkskunst,
1902

rechts:
Kline-Grabmal
eines Jungen,
1. Jh. n. Chr.

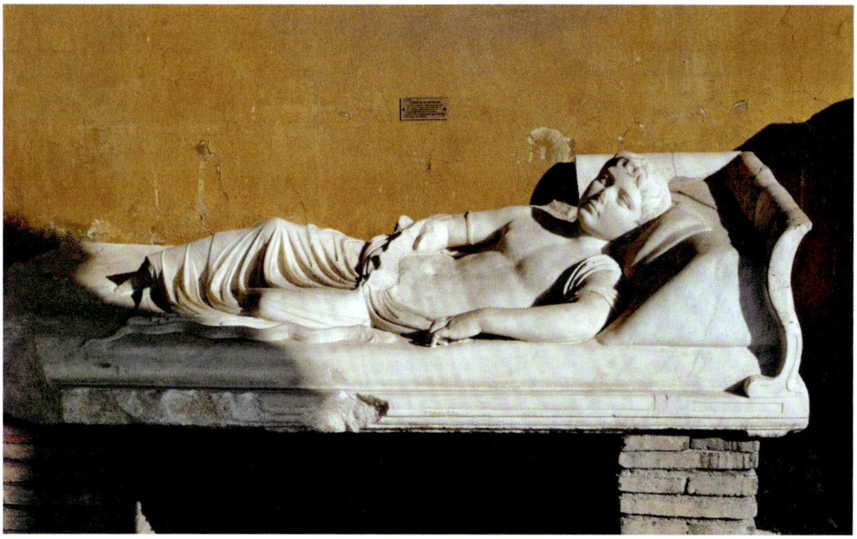

Freuds Couch, mit ihren Kissen und Teppichen und Decken, ähnelt viel stärker einem Bett als die typische Analysecouch unserer Zeit. Die heute am ehesten mit einer Analysecouch assoziierte Form (Abbildung links) ist ein späteres Design aus dem 19. Jahrhundert, ein Atavismus der griechisch-römischen Kline (Abbildung oben).

Kulturell bringt eine Inszenierung die nächste hervor. Die typische Analysecouch des 20. Jahrhunderts ist eine ästhetische Negation. Sie ist schlicht, spartanisch, schmucklos (Abbildungen Seite 168 bis 171 für einige Beispiele aus den Sprechzimmern zeitgenössischer Psychoanalytiker aus Lateinamerika, Nordamerika und Europa) – eine Absage an Freuds luxuriösen Diwan mit seiner orientalischen Symbolik.

Die Schmucklosigkeit der Praxisräume mancher zeitgenössischer Analytiker ist Ausdruck einer Distanzierung von Freuds enorm selbstoffenbarender Sprechzimmer-Motivik.[17] Aus heutiger Sicht wirkt Freuds Praxiseinrichtung extrovertiert und redselig. Mit seinen Möbeln und Antiquitäten, die Ausdruck und Inszenierung einer archäologischen Wahrheitssuche (aber auch einer topografisch bestimmten Einstellung zur psychoanalytischen Arbeit) sind, steht Freud im Gegensatz zu den enthaltsameren Analytikern von heute, deren Neigung zu Anonymität – die der große Meister so unzulänglich praktizierte – heute mitunter in eine

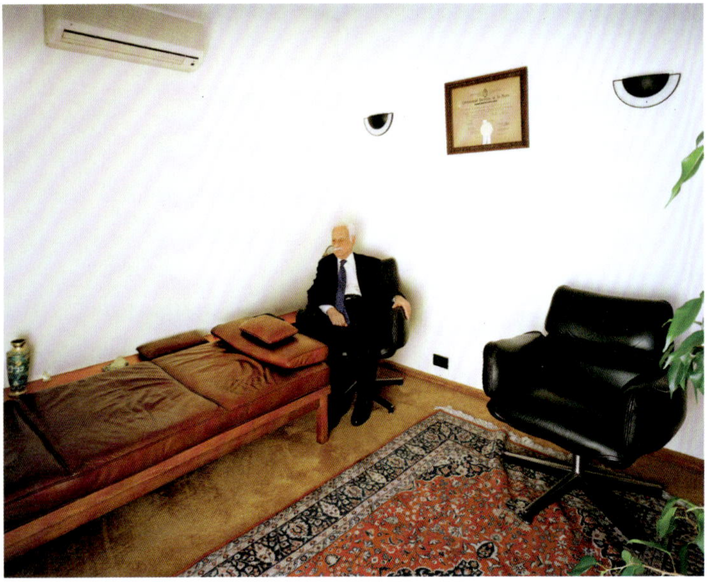

Dan Welldon, Horacio Etchegoyen (1919–2016), von 1993 bis 1997 Vorsitzender der Internationalen Psychoanalytischen Vereinigung, hinter seiner Couch, Buenos Aires, 2007

Inszenierung von Selbstauslöschung und eine Leugnung von Subjektivität ausartet. Im Sprechzimmerasketismus manifestiert sich Anonymität. (Psychoanalytiker könnten wie Polizisten oder Postbeamte Uniformen tragen, tun es aber nicht.)

Die psychoanalytische Gemeinde bewahrt in sich eine gespaltene Vorstellung von der Couch: Da ist zum einen die ikonische moderne Couch, die unbewusst an die spartanische *Klíné* oder das *Lectum* des römischen Conviviums erinnert; zum anderen ist da Freuds plüschiger türkischer Diwan, inmitten seiner Antiquitäten, umschlossen von seiner libidinisierten Grabkammer. Die eine, unumstrittene Standardcouch gibt es nicht – nicht etwa, weil so viele verschiedene Designs zur Auswahl stünden oder weil Psychoanalytiker beachtliche Selbstdarsteller sind, sondern weil die Couch eben kein Markenzeichen ist wie das Stethoskop.[18] Sie ist ein kultureller Gegenstand mit einer zu langen und zu komplizierten Genealogie, als dass eine einzige Generation oder Gemeinschaft von Analytikern fähig wäre, ihr exklusiv ihren Stempel aufzudrücken.

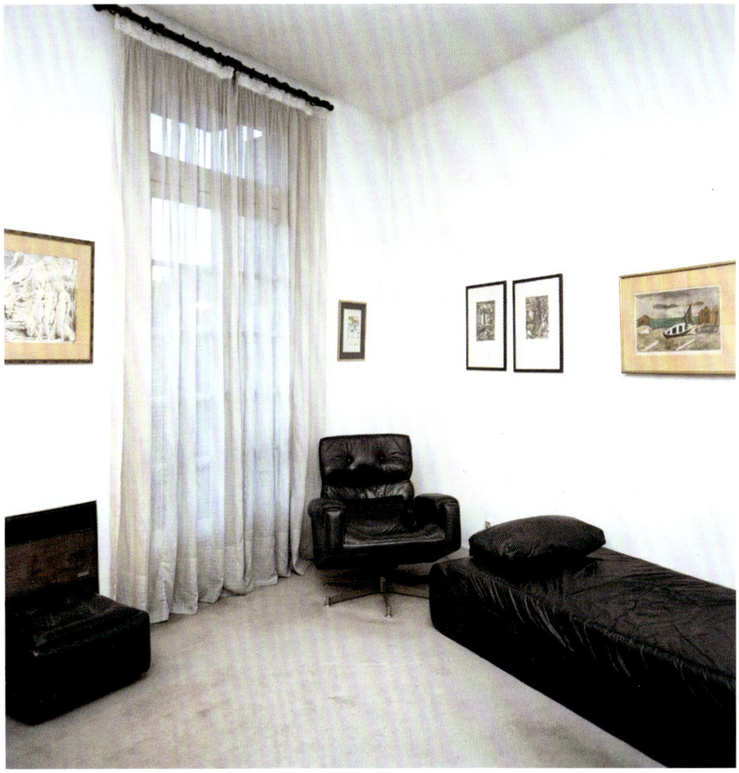

Shellburne Thurber,
Buenos Aires,
analytische Couch,
2000

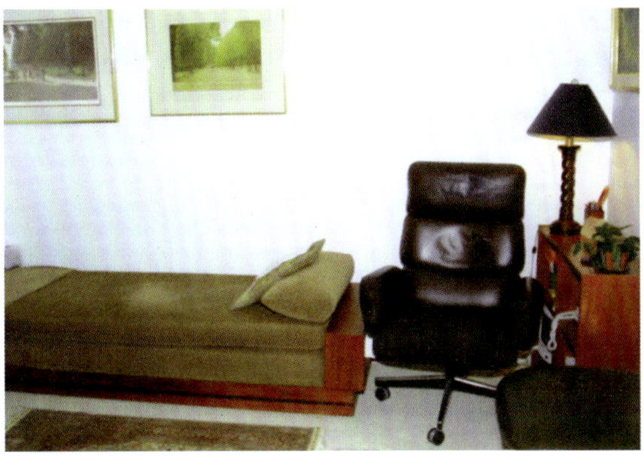

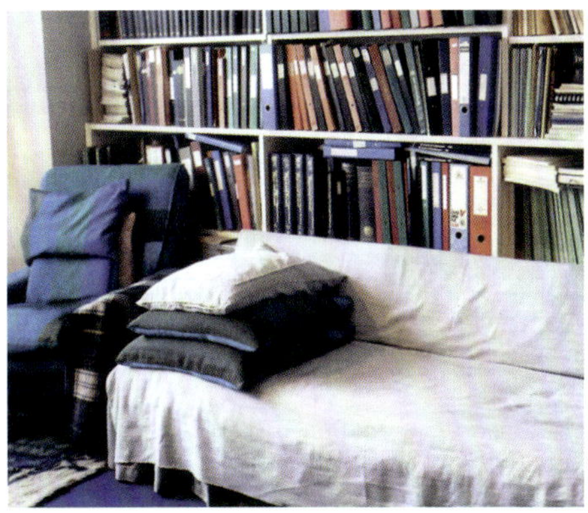

Die Couch von
Robert Tyson,
Kalifornien,
2002

Die Couch von
Pearl King (1918–2015),
London,
2000

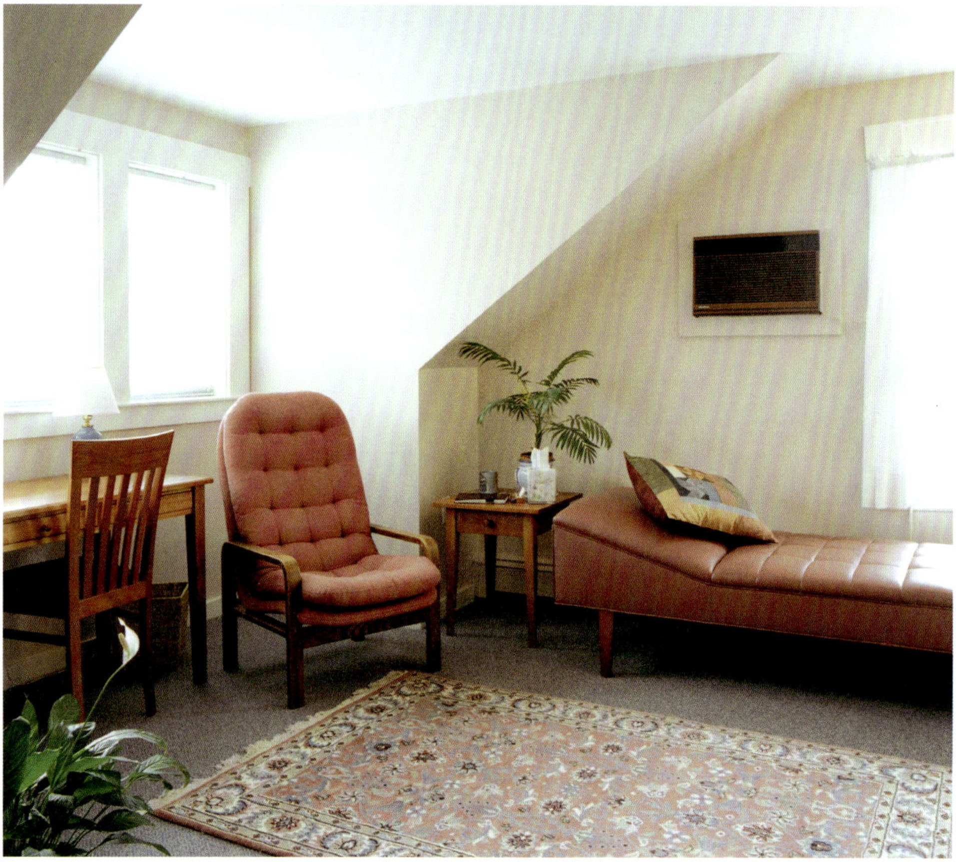

Shellburne Thurber,
Cambridge,
Massachussetts,
analytische Couch,
2000

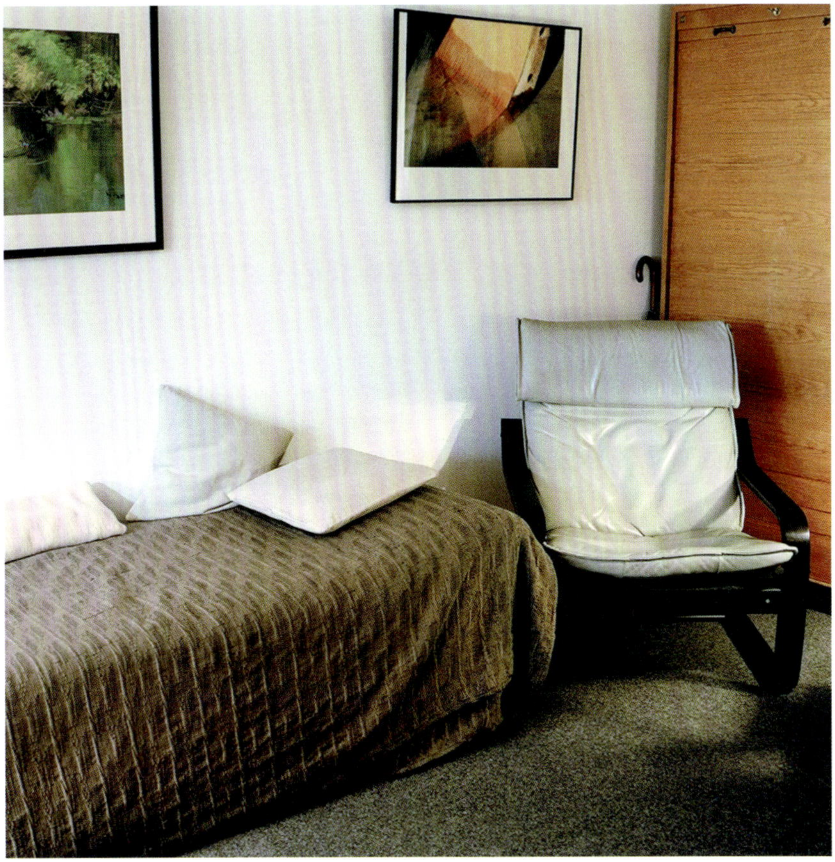

Claudia Guderian,
die Couch von
Ulrich Stuhr, Hamburg,
2002

9

Woher? Wozu? Und überhaupt?

In Ermangelung empirischer Studien kann niemand behaupten, er wisse, für wen oder für welche Art von Problemen die Verwendung der Couch am geeignetsten ist. In jedem Fall aber sind die Couch und das Sprechen im Liegen Teil eines kulturell reichen und faszinierend vieldeutigen Zusammenspiels von Traditionen des Luxus, der Heilung, der Intimität und der erotischen Freiheit.

Die früheste Verwendung der Couch in der Psychoanalyse war eine Inszenierung, in der Analytiker und Analysand Teil eines Zeremoniells waren, das ihr gemeinsames Unterfangen in einen Kontext bettete und ihnen versicherte, dass sie gemeinsam einen Pfad beschritten, der zugleich ausgetreten und aufregend neu war.

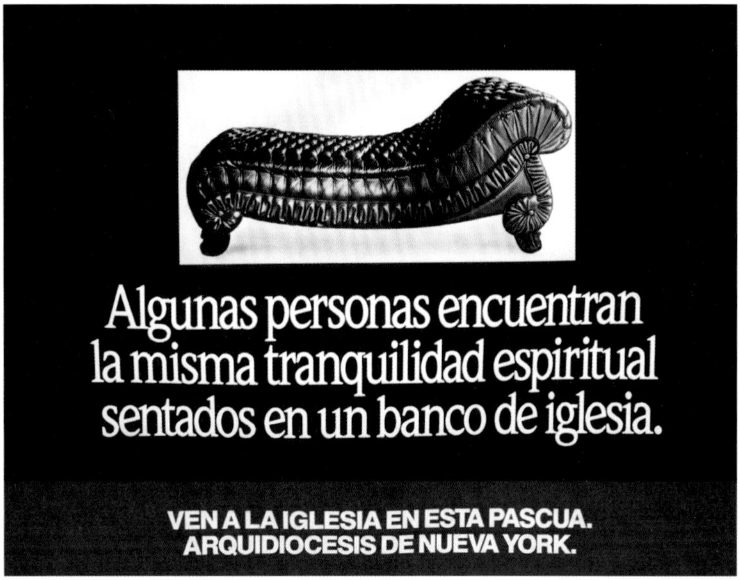
Algunas personas encuentran
la misma tranquilidad espiritual
sentados en un banco de iglesia.
VEN A LA IGLESIA EN ESTA PASCUA.
ARQUIDIOCESIS DE NUEVA YORK.

Plakat aus der New Yorker U-Bahn, 1991

Heutzutage ist die Couch nicht nur eine Ikone für die unbeteiligte Öffentlichkeit (Abbildung oben). Sie dient auch der analytischen Dyade, indem sie diese auf eine beruhigende Weise in eine klinische Tradition stellt, die – obwohl ihr die empirische Bestätigung fehlt – dank des ikonischen Status der Couch weithin kulturelle Gültigkeit beanspruchen kann.

Die Einladung des Analytikers an den Analysanden, sich auf die Couch zu legen, lässt sich als eine Art Initiationsritual verstehen, nicht nur als routinisierte Vorgehensweise, sondern auch im tieferen Sinne einer „bewussten Dislozierung oder Desorientierung des Ichs", die Teil eines „epiphanischen Ritus des Vordringens zu tieferer Selbsterkenntnis" ist.[1] Die analytische Couch ist zum Sinnbild eines kulturellen Narrativs der Selbsterfahrung geworden.[2]

Das moralische Interieur des Analytikers (Kapitel 8, Seite 153 ff.) entfacht und zähmt die Sexualität des vertraulichen Gesprächs gleichermaßen. Es vermittelt zwischen Transgression (Abbildung Seite 176) und Isolation (Abbildungen Seite 177).

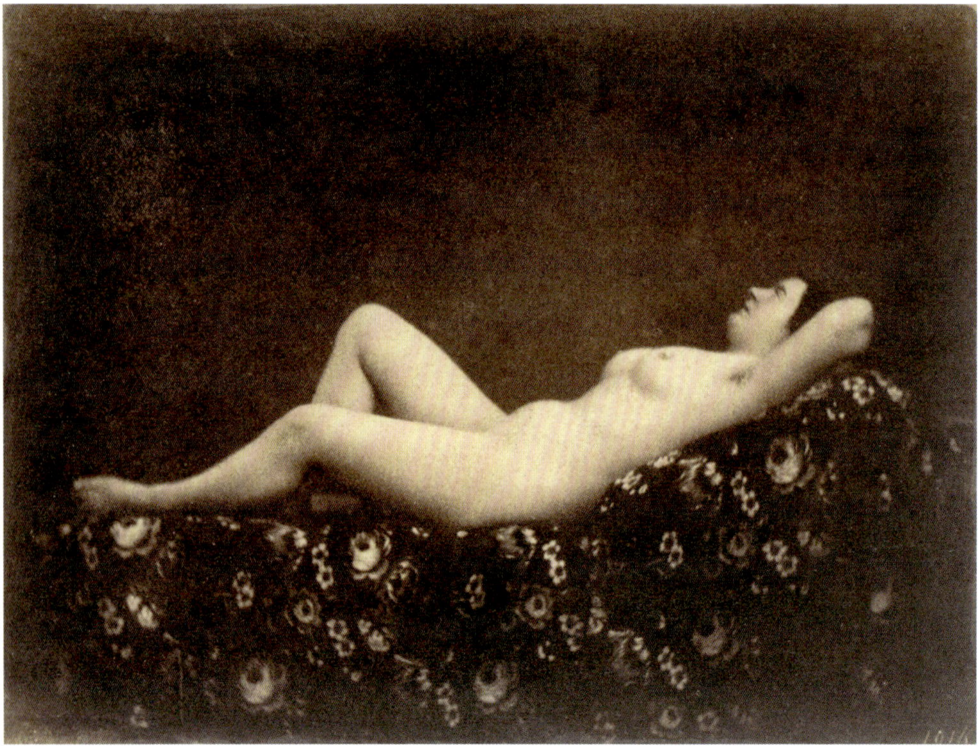

Anonym,
weiblicher Akt,
1853

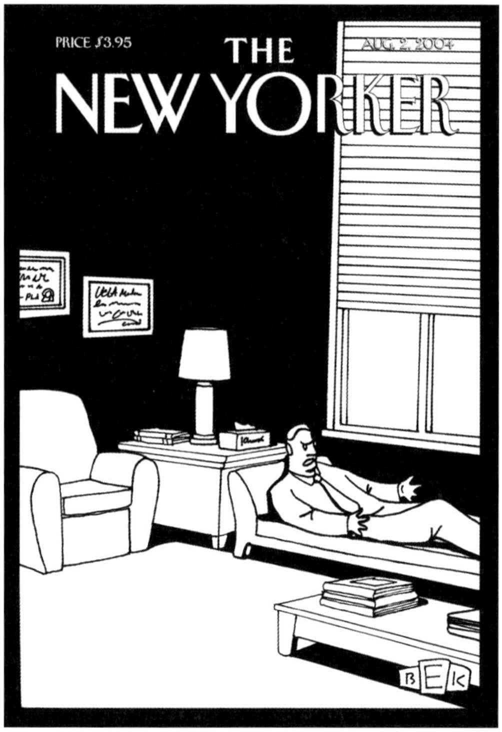

rechts:
„Der August ist ein schlechter Monat",
Titelbild
des *New Yorker*,
2004

unten:
„August am Cape",
Cartoon
des *New Yorker*,
2009

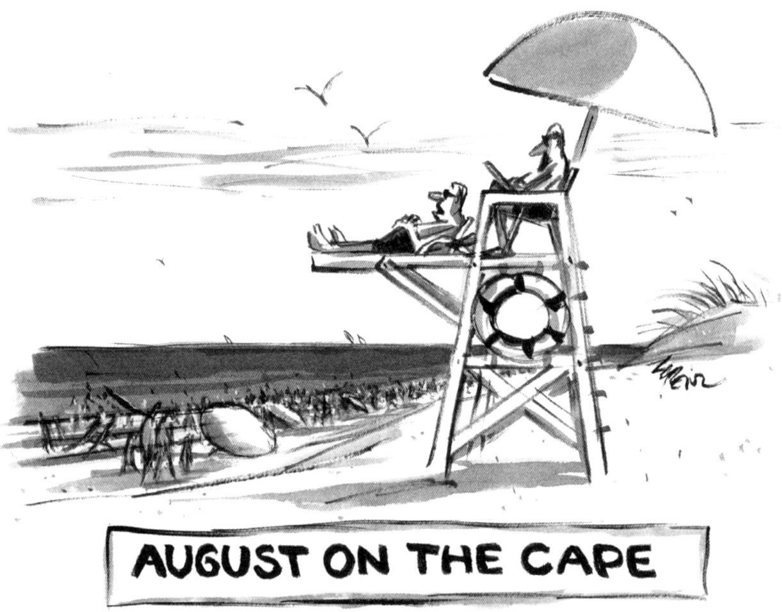

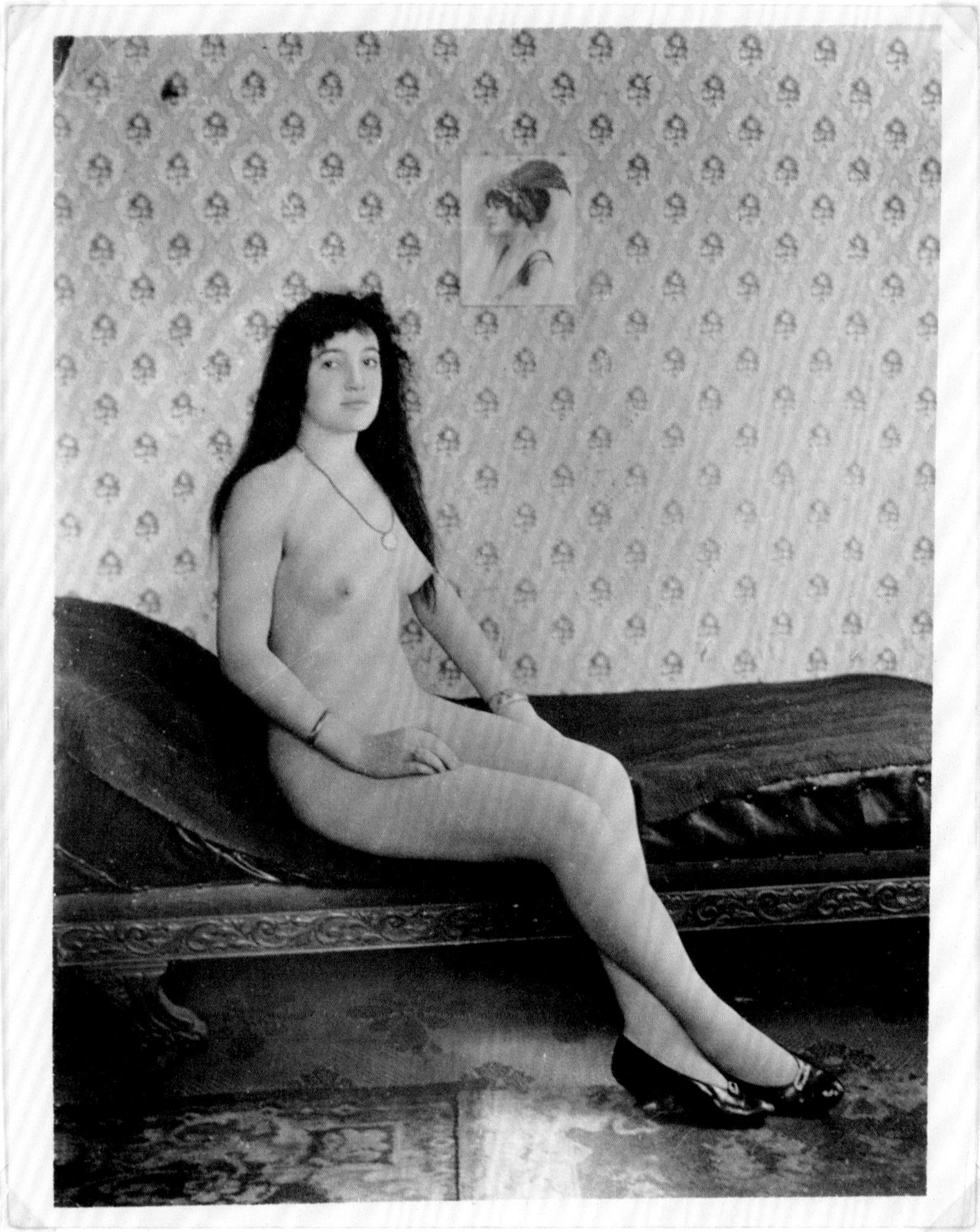

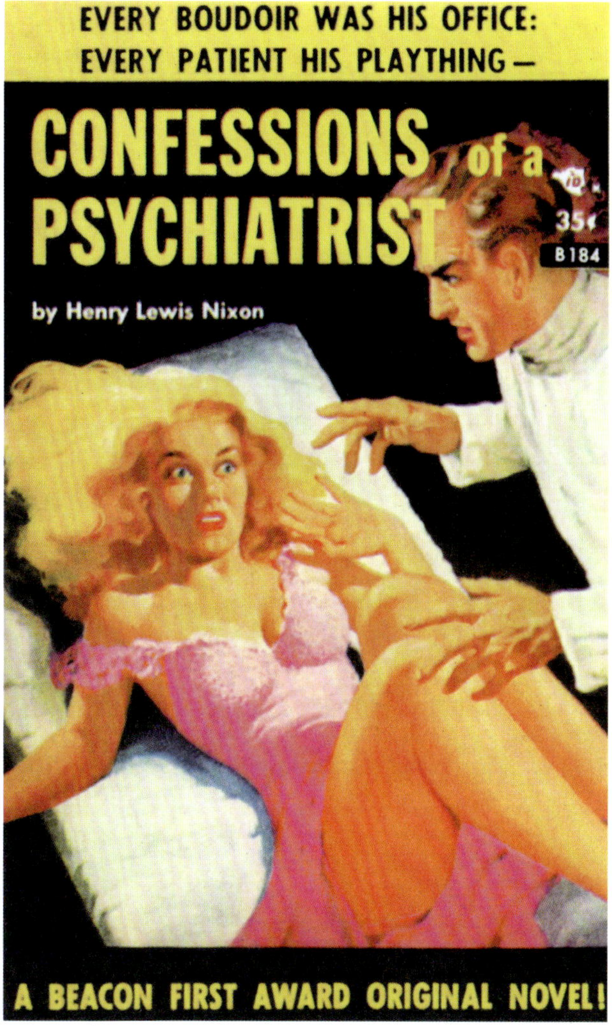

links:
Ernest J. Bellocq,
Prostituierte in New Orleans,
ca. 1912.
Man beachte, wie das Modell auf genau jener Art von Chaiselongue oder Ruhebett posiert, das heute als typische Analysecouch gilt, wie man im Vergleich zu den Abbildungen auf den Seiten 166 und 168 bis 171 sehen kann.

rechts:
„Geständnisse eines Psychiaters", Titelbild der Zeitschrift *Confessions of a Psychiatrist,* 1954

In klassischen psychoanalytischen Therapietheorien begegnete man dem transgressiven Potenzial des Liegens (Abbildungen auf dieser Doppelseite) durch die Kodifizierung methodischer Prinzipien der Neutralität, Abstinenz und Anonymität, wodurch die Couch zu einem Schauplatz von Intimität und zugleich Distanzierung wurde.[3] In der Beziehung zwischen Analytiker und Analysand werden Nähe und Distanz zumindest teilweise durch die Körperhaltung bestimmt. Im klinischen Bereich führt das zu einem dynamischen Gleichgewicht, das Analytiker riskanterweise für selbstverständlich halten.

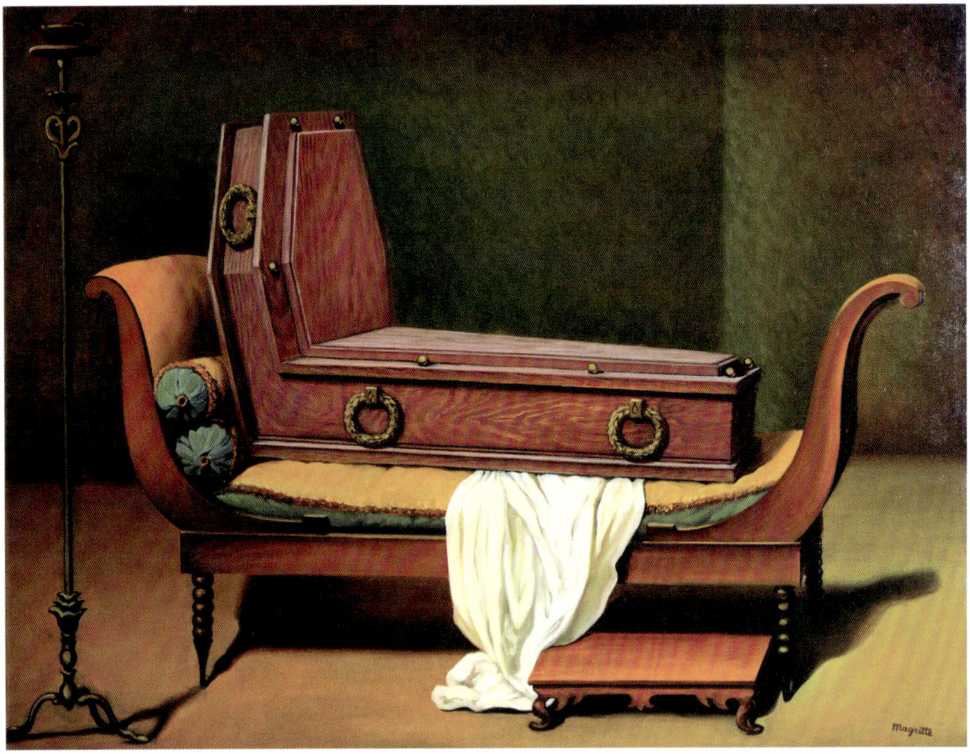

René Magritte,
Mme Récamier de David,
1951
(vgl. Abbildung Seite 65)

Alle Analytiker wissen um die doppelte Gefahr von Verführbarkeit und Gleichgültigkeit (Abbildung links).

Analytiker, die das transgressive Potenzial der Couch aus dem Blick verloren haben, halten sie für antiquiert oder entbehrlich. Doch das Sprechen im Liegen

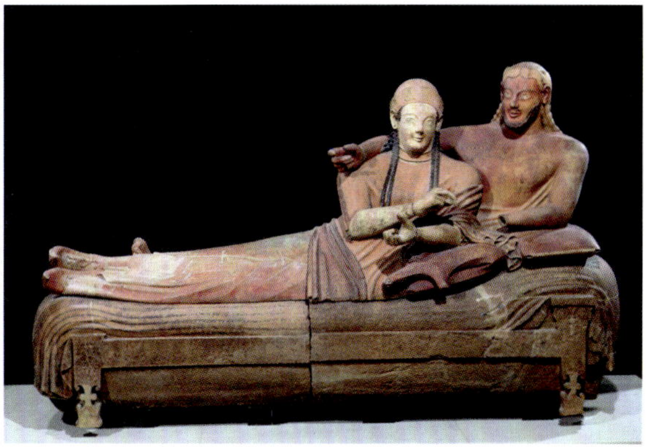

oben:
Etruskischer Sarkophag, 525–500 v. Chr.

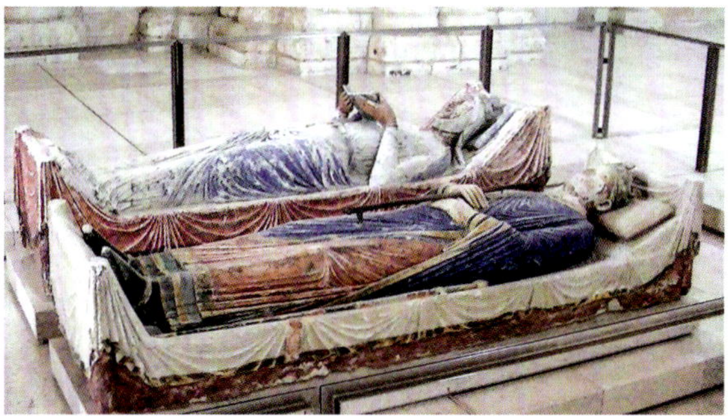

unten:
Grabmal von Eleonore von Aquitanien und Heinrich II., ca. 1210

wird in seiner so offenkundigen wie allzu leicht verdrängten Sonderbarkeit sein transgressives Potenzial immer behalten.[4] Das analytische Paar ist ein transgressives Paar. Gemeinsam sind Analytiker und Analysand Grenzverletzer.[5] In ihrer Fantasie und mit dem, was sie einander sagen können, verletzen sie soziale Gesprächsnormen, um ein kreatives Paar werden zu können. Es wäre töricht zu glauben, Liegen und Sexualität ließen sich je trennen, wo sie doch nicht einmal im Tode getrennt sind (Abbildungen auf dieser Seite unten).[6]

Die Geschichte der Couch erinnert uns an ihre Verwurzelung in Traditionen des Leidens, des Heilens (Abbildung Seite 182), der Intimität und an deren vitalen Ausdruck in Malerei (Abbildung Seite 183), Design und dekorativer Kunst.

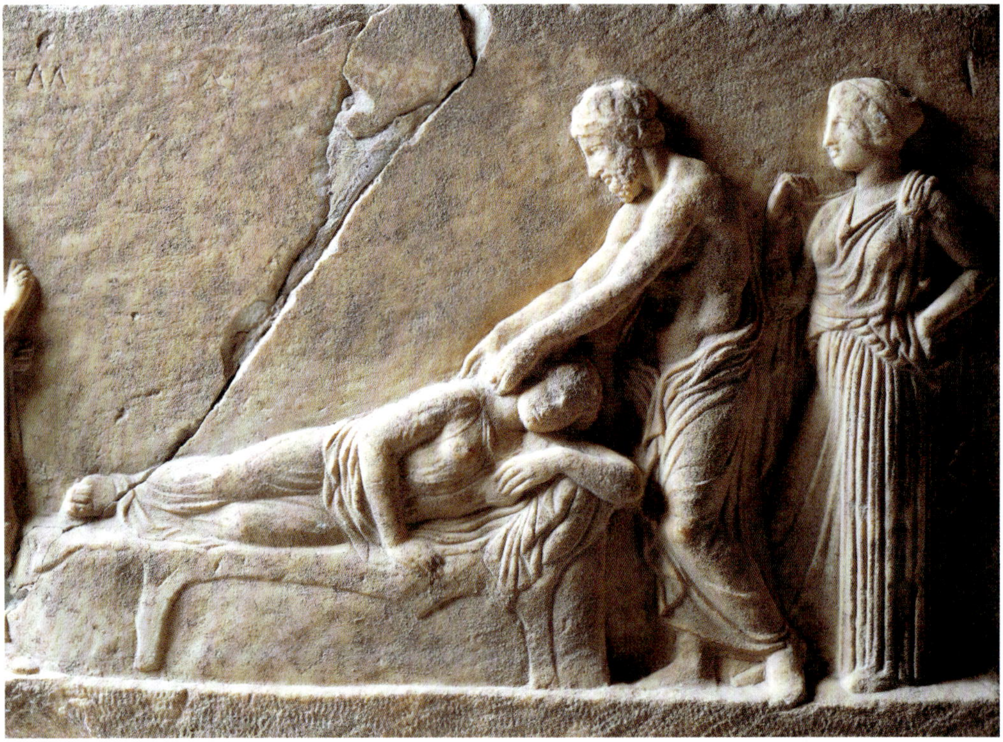

Asklepios heilt
einen Jüngling,
5. Jh. v. Chr.
Der Patient liegt ausgestreckt auf einer traditionellen Kline (siehe Kapitel 2, Seite 27 ff.).

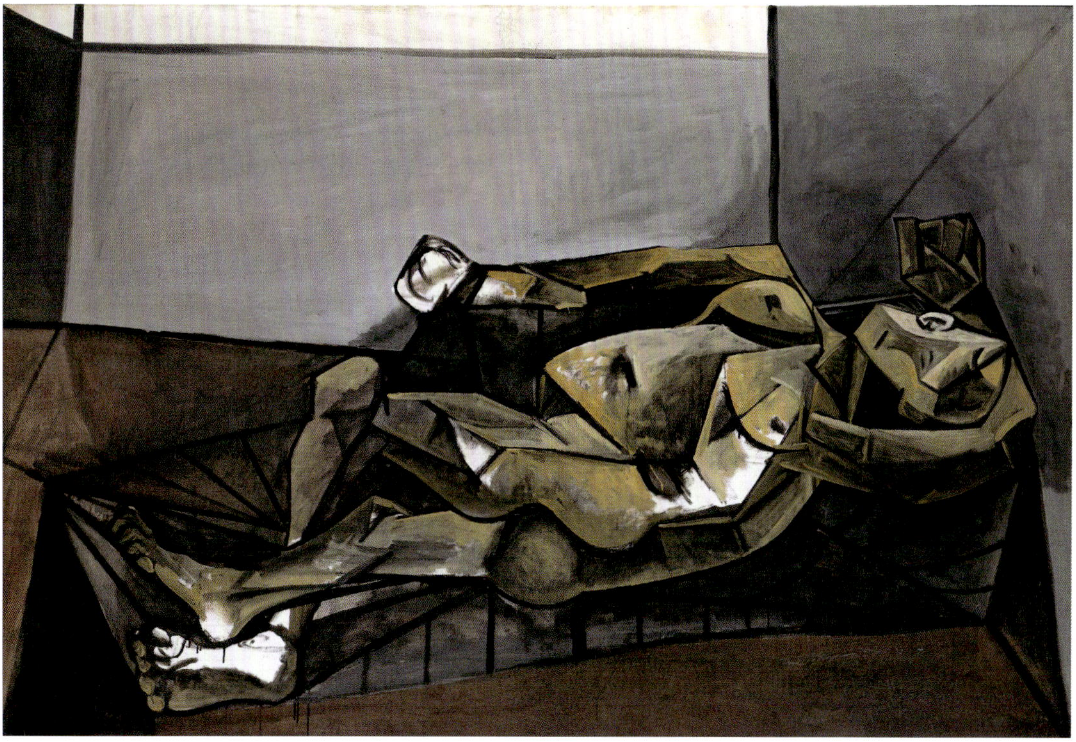

Pablo Picasso,
Nu chouché
(Liegender Akt),
1942

Es sollte klar sein, dass die Beschreibung der Verwendung der Couch als Inszenierung keineswegs gegen ihre klinische Nützlichkeit spricht, sofern sie sachgemäß verordnet ist. Doch genau wie das freie Assoziieren ist auch die Verwendung der Couch eine Methode; keines von beidem ist ein Selbstzweck.[7] Psycho-

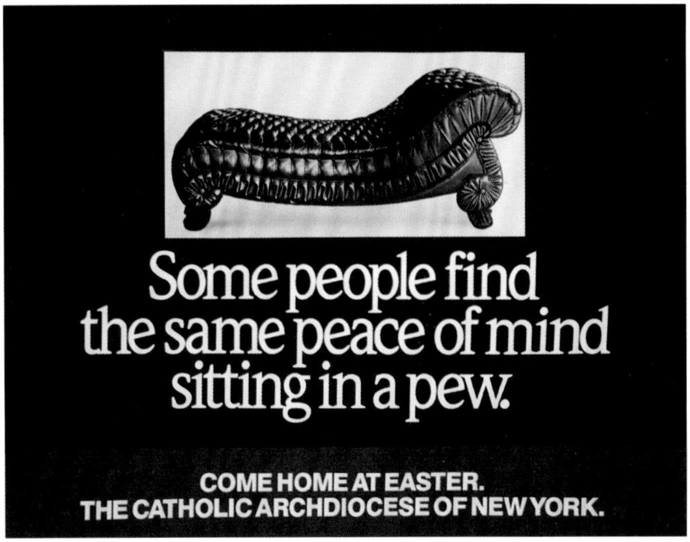
Some people find the same peace of mind sitting in a pew.
COME HOME AT EASTER.
THE CATHOLIC ARCHDIOCESE OF NEW YORK.

Plakat aus der New Yorker U-Bahn, 1991

analytiker, die die Couch routinemäßig oder automatisch verwenden, riskieren einen Konformismus, an dessen Ende die bloße Imitation einer Analyse stehen könnte.[8]

Die Bedeutung von Sitzungshäufigkeit und Körperhaltung ist empirisch noch immer unerforscht. Gibt es spezielle Probleme, für die die Verwendung der Couch besonders hilfreich ist? Gibt es spezielle Indikationen und Kontraindikationen für ihre Verwendung? Was lässt sich über die räumliche Position des Analytikers im Verhältnis zum Patienten auf der Couch sagen? Ist die „Choreografie" des analytischen Settings von Bedeutung?[9]

Derartige Forschungsfragen harren noch ihrer wissenschaftlichen Untersuchung. Vorerst vertraut der Berufsstand auf die klinische Tradition und die individuelle empirische Erfahrung des Praktikers, der alles, was den analytischen Prozess irgendwie begünstigt, mit Recht für eine vernünftige Methode hält.[10] Kaum jemand würde wohl behaupten, eine Person müsse unbedingt auf einer Couch liegen, um irgendeine Form von selbstanalytischer Arbeit leisten zu können. Gleichzeitig ist es kaum vorstellbar, dass irgendjemand bei der klinischen analytischen Arbeit auf den Luxus des Kontakts zur eigenen *Reverie* und des *Containments* von Gegenübertragung verzichten würde, den das patientische Liegen auf der Couch dem Analytiker bietet.[11] Insofern wäre es zum jetzigen Zeitpunkt fragwürdig, ihre Verwendung vorzuschreiben oder aber von ihr abzuraten.[12]

Kann man tatsächlich „die gleiche Seelenruhe in einer Kirchenbank" finden, wie es die Werbeanzeige in der Abbildung links verspricht? Eher unwahrscheinlich. Eine andere Art von Seelenruhe vielleicht, wie es der obere Text in der Abbildung auf Seite 186 andeutet.

Die Verwendung der Couch eröffnet die Möglichkeit zu einem merkwürdig eindringlichen Gespräch des Ichs, das man nirgendwo sonst führen kann. Funktion und Bedeutung des Sprechens im Liegen sind für dieses Gespräch wesentlich. Das Sprechen im Liegen transzendiert das freie Assoziieren, indem es eine Art intrapsychisches und interpersonelles Schwelgen erlaubt. Das Sprechen im Liegen ermöglicht eine Erfahrung des Selbstseins, wie sie in der sozialen Welt sonst schlicht nicht existiert.

Das hat manche Analytiker gleichwohl nicht von Angriffen auf die Couch abgehalten. Wie bereits in Kapitel 1 (Seite 15 ff.) erwähnt, ist die Couch – und zwar innerhalb der Zunft — als etwas verspottet worden, das den Analysanden infantilisiert, den Analytiker vor Konflikten schützt und Analytiker wie Analysanden daran hindert, sich wirklich aufeinander einzulassen.[13] Das sind problematische Behauptungen, weil sie dem Analytiker eine starre, doktrinäre oder übertrieben abgeklärte Haltung unterstellen, statt ein Bemühen, die jeweiligen Vorgänge zu erspüren und die Methoden entsprechend anzupassen. Noch heimtückischer ist es, dass diese Verunglimpfung des Sprechens im Liegen einen Angriff auf Privatsphäre und Freiheit sowohl des Analysanden als auch des Analytikers darstellt.

Was könnte Psychoanalytiker veranlassen, eines der Markenzeichen der eigenen Zunft zu verunglimpfen? Der dänische Philosoph Sören Kierkegaard (1813–1855) schrieb schon 1846 recht ahnungsvoll, seine Zeit sei „die Zeit der Annoncen, die Zeit der vermischten Neuigkeiten".[14] In einer solchen Zeit der Selbstentblößung und Hypertransparenz (Abbildung Seite 188) gelten Privatsphäre und vertrauliche Äußerung nur wenig, während eine Art perverser Egalitarismus zur neuen Religion erhoben ist. Mit dieser *Nivellierung*, so Kierkegaard, versuchten die

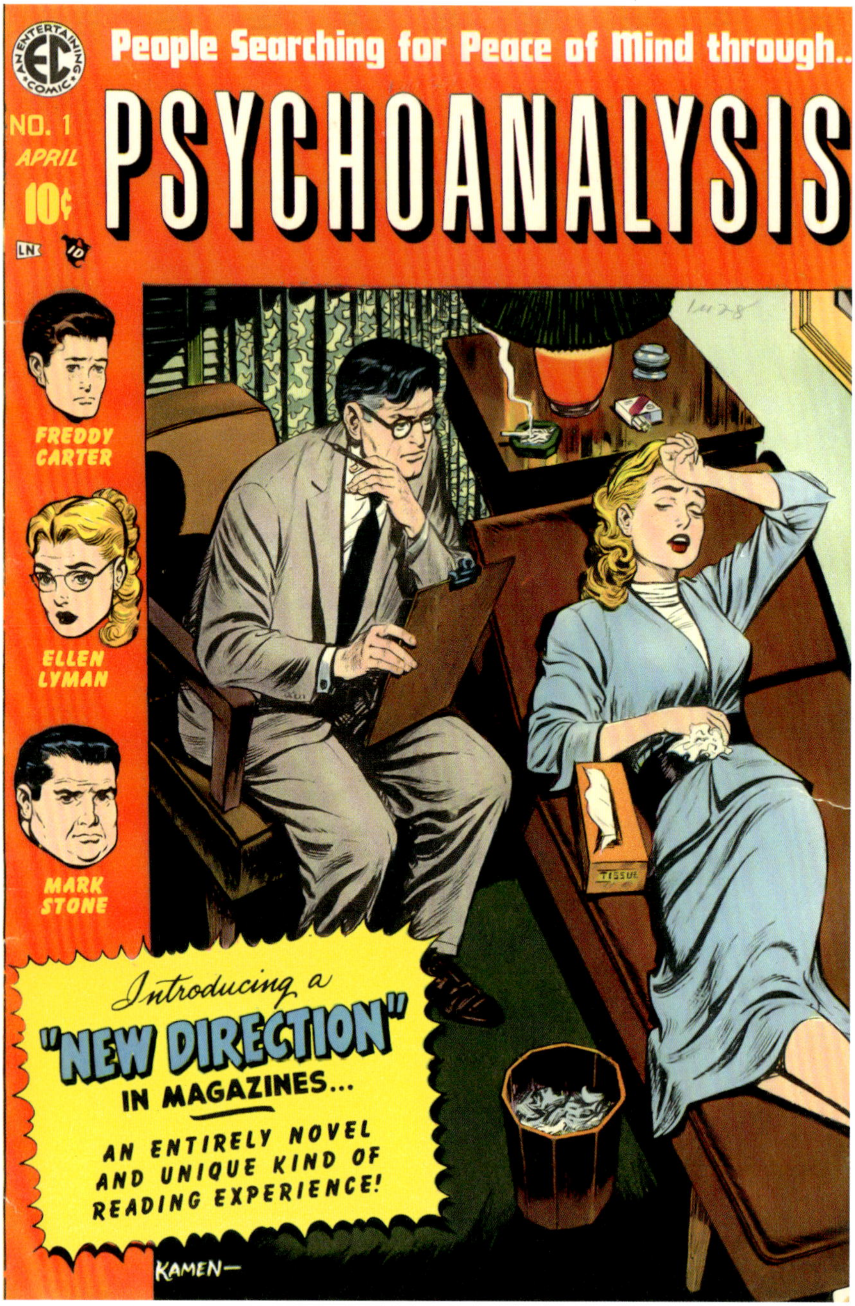

Psychoanalysis (Comic-Heft), Titelbild der ersten Ausgabe mit dem Text: „Menschen auf der Suche nach Seelenruhe durch Psychoanalyse", 1955

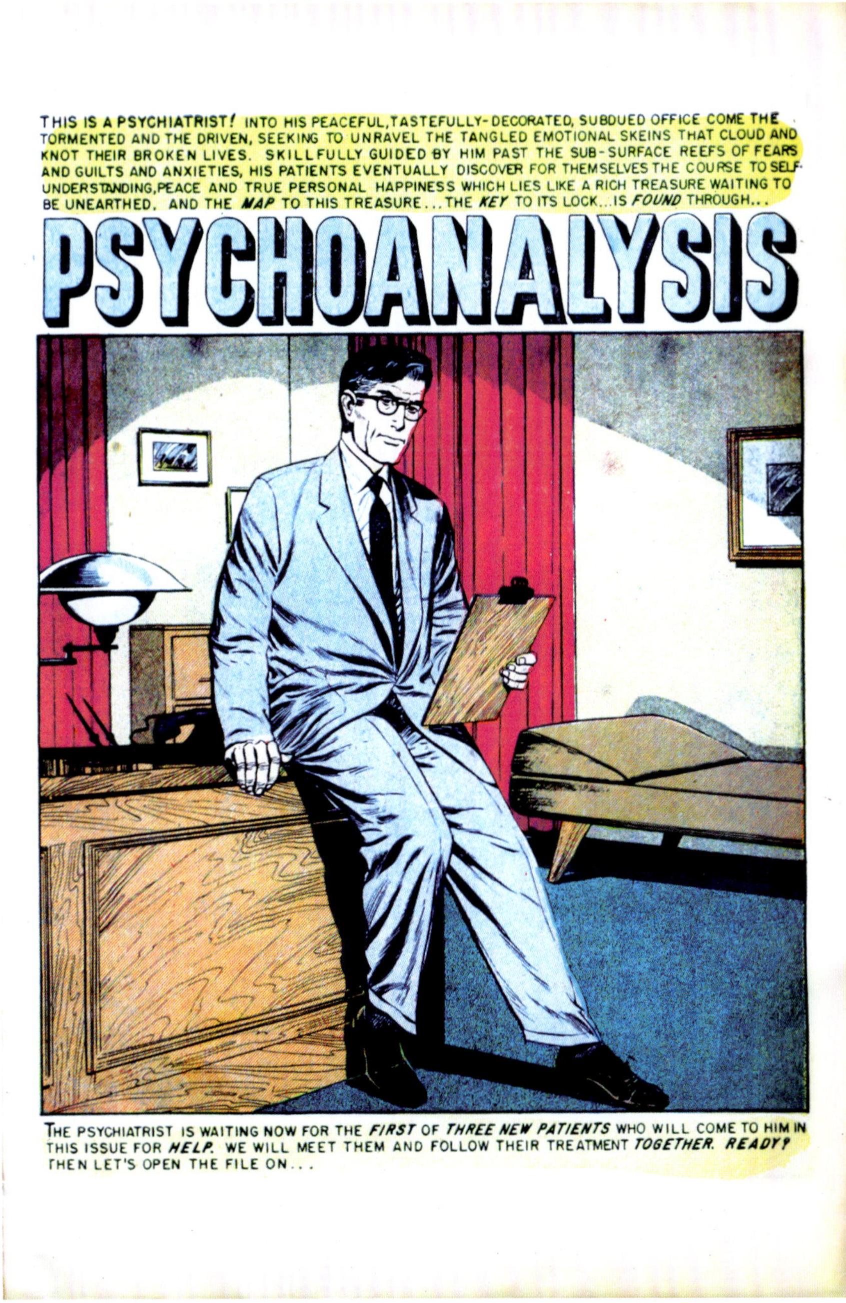
THIS IS A PSYCHIATRIST! INTO HIS PEACEFUL, TASTEFULLY-DECORATED, SUBDUED OFFICE COME THE TORMENTED AND THE DRIVEN, SEEKING TO UNRAVEL THE TANGLED EMOTIONAL SKEINS THAT CLOUD AND KNOT THEIR BROKEN LIVES. SKILLFULLY GUIDED BY HIM PAST THE SUB-SURFACE REEFS OF FEARS AND GUILTS AND ANXIETIES, HIS PATIENTS EVENTUALLY DISCOVER FOR THEMSELVES THE COURSE TO SELF-UNDERSTANDING, PEACE AND TRUE PERSONAL HAPPINESS WHICH LIES LIKE A RICH TREASURE WAITING TO BE UNEARTHED. AND THE MAP TO THIS TREASURE... THE KEY TO ITS LOCK... IS FOUND THROUGH...
PSYCHOANALYSIS
THE PSYCHIATRIST IS WAITING NOW FOR THE FIRST OF THREE NEW PATIENTS WHO WILL COME TO HIM IN THIS ISSUE FOR HELP. WE WILL MEET THEM AND FOLLOW THEIR TREATMENT TOGETHER. READY? THEN LET'S OPEN THE FILE ON...

Psychoanalysis, 1955. Seite 1 führt den Psychiater bzw. Psychoanalytiker ein, der der Protagonist aller drei in Ausgabe 1 präsentierten Fallgeschichten ist. Man beachte, dass das Dekor seiner Praxis im Text als „geschmackvoll" und „dezent" beschrieben wird. Seine klineartige Couch ist eine jener Varianten, die am ehesten mit der psychoanalytischen Praxis des 20. und 21. Jahrhunderts assoziiert werden (vgl. Abbildungen auf den Seiten 166, 168 bis 171 und 178).

Menschen, Neidgefühle zu verhindern. „Wenn man", so behauptete er, „[das Herausragende] nach und nach in Einbildung verwandeln könnte, so würde man mit Vergnügen Hurra vor [dem Herausragenden] schreien".[15] Niemand wird verehrt, solange er oder sie nicht auch lächerlich gemacht werden kann.

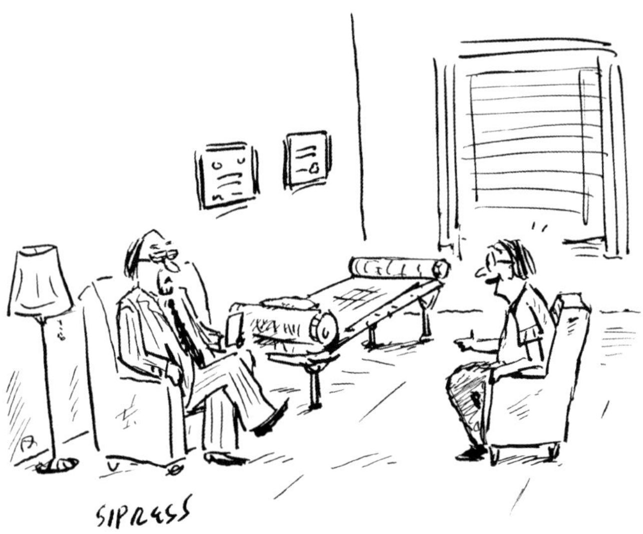

"I love talking to you about my problems. We should do a podcast."

„Ich erzähle Ihnen ja so gern von meinen Problemen. Wir sollten ein Podcast machen." Selbstentblößung und Hypertransparenz in unserer heutigen Zeit, Cartoon aus dem *New Yorker,* o. J.

Tatsächlich spielt sich diese kulturelle Therapie des Neides in Form der Nivellierung auf der Ebene des kollektiven Unbewussten ab. In unserem Zeitalter, dem digitalen, ist das Googeln des eigenen Therapeuten nicht mehr transgressiv. Googeln ist die Norm: Transgressiv ist jetzt die Privatsphäre. Kierkegaards Gedanke lässt sich noch schärfer fassen: In einem antiautoritären, egalitären Zeitalter der Hypertransparenz ist es schwerer, den transgressiven Raum für Privatheit und Innerlichkeit zu bewahren. Durch eine internalisierte Nivellierung, wie sie in den Angriffen auf die Couch durch Psychoanalytiker zum Ausdruck kommt, läuft das analytische Paar Gefahr, seine eigene Privatsphäre zu verletzen, was gemäß sozialer Norm als transgressiv gilt. Eine Geringschätzung der Verwendung der Couch lässt sich durch nichtssagende Hinweise auf Dynamiken von Macht und Unterwerfung rationalisieren.[16]

Man kann der Verwendung der Couch zuschreiben, das freie Assoziieren zu fördern oder zu hemmen, die Erforschung von Schamdynamiken zu erleichtern oder zu erschweren, die Entwicklung einer authentischen interpersonellen Beziehung zwischen Analytiker und Analysand zu begünstigen oder zu behindern, und dass sie verdrängend oder infantilisierend oder stärkend oder befreiend wirkt. Doch dasselbe ließe sich über nahezu jeden Aspekt der psychoanalytischen Methode sagen. Jede psychotherapeutische Intervention kann als autoritär empfunden werden, wenn sie voreilig, unsensibel oder ungeschickt durchgeführt wird. A-priori-Annahmen darüber, wie Analysanden die Verwendung der Couch erleben, sind ungerechtfertigt. In der psychoanalytischen Behandlung haben Analytiker und Analysand die Aufgabe, eine Atmosphäre kritischer Offenheit aufrechtzuerhalten, in der alle Aspekte des Erlebens der Analyse, einschließlich ihrer Methoden und Verfahren, besprochen werden können.

Für den praktizierenden Psychoanalytiker ist die Couch ein Schauplatz großer Widersprüchlichkeit und produktiver Spannung – zwischen Abstinenz und Transgression, Zeremoniell und Spontaneität, Verzicht und Komfort, Selbstprüfung und Fantasie. Auf der Couch gibt sich der Analysand der harten Arbeit und der luxuriösen Freiheit des Sprechens im Liegen hin.

Trotz der gemischten Gefühle mancher heutiger Analytiker bleibt die Couch ein Symbol der Innerlichkeit und Selbstreflektion. Genealogie und Ikonografie der Couch helfen uns, ihre anhaltende kulturelle Resonanz zu verstehen – auch in Zeiten, in denen die Psychoanalyse als Methode an Popularität verloren hat. Von griechisch-römischen Idealen des Vergnügens und der Muße bis zur Rückeroberung des Sprechens im Liegen nach der Französischen Revolution, vom Aufstieg der Couch im 19. Jahrhundert als Einrichtungsgegenstand in Tuberkulose-Sanatorien bis zu ihrer Transformation in ein Schlüsselobjekt modernistischen Designs und ein Metonym für Komfort und Entspannung: Die Couch bleibt ein komplexes Zeichen für Subjektivität und Individualität.

Anhang

Anmerkungen

Vorwort

1 Der Ausdruck „Psy-Disziplinen" *(psy disciplines)* stammt von Rose (1996).

1 Warum wird die Couch in der Psychoanalyse verwendet?

1 Siehe Lable et al. (2010); Schachter und Kächele (2010); Roose (2012).

2 Freud (1913).

3 Der britische Psychoanalytiker W. R. Bion (1897–1979) entwickelte das Konzept der Fähigkeit des Analytikers zu *Reverie* und *Containment* (Bion 1967; 1970). *Containment* bezeichnet das (manchmal gestörte) Vermögen des Analytikers, die intensivsten und schmerzhaftesten Affekte des Patienten in sich aufzunehmen und umzuwandeln, zum Teil mittels der eigenen *Reverie*, die ihm Metabolismus, kreative Elaboration und hilfreiche Artikulation in der Interpretation der schwierigsten Aspekte emotionaler Erfahrungen eines Patienten ermöglicht. Bion (1967) begriff die Fähigkeit des Analytikers zur *Reverie* analog zur mütterlichen *Reverie*, also der mütterlichen Art und Weise, die Bedürfnisse und Wünsche des präverbalen Säuglings zu verstehen. Einem Analytiker, der hinter dem liegenden Patienten sitzt und die üblichen visuellen Zeichen einer Interaktion von Angesicht zu Angesicht unbeachtet lassen kann, fällt es leichter, auf einfallsreiche und generative Weise zuzuhören. Für eine Zusammenfassung dieser Ideen und großartige Beispiele dafür, wie eine heutige Analytikerin diese Ideen in ihrer klinischen Arbeit nutzt, siehe LaFarge (2000). Brown (2011) bietet eine ausführlichere Darstellung des aktuellen Bion'schen Denkens und dessen Anwendung in klinischer Theorie und Praxis. Bions Konzept der *Reverie* lässt sich auch als Erweiterung von Freuds (1912) Prinzip der gleichschwebenden Aufmerksamkeit des Analytikers verstehen.

4 Fairbairn (1958); Stern (1978). Die wichtigsten Texte von W. R. D. Fairbairn (1889–1964) sind in *Das Selbst und die inneren Objektbeziehungen. Eine psychoanalytische Objektbeziehungstheorie* (1952/2000) versammelt. Guntrip (1975) spricht von Phasen des Liegens und Sitzens während seiner Analyse bei Fairbairn. Melanie Klein (1882–1960), die Doyenne der Objektbeziehungstheorie, hielt sich bei ihrer Behandlung von Erwachsenen an das von Freud empfohlene Verfahren.

5 Kelman (1954) behauptet, es gebe „phylogenetische und ontogenetische Belege für die Ansicht, dass das Liegen auf dem Rücken ursprünglicher, primitiver oder unserem eigentlichen Wesen gemäßer ist. Die Streckmuskeln entwickelten sich phylogenetisch früher und stärker" (66).

6 Mehrere Autoren haben versucht, diese Festlegung unter Rückgriff auf Freuds Persönlichkeit oder Biografie zu interpretieren. Gilman (1993) führt in diesem Zusammenhang Freuds Haltung zu seinem Jüdischsein an. Lichtenberg (1995) postuliert eine Abneigung Freuds gegen Schamdynamiken – eine Auffassung, die sich auch bei Forrest (2004) findet. Friedberg und Linn (2012) schreiben die Festlegung Freuds „ungelösten skopophilischen Konflikten" zu (38). Schachter und Kächele (2010) behaupten, Freud habe sich für die Couch entschieden, um die Wutbekundungen seiner Patienten zu minimieren (443) und sich selbst vor Widerspruch „zu schützen" (442, 453). Auch Roazan (1975) unterstellt Freud eine Überempfindlichkeit für Kritik, die zum Wunsch geführt habe, Interaktionen von Angesicht zu Angesicht zu vermeiden. Wie schon

Robertiello (1967) bezeichnet auch Jacobson (1995) die Verwendung der Couch als „historischen Zufall" (304). Greenberg (2001) wiederum beschreibt sie als „das erste nachweisliche Beispiel einer ungeprüften Inszenierung von Gegenübertragung, die mit Verweis auf ihre methodischen Vorzüge begründet wird" (442). Siehe auch Stern (1978), der Fachliteratur über Liegen und Spontaneität sowie über Reizentzug und Lebendigkeit von Träumen anführt. All diese Erklärungen mögen aufschlussreich sein; doch keine bemüht sich, die Verwendung der Couch in einen umfassenderen kulturellen Kontext einzubetten, so wie ich es im Folgenden versuchen werde. Eine Besprechung von Argumenten für und gegen die Verwendung der Couch in der heutigen Psychoanalyse findet sich bei Lable u. a. (2010).

7 Siehe Stern (1978).

8 Celenza (2005) spricht von der Fetischisierung der Couch. Forrest (2004) ist einer ihrer Verächter. Friedberg und Linn (2012) zählen zu den Autoren, die den Nutzen einer Verwendung der Couch bezweifeln. Schachter und Kächele (2010) stehen beispielhaft für jene, die meinen, die Couch führe zu Passivität und Unterwerfung und bringe den Analytiker dazu, „die relative Überlegenheit, Autorität und Macht seiner oder ihrer Position zu genießen" (448). Ihrer Ansicht nach „optimiere" eine Analyse von Angesicht zu Angesicht die Authentizität (451). Auch Roazen (1975) geht davon aus, dass die Couch zur Unterwerfung führt. Vgl. Ross (1999) über die antiautoritären Aspekte des traditionellen psychoanalytischen Settings.

9 Siehe zum Beispiel Aruffo (1995); Goldberger (1995); Sadow (1995).

10 Robertiello (1967) verspottet die Verwendung der Couch als „wahrhaft lächerlichen Anachronismus" (71). In jüngerer Zeit vertrat Forrest (2004) eine ähnliche Ansicht, die ich ganz und gar nicht teile. Meiner Meinung nach zeigen Menschen, die sich einer Analyse unterziehen, normalerweise vielfältige Reaktionen auf das Liegen und erleben die Verwendung der Couch ganz unterschiedlich. Die Bedeutung der liegenden Haltung ist nicht festgelegt oder eindeutig; sie wandelt sich, sofern Analysand und Analytiker sie zur Entfaltung kommen lassen. Einige Patienten mögen das Liegen auf der Couch als Unterwerfung empfinden. Oft aber ist es hilfreich, dieser Reaktion auf den Grund zu gehen und zu sehen, ob sie sich verändert und in andere Reaktionen verwandelt. Es ist unsinnig zu behaupten, man wisse schon im Vorhinein, dass das Liegen auf der Couch als infantilisierend erfahren wird oder dass jedwede Reaktion auf die Couch von Dauer ist. (Ich werde auf dieses Thema in Kapitel 9 (Seite 173 ff.) zurückkommen.) Für eine interessante Meinung zu den sich wandelnden Erfahrungen von Sicherheit und Angst hinsichtlich der Verwendung der Couch siehe Balint (1959), besonders 92–94.

11 Greenacre (1954) zum Beispiel merkt an, schon zu ihrer Zeit sei die Couch „für viele Laien" zum „wichtigsten oder einzigen Hinweis darauf geworden, ob eine Behandlung eine psychoanalytische ist" (635). Ihr Zeitgenosse Kelman (1954) schreibt: „Die analytische Couch ist inzwischen nicht nur Symbol der Psychoanalyse, man hält sie für die Analyse selbst" (65).

12 Freud (1913), 133–134.

2 Symposion und Convivium

1 Gloag (1966), 78.

2 Das Zitat stammt von Brunner (2013), 79. Er führt diesen Punkt wie folgt aus: „Überhaupt haben frühe Menschen ihre Schlafplätze wohl aus Steinen, Holz oder Erde bereitet und für die Bequemlichkeit mit Schichten von Fell, Blättern, Gras, Moos oder Stroh bedeckt“ (80), wenngleich Menschen früher nicht unbedingt im Liegen geschlafen haben müssen.

3 Brunner (2013), 81.

4 Liddell und Scott ([1871] 1935).

5 Siehe vor allem die Bücher II und X der *Politeia*. Berger (2016) liefert eine Analyse der von Sokrates in diesem Zusammenhang diskutierten „Klinopolis“ bzw. „Sofastadt“.

6 Diese Darstellung folgt erneut Brunner (2013), 82.

7 Die Erörterung in diesem Abschnitt stützt sich auf die Arbeiten von Roller (2006) und Dunbabin (2003).

8 Das griechische Wort συμπόσιον (*Symposion*), dessen bekanntere lateinische Entsprechung „Symposium“ ist, stammt vom Wort für einen Trinkgesellen (συμπότης) bzw. vom Verb für „zusammen trinken“ (συμπίνειν) ab. Klassisches Beispiel ist Platons *Symposion* (ca. 385–370 v. Chr.).

9 Die Zitate stammen aus Dunbabin (2003), 13 und 202.

10 Roller (2006).

11 A. a. O., 176. Roller erklärt, dass es im antiken Rom drei Möglichkeiten der Freilassung gab: 1. durch unmittelbare Verfügung des Herrn, 2. durch eine Verfügung im Testament des Herrn, 3. indem sich die Sklaven selbst freikauften.

12 Rudofsky (1980), 26.

13 Gowers (2006), 7.

14 Rudofsky (1980).

15 Womöglich ist das Leeren von vier Gläsern Wein am Sederabend des Pessachfests ein Überbleibsel des griechischen Symposion.

16 Hierauf weist Roller (2006) hin.

17 Kelman (1954); Rieff (1979); Ross (1999) zitiert ein Diktum von George Klein: „Körperhaltung ist Wahrnehmung“ (92).

18 Roller (2006).

19 Rybczynski (1986).

20 Gloag (1966); Pardailhé-Galabrun (1991). Im Mittelalter und der frühen Renaissance war das Bett europaweit „ein Prestigeobjekt, wie Literatur, Malerei und notarielle Urkunden zeigen“ (Duby 1988, 184). Es war auch „beinahe das einzige Möbelstück, das je einem treuen Diener, einem bedürftigen Angehörigen oder einem Krankenhaus vermacht wurde“ (a. a. O., 490).

21 Übernommen aus dem *Oxford English Dictionary*. Das französische Wort „douane“ für Zoll stammt ebenfalls vom arabischen „diwan“ ab – ein weiterer Beleg für die juristischen, bürokratischen und politischen Konnotationen dieses Wortes.

22 Für wissenschaftliche Studien zum *Lit de justice* siehe Hanley (1983), Holt (1988) und Fraser (2006). Siehe auch Duby (1988, 491). Zum letzten *Lit de justice* siehe Schama (1989).

3 Die Entwicklung der Couch und der Aufstieg des Sofas

1 Wright (1962), 40.
2 Aus dem *Oxford English Dictionary* (*OED*). Das Zitat von 1576 stammt von einem Autor namens Fleming. Weitere Beispiele im *OED* von Bacon (1605), Milton (1667) und anderen belegen dieselbe Doppeldeutigkeit im 16. und 17. Jahrhundert. Siehe auch Duby (1988).
3 Siehe Campbell (1999), 327.
4 Rybczynski (1986), 83.
5 A. a. O., 84. Siehe auch Thornton (1984).
6 Rybczynski (1986), 95. Reifröcke kamen in Frankreich in der zweiten Dekade des 18. Jahrhunderts in Mode und zwangen die *Menuisiers*, die Armlehnen ihrer Sitzmöbel weiter hinten anzubringen, damit die Röcke in ihrer ganzen Fülle Platz fanden (Verlet, 1991).
7 Siehe Talbott (2002); DeJean (2009).
8 Die Zitate stammen aus DeJean (2009), 115, 124.
9 Pardailhé-Galabrun (1991), 101. Das Wort „Sofa“ existiert im Französischen, Deutschen, Italienischen, Spanischen, Portugiesischen und Englischen.
10 Verlet (1991).
11 Der Ausdruck „kontingente Verursachung“ (*contingent causation*) ist von Gaddis (2002) übernommen.

4 Komfort, Liegen, Innerlichkeit und Transgression

1 Auf die problematische Verschränkung von Heilung, Erotik und potenzieller Grenzüberschreitung werden wir in Kapitel 9 (S. 173 ff.) zurückkommen. Die Figur des lüsternen Arztes mit seiner bettlägerigen, in jedem Fall aber auf dem Rücken liegenden Patientin gab es offenkundig schon lange vor Entstehung der Psychoanalyse. Dennoch findet sie leider insofern eine Entsprechung in der Figur des sitzenden Analytikers mit seiner liegenden Analysandin, als die frühe Geschichte der Psychoanalyse voll von solchen Grenzverletzungen ist.
2 Siehe Kasson (1990); Talbott (2002); DeJean (2009).
3 Rybczynski (1986); Pardailhé-Galabrun (1991); DeJean (2009).
4 Rybczynski (1986); Pardailhé-Galabrun (1991).
5 Noch Mitte des 18. Jahrhunderts hatten weniger als 10 Prozent der Pariser Herrenhäuser (*hôtels*) spezielle Badezimmer, während 1801 schon rund 30 Prozent aller seit 1770 gebauten Luxusdomizile über solche verfügten (Pardailhé-Galabrun, 1991).
6 Pardailhé-Galabrun (1991).
7 Ebenda. Zwar datiert Sir John Harringtons Wasserklosett aus 1596, doch erst 1778 erfand Joseph Bramah das Wasserklosett in Form einer Toilettenschüssel mit Wasserverschluss, der den Kloakengestank fernhielt (Rybczynski 1986). Die wichtigsten Entwicklungen in dieser Hinsicht jedoch fanden nicht vor der zweiten Hälfte des 19. Jahrhunderts bzw. erst Anfang des 20. Jahrhunderts statt. So verfügten die Pariser erst ab 1860 über fließendes Trinkwasser in ihren Wohnungen; die Installation von Gas und Elektrizität erfolgte in Paris ab 1878, die von Wasserleitungen ab 1883 (Pardailhé-Galabrun 1991). Spülklosetts waren noch bis Mitte der 1880er-Jahre ungebräuchlich (Perrot 1990). Deren Massenproduktion wurde erst in den

1860er-Jahren durch den Londoner Klempner Thomas Crapper in Gang gesetzt (DeJean 2009). Eine französische Erhebung weist nach, dass 1886 mehr als 40 Prozent aller Wohnhäuser in Marseille kein Abwassersystem hatten (Perrot 1990). Generell waren Zentralheizung, Wasseranschlüsse im Gebäudeinneren, fließendes warmes und kaltes Wasser, elektrisches Licht und Strom sowie Aufzüge vor 1890 unüblich oder unerschwinglich; um 1920 war all dies weithin verfügbar (Rybczynski 1986).

8 DeJean (2009).

9 Für diesen Aspekt der Bekleidungsgeschichte siehe zum Beispiel Davenport (1948) und Boucher (1987).

10 Die Ausführungen folgen hier DeJean (2009), 139.

11 Trevor-Roper (1969); Midelfort (1972); Roper (2004).

12 Siehe in diesem Zusammenhang die vorzügliche Darstellung der Geschichte der weiblichen Leserin von Belinda Jack (2012).

5 Die Medikalisierung des Komforts

1 Campbell (1999).

2 Die Abbildungen auf Seite 113 präsentieren uns eine Neuauflage des Tricliniums! (Siehe Kapitel 2, Seite 25 ff.) *Plus ça change, plus c'est la même chose.*

3 Ebenda.

4 Streptomycin, Rifampicin und Iproniazid wurden in den 1950er-Jahren eingeführt. Durch einen glücklichen Zufall bescherte die Tuberkulose der Psychiatrie die Monoaminoxidase-Hemmer, also die als MAOI bekannte Gruppe von Antidepressiva, nachdem man zufällig beobachtet hatte, dass sich symptomatische Depressionen bei Tuberkulose-Patienten, die mit Iproniazid behandelt wurden, besserten.

5 Campbell (1999).

6 Ebenda; Talbott (2002).

7 Campbell (1999).

8 Talbott (2002), 126.

9 Housholder (1974); Speert (1973); Talbott (2002).

10 Mayer (2006), 49.

11 Talbott (2002). Mit anderen Worten: Die Produktion erreichte ihren Höhepunkt genau zu der Zeit, als Freud die Couch in seinen prä-psychoanalytischen (hypnotischen) Behandlungen zu verwenden begann (siehe Kapitel 6, Seite 129 ff.).

12 Dazu zählten Josef Hoffmann, Jean Prouvé, Charlotte Perriand, Le Corbusier, Mies van der Rohe, Marcel Breuer, Alvar Alto und Serge Chermayeff (Campbell 1999; Campbell 2005).

6 Das Liegen in Psychiatrie und Therapeutik des 19. Jahrhunderts

1 Zu den Ursprüngen dieses Ausdrucks und der Entstehung der Hypnose und hypnotischen Therapie aus dem Mesmerismus im 19. Jahrhundert siehe Kravis (1988).

2 Für eine verlässliche diesbezügliche Aussage eines führenden Hypnotiseurs im späten 19. und frühen 20. Jahrhundert siehe Forel (1906).

3 Freud (1886; 1888–1889; 1892–1894). Jean-Martin Charcot (1825–1893) begann 1878 mit Untersuchungen zur Hypnose. Charcot und seine Anhänger am Hôpital de la Salpêtrière hielten Suggestibilität für ein Wesensmerkmal der Hysterie, das sich an einer besonderen Empfänglichkeit für Hypnose zeige. Ambroise Auguste Liébeault (1823–1904) und seine Anhänger in der konkurrierenden Schule von Nancy dagegen hielten Suggestibilität für einen universellen Wesenszug des Menschen. Liébeaults Ansichten wurden in den 1880er-Jahren von Hippolyte Bernheim (1840–1919) verbreitet. Bernheim (1888; [1891] 1980) erklärte, dass Hypnose die normale Suggestibilität lediglich erhöhe. Siehe Kravis (1988). Für einen großartigen historischen Überblick über die weitläufigere Entwicklung der Psychoanalyse aus den europäischen Gegebenheiten des 19. Jahrhunderts siehe Makari (2008).
4 Zu diesem Punkt siehe Mayer (2006; 2013). Siehe auch Freuds leidenschaftliche Rezension von Forels Buch über dieses Thema (Freud 1889).
5 Mayer (2006), 49.
6 Swaan (1977). Swaan merkt an, dass es diese Trends in den Praxen niedergelassener Wiener Ärzte „zeitgleich und ähnlich auch in deutschen Städten“ gab (385).
7 Freud (1925), 16.
8 Freud (1888), 55.
9 Monell (1900); Kellogg (1910).

7 Freuds Couch

1 Breuer und Freud (1895).
2 Freud (1901).
3 Siehe zum Beispiel seine diesbezüglichen Anmerkungen in Breuer und Freud (1895, besonders 108–109).
4 Swales (1986), 52.
5 Swales (1986) postuliert Morphinentzug als möglichen iatrogenen Faktor in der Ätiologie ihrer Hysterie-Symptome.
6 Ebenda.
7 Swales (1986), 74–75 Fußnote 62.
8 A. a. O.
9 Die diesbezüglichen Belege sind nicht eindeutig. In einem Artikel für ein medizinisches Lexikon spricht Freud 1891 davon, den Patienten „in einen bequemen Stuhl“ zu setzen (Freud 1891, 108). Andererseits liegt die in „Ein Fall von hypnotischer Heilung“ (Freud 1892–1893) beschriebene Patientin während ihrer Behandlung durch Freud offenkundig auf dem Rücken.
10 Ich bin Dr. Eric Anderson von der Rhode Island School of Design (RISD) dankbar dafür, dass er mich auf diesen Punkt aufmerksam gemacht hat.
11 Sarnitz und Scholz-Strasser (2015), 11.
12 Siehe Collins (2013).
13 Fuss (2004); Swales (1986); Warner (2011).
14 In der Forschung ist man uneins darüber, ob Freud diesen Teppich geschenkt bekommen oder selbst gekauft hat. Warner (2011) spricht von einem Verlobungsgeschenk und schreibt: „Fachleute haben den Teppich inzwischen als einen Kaschgai identifiziert (nicht aus Smyrna, wie Freud dachte), gewebt weiter östlich,

von jenem berühmten Nomadenvolk, das in den wechselnden Steppen und Tälern der Provinz Fars an der Grenze zwischen dem Iran und der Türkei Schafe und Ziegen hütet" (415). Burke (2006) hingegen behauptet, es handle sich um einen iranischen Kaschgai-Teppich, den Freud 1891 auf einer Ausstellung im Österreichischen Handelsmuseum erworben hatte.

15 Moritz Freud war ein Cousin von Sigmund Freud und lebte als Kaufmann in Thessaloniki; im März 1887 heiratete er Freuds Schwester Marie („Mitzi").

16 Siehe Breuer und Freud (1895), 110–111 Fußnote 1.

17 Freud (1904).

18 Swaan (1977).

19 Freud (1904). Darauf hingewiesen hat Mayer (2006).

20 Said (1978).

21 Freud (1913).

22 In Freuds *Gesammelten Werken* findet man die Ausdrücke „Divan", „Diwan", „Kanapee", „Ruhebett" und „Sofa", nicht aber „Couch". Strachey übersetzt all diese Ausdrücke in der englischsprachigen *Standard Edition of the Complete Psychological Works of Sigmund Freud* mit „sofa". Das Wort „couch" kommt in der *Standard Edition* als Substantiv gar nicht vor, sondern nur als Verb. In zeitgenössischen französischen Freud-Übersetzungen, auch der von Laplanche autorisierten PUF-Übersetzung, ist die Rede von „lit de repos". Im modernen deutschen Sprachgebrauch gibt es „die Couch", „der Diwan", „das Kanapee", „das Sofa". Ein typischer Ausdruck im heutigen Deutschen ist: „Ich bin reif für die Couch", was heißt, man sei so erschöpft, dass man eine Pause braucht, aber nicht in dem Sinn, dass man professionelle Hilfe bräuchte. Hingegen bedeutet „Sie ist ein Fall für die Couch", dass diese Person wirklich eine Psychotherapie benötigt.

23 Schätzungen zufolge wurden in den USA in den 1840er-Jahren pro Jahr rund drei Millionen Daguerreotypien angefertigt und in den 1850er-Jahren noch mehr (Grier 1988). Das ist eine beeindruckende Zahl angesichts der Tatsache, dass in den USA laut Erhebung von 1850 nur 23 Millionen Menschen lebten, darunter drei Millionen Sklaven. Daguerreotypien kosteten in den 1850er-Jahren rund 25 Cent. Für die meisten amerikanischen Familien war die Post-mortem-Daguerreotypie im 19. Jahrhundert das erste und einzige Porträt ihres (toten) Kindes (Burns 1990). Die Überlebensrate von Kindern bis zum 10. Lebensjahr lag zwischen 1640 und 1760 bei 74 Prozent, fiel dann aber während des 19. Jahrhunderts auf 50 Prozent oder weniger (Burns 1990).

8 Das moralische Interieur des Analytikers

1 Winnicott ([1960] 1965), 39 Fußnote 1.

2 Den Ausdruck „moralisches Interieur" (*moral interior*) übernehme ich von Snodin und Howard (1996), 147.

3 Mit dem „moralischen Interieur" des Psychoanalytikers meine ich die *inszenierte* (nonverbal kommunizierte) moralische Verfasstheit des Analytikers. Wie und wo inszeniert? Ästhetisch in seinem Sprechzimmer. Es sollte klar sein, dass „moralisch" hier nicht ethisches, also gutes oder schlechtes Verhalten bedeutet; es geht mir auch nicht um die Inszenierung von Gegenübertragung und ihre Rolle im analytischen Prozess. Vielmehr spreche ich von einer nonverbalen Form der Selbstenthüllung: den Wertvorstellungen, die im Erscheinungsbild zum Ausdruck kommen und durch Dekor und Mobiliar des Sprechzimmers, aber auch durch Kleidung und Auftreten des Analytikers inszeniert werden.

4 Siehe Snodin und Howard (1996).
5 Beecher und Stowe (1869).
6 Snodin und Howard (1996).
7 Diese Zitate stammen aus O'Donoghue (2004), 655 und 662.
8 Siehe Gamwell und Wells (1989), Kuspit (1989), Forrester (1994) und O'Donoghue (2004). Freud war 17 Jahre alt, als Schliemann 1873 in Troja seine ersten bedeutenden Funde machte. Als Tutanchamuns Grab 1922 entdeckt wurde, war Freud 66 Jahre alt.
9 Dies schrieb Freud 1931 in einem Brief an Stefan Zweig (zitiert von Forrester 1994).
10 Fuss (2004), 79. Freud erwarb letztlich knapp 2.000 Objekte, hauptsächlich Skulpturen, und überwiegend ägyptische, aber auch griechische, römische, vorderasiatische und asiatische (Gamwell und Wells, 1989).
11 Vgl. Kuspit (1989).
12 Siehe Forrester (1994).
13 Fuss (2004), 90.
14 Siehe Kravis (1988).
15 Forrester (1994).
16 Verlet (1991).
17 Die Ambivalenz der Psychoanalytiker hinsichtlich der analytischen Situation habe ich an anderer Stelle ausführlicher untersucht (Kravis 2013 a; 2013 b).
18 In den 1950er- und 1960er-Jahren, der Blütezeit der amerikanischen Psychoanalyse, und teilweise auch noch in den 1970er- und 1980er-Jahren, hatten viele akademische Psychiater und Psychologen, die keine Psychoanalytiker waren, ebenfalls eine Couch in ihrer Praxis. In dieser Hinsicht war die Couch ein übergreifendes Standessymbol aller Psy-Disziplinen.

9 Woher? Wozu? Und überhaupt?

1 Sherwin (2011), 116–117. „Die Initiation des Übergangsritus ist auch unter dem antiken griechischen Begriff der *Ekphrasis* bekannt: Der Initiierte wird über eine epistemologische und existenzielle Schwelle geführt, von einer Wirklichkeit in eine andere, mittels einer Erfahrung, eines Ereignisses, einer Erscheinung, die transformative Erkenntnisse bietet" (Sherwin 2011, 217 Fußnote 120).
2 Den Ausdruck „kulturelles Narrativ" (*cultural narrative*) übernehme ich von Kirschner (1996).
3 Siehe Goldberger (1995). Klauber (1981) hebt die distanzierenden Aspekte des patientischen Liegens hervor, das seiner Meinung nach der Intimität des analytischen Gesprächs entgegenwirke (siehe besonders 51). Kelmans (1954) verkürzte Diskussion unter der Zwischenüberschrift „Das neurotische Bedürfnis des Analytikers nach der Couch-Position" (75) kann zwar nicht überzeugen, verdient aber Beachtung als ein früher Versuch der Behauptung, sowohl Analytiker als auch Analysand könnten die Couch zur Steuerung von Nähe und Distanz nutzen.
4 Die Vorstellung vom transgressiven Charakter der Psychoanalyse kommt in der oft geäußerten Ansicht zum Ausdruck, die analytische Behandlung sei unglaublich ausschweifend, extravagant und verschwenderisch.
5 Es versteht sich von selbst, dass tatsächliche Grenzverletzungen durch Analytiker unprofessionell, schädigend und antianalytisch sind.

6 Ariès (1962) beschreibt die elisabethanische Grabskulptur mit nebeneinander liegenden Figuren als eine frühe Form des Familienporträts.

7 Dasselbe merkt auch Aruffo (1995) an.

8 Dies ist insofern ein besonderes Problem für die psychoanalytische Ausbildung, als den Kandidaten der Eindruck vermittelt wird, ihre beaufsichtigten Analysen sollten möglichst genau jenem normgerechten oder orthodoxen Bild entsprechen, das die Beobachter (Ausbildungsbetreuer, Fachprüfer etc.) von einer Analyse haben. Das kann angehende Analytiker dazu zwingen, die Couch automatisch oder voreilig zu verordnen, und zu einem Gefühl des Versagens führen, sollte sich ein Analysand aufrecht hinsetzen (Kulish 1996; Lable u. a. 2010). Optimalerweise sollten die Kandidaten ganz frei mit jedem Analysanden die Bedeutung sowie die Vor- und Nachteile analytisch erforschen, die für beide involvierten Parteien mit der Verwendung der Couch verbunden sind. (Eine ähnliche Auffassung vertritt Celenza 2005. Für das frühe Beispiel eines Plädoyers für einen flexiblen Ansatz bei der Verwendung der Couch – verfasst erstaunlicherweise in einer Ära psychoanalytischer Orthodoxie – siehe Kelman 1954.)

9 Diese Fragen sind eingehend von Kelman (1954) diskutiert und von Carlson (2002) nochmals gründlich behandelt worden. Kulish (1996) bespricht die Literatur über Widerstände gegen die Verwendung der Couch und über traditionelle Vorstellungen von Untauglichkeit und Kontraindikationen ihrer Verwendung in älteren psychoanalytischen Publikationen. Anschließend liefert sie ein eigenes, sehr einfühlsam beschriebenes und klinisch hilfreiches Fallbeispiel.

10 Ogden (1996).

11 Der Gedanke, dass die Verwendung der Couch durch den Patienten dem Analytiker die Aufbewahrung von Gegenübertragung erleichtert, wird von Gedo (1995) erwähnt.

12 Skolnick (2015) kritisiert zu Recht die „feste Koppelung von Psychoanalyse und vorgeschriebener Verwendung der Couch" (630). Gleichzeitig aber konstruiert er ein Strohmann-Argument gegen jene, die den Gebrauch der Couch angeblich als *sine qua non* der Anbahnung eines analytischen Prozesses ansehen (634 und passim).

13 Siehe zum Beispiel Forrest (2004), Schachter und Kächele (2010), Friedberg und Linn (2012) und Skolnick (2015). Ein sehr viel früherer (und oft zitierter) Autor, der in dieselbe Kerbe schlägt, ist Robertiello (1967).

14 Kierkegaard ([1846] 1914, 7).

15 A. a. O., 20. Kierkegaard ergänzt noch, dass Menschen allzu sehr dazu neigten, „in Gesellschaft gleichsam zu bewundern, was man doch selbst für unbedeutend ansieht" (11).

16 Verdeutlicht wird dies durch die jüngsten Angriffe auf die Verwendung der Couch *innerhalb* der psychoanalytischen Gemeinde. Ich spreche hier nicht vom selbstverständlichen Prinzip der Flexibilität, der vorurteilsfreien und analytischen Erforschung des Widerwillens gegen die Verwendung der Couch seitens des Patienten, wenn ihm diese empfohlen wurde, oder von Goldbergs (1995) eindrucksvollen Ausführungen über die Verwendung der Couch als Abwehrmaßname. Ich spreche hier von Analytikern, die – gehüllt in den egalitären Mantel des heutigen Zeitgeists – zu wissen vorgeben, dass die Couch ein Relikt einer autoritären Ära ist, und die a priori unterstellen, ihre Verwendung infantilisiere den Patienten oder diene der Vermeidung einer authentischen Beziehung.

Literatur

[Sofern die Titel der US-amerikanischen Originalausgabe auch auf Deutsch erschienen sind, werden die bibliografischen Angaben der deutschen Ausgaben jeweils in eckigen Klammern hinter den Originalangaben angegeben.]

SE = The Standard Edition of the Complete Psychological Works of Sigmund Freud, 24 Bände, herausgegeben und übersetzt von James Strachey, in Zusammenarbeit mit Anna Freud. London: Hogarth Press and the Institute of Psycho-Analysis, 1953–1974. [Sigmund Freud: Gesammelte Werke in achtzehn Bänden mit einem Nachtragsband, herausgegeben von Anna Freud, Marie Bonaparte, E. Bibring, W. Hoffer, E. Kris und O. Osakower. Frankfurt am Main: S. Fischer, seit 1940.]

A

Ariès, Phillipe 1962: Centuries of Childhood: A Social History of Family Life. Übersetzt von Robert Baldick. New York: Knopf. [Geschichte der Kindheit. München: Hanser, 1975.]

Aruffo, Roy N. 1995: „The Couch: Reflections from an Interactional View of Analysis“ in: Psychoanalytic Inquiry. A Topical Journal for Mental Health Professionals (Nr. 15 (3), S. 369-385).

B

Balint, Michael 1959: Thrills and Regressions. Madison, CT: International Universities Press. [Angstlust und Regression. 9. Druckauflage. Stuttgart: Klett-Cotta, 2017.]

Barwise, Sidney 1916: „A Note on the Derbyshire Sanatorium“ in: British Journal of Tuberculosis (Nr. 10 (3), S. 126–131).

Beecher, Catharine Esther, und Stowe, Harriet Beecher 1869: The American Woman's Home. New York: J. B. Ford.

Berger, Harry: „Couch City: The Discourse of the Couch in Plato's 'Republic'“. www.academia.edu/2518590/Couch_City_The_Discourse_of_the_Couch_in_Platos_Republic_ (Zugriff am 24. August 2016).

Bernheim, Hippolyte 1888: Suggestive Therapeutics: A Treatise on the Nature and Uses of Hypnotism. Übersetzt von Christian Archibald Herter. New York: G. P. Putnam's Sons. [Die Suggestion und ihre Heilwirkung. Aus dem Französischen von Sigmund Freud. Nachdruck der Originalausgabe von 1888. Graz: Edition Geheimes Wissen, 2014.]

Bernheim, Hippolyte [1891] 1980: Hypnotism, Suggestion, and Psychotherapy: New Studies. Übersetzt von Richard S. Sander. New York: International Universities Press. [Neue Studien über Hypnotismus, Suggestion und Psychotherapie. Aus dem Französischen von Sigmund Freud. Nachdruck der Originalausgabe von 1892. Norderstedt: Vero Verlag, 2014.]

Bion, Wilfred R. 1967: Second Thoughts: Selected Papers on Psycho-Analysis. London: William Heinemann Medical Books. [Frühe Vorträge und Schriften mit einem kritischen Kommentar: „Second Thoughts“. Frankfurt am Main: Brandes & Apsel, 2013.]

Bion, Wilfred R. 1970: Attention and Interpretation. London: Tavistock. [Aufmerksamkeit und Deutung. Tübingen: Edition diskord, 2006.]

Boucher, Francois 1987: 20,000 Years of Fashion: The History of Costume and Personal Adornment. New York: Abrams.

Breuer, Josef, und Freud, Sigmund 1895: Studies on Hysteria. SE 2. [Studien über Hysterie. Frankfurt am Main: S. Fischer, 1991.]

Brown, Lawrence J. 2011: Intersubjective Processes and the Unconscious: An Integration of Freudian, Kleinian and Bionian Perspectives. London: Routledge.
Brunner, Bernd 2013. The Art of Lying Down: A Guide to Horizontal Living. Übersetzt von Lori Lantz. Brooklyn: Melville House. [Die Kunst des Liegens: Handbuch der horizontalen Lebensform. Berlin: Galiani, 2012.]
Burke, Janine 2006: The Gods of Freud: Sigmund Freud's Art Collection. o. O.: Knopf.
Burns, Stanley B. 1990: Sleeping Beauty: Memorial Photography in America. Altadena: Twelvetrees Press.

C

Campbell, Margaret 1999: „From Cure Chair to 'Chaise Longue': Medical Treatment and the Form of the Modern Recliner" in: Journal of Design History (Nr. 12 (4), S. 327–343).
Campbell, Margaret 2005: „What Tuberculosis Did for Modernism: The Influence of a Curative Environment on Modernist Design and Architecture" in: Medical History (Nr. 49 (4), S. 463–488).
Carlson, David A. 2002: „Free-Swinging Attention" in: Psychoanalytic Quarterly (Nr. 71 , S. 725–750).
Celenza, Andrea 2005: „Vis-a-vis the Couch: Where is Psychoanalysis?" in: The International Journal of Psychoanalysis (Nr. 86 (6), S. 1.645–1.659).
Charlish, Anne (Hrsg.) 1976: The History of Furniture. London: Orbis. [Die Geschichte der Möbel. München: Südwest-Verlag, 1979.]
Collins, Lauren 2013: „London Postcard: Fixer-upper" in: The New Yorker (Ausgabe vom 2. Dezember 2013, S. 23–24).

D

Davenport, Millia 1948: The Book of Costume. New York: Crown Publishers.
DeJean, Joan 2009: The Age of Comfort: When Paris Discovered Casual – and the Modern Home Began. New York: Bloomsbury.
Duby, G (Hrsg.) 1988: A History of Private Life, vol. II: Revelations of the Medieval World. Übersetzt von Arthur Goldhammer. Cambridge, MA: Belknap Press. [Geschichte des privaten Lebens (Band II): Vom Feudalzeitalter zur Renaissance. Frankfurt am Main: Fischer, 1994.]
Dunbabin, Katharine M. D. 2003: The Roman Banquet: Images of Conviviality. Cambridge: Cambridge University Press.

E

Erb, Wilhelm Heinrich 1883: Handbook of Electro-Therapeutics. Übersetzt von L. Putzel. New York: William Wood. [Handbuch der Elektrotherapie. 2. Auflage (Reprint). Saarbrücken: VDM, Müller, 2006.]

F

Fairbairn, W. R. D. 1952: Psychoanalytic Studies of the Personality. London: Tavistock/Routledge. [Das Selbst und die inneren Objektbeziehungen. Eine psychoanalytische Objektbeziehungstheorie. Gießen: Psychosozial-Verlag, 2000.]
Fairbairn, W. R. D. 1958: „On the Nature and Aims of Psycho-analytic Treatment" in: The International Journal of Psychoanalysis (Nr. 39, S. 374–385).
Forel, August 1906: Hypnotism, or Suggestion and Psychotherapy: A Study of the Psychological, Psycho-Physiological and Therapeutic Aspects of Hypnotism. Übersetzung der 5. deutschen Auflage: Henry William Armit. London: Rebman. [Der Hypnotismus oder die Suggestion und Psychotherapie: seine psychologische, psycho-

physiologische und therapeutische Bedeutung. (Reprint der Ausgabe Stuttgart, Enke, 1889) Saarbrücken: VDM, Müller, 2006.]

Forrest, David V. 2004: „Elements of the Dynamics III: The Face and the Couch" in: The Journal of the American Academy of Psychoanalysis and Dynamic Psychiatry (Nr. 32 (3), S.551–564).

Forrester, John 1994: „‚Mille e tre': Freud and Collecting" in: Elsner, John, und Cardinal, Roger (Hrsg.): The Cultures of Collecting (S. 124–251). London: Reaktion Books.

Fraser, Antonia 2006: Love and Louis XIV: The Women in the Life of the Sun King. New York: Anchor Books/Random House.

Freud, Sigmund 1886. Preface to the Translation of Charcot's Lectures on the Diseases of the Nervous System. SE 1. [Vorwort des Übersetzers zu: Charcot, Jean Martin: „Neue Vorlesungen über die Krankheiten des Nervensystems insbesondere über Hysterie". Frankfurt am Main: S. Fischer, 1987.]

Freud, S. 1888. Hysteria. SE 1. [Studien über Hysterie. Frankfurt am Main: S. Fischer, 1991.]

Freud, Sigmund 1888–1889. Preface to the Translation of Bernheim's Suggestion. SE 1. [Vorwort des Übersetzers zu: Bernheim, Hippolyte: Die Suggestion und ihre Heilwirkung. Aus dem Französischen von Sigmund Freud. Frankfurt am Main: S. Fischer, 1991.]

Freud, Sigmund 1888–1892. Papers on Hypnotism and Suggestion: Editor's Introduction. SE 1. [Schriften über Hypnotismus und Suggestion (1887–1896). Frankfurt am Main: S. Fischer, 1987.]

Freud, Sigmund 1889. Review of August Forel's Hypnotism. SE 1. [Rezension von August Forel: Der Hypnotismus. Frankfurt am Main: S. Fischer, 1987.]

Freud, Sigmund 1891. Hypnosis. SE 1. [Hypnose. Frankfurt am Main: S. Fischer, 1987.]

Freud, Sigmund 1892–1893. A Case of Successful Treatment by Hypnotism. SE 1. [Ein Fall von hypnotischer Heilung, nebst Bemerkungen über die Entstehung hysterischer Symptome durch den ‚Gegenwillen'. Frankfurt am Main, S. Fischer, 1952.]

Freud, Sigmund 1892–1894. Preface and Footnotes to the Translation of Charcot's Tuesday Lectures. SE 1. [Vorwort und Anmerkungen zur Übersetzung von J. M. Charcot, Leçons du mardi à la Salpêtrière. Frankfurt am Main: S. Fischer, 1987.]

Freud, Sigmund 1901. The Psychopathology of Everyday Life: Forgetting, Slips of the Tongue, Bungled Actions, Superstitions and Errors. SE 6. [Zur Psychopathologie des Alltagslebens. Über Vergessen, Versprechen, Vergreifen, Aberglaube und Irrtum. Frankfurt am Main: S. Fischer, 2009.]

Freud, S. 1904. Freud's Psycho-Analytic Procedure. SE 7. [Die Freudsche psychoanalytische Methode. Frankfurt am Main: S. Fischer, 2006.]

Freud, Sigmund 1910. Five Lectures on Psycho-Analysis. SE 11. [Über Psychoanalyse. Fünf Vorlesungen. Frankfurt am Main: S. Fischer, 1945.]

Freud, Sigmund 1912. Recommendations to Physicians Practising Psycho-Analysis. SE 12. [Ratschläge für den Arzt bei der psychoanalytischen Behandlung. Frankfurt am Main: S. Fischer, 1945.]

Freud, Sigmund 1913. On Beginning the Treatment. SE 12. [Zur Einleitung der Behandlung. Frankfurt am Main: S. Fischer, 1945.]

Freud, Sigmund 1925. An Autobiographical Study. SE 20. [Autobiographische Notiz. Frankfurt am Main, S. Fischer, 1987.]

Friedberg, Ahron, und Linn, Louis 2012: „The Couch as Icon" in: Psychoanalytic Review (Nr. 99 (1), S. 35–62).

Fuss, Diana 2004: The Sense of an Interior: Four Writers and the Rooms that Shaped Them. London: Routledge.

G

Gaddis, John Lewis 2002: The Landscapes of History: How Historians Map the Past. New York: Oxford University Press.

Gamwell, Lynn, und Wells, Richard (Hrsg.) 1989: Sigmund Freud and Arts: His Personal Collection of Antiquities. New York: Harry N. Abrams.

Gedo, John E. 1995: „Channels of Communication and the Analytic Setup" in: Psychoanalytic Inquiry. A Topical Journal for Mental Health Professionals (Nr. 15, S. 294–303).

Gilman, Sander L. 1993: The Case of Sigmund Freud: Medicine and Identity at the Fin de Siècle. Baltimore: John Hopkins University Press.

Gloag, John 1966: A Social History of Furniture Design: From B. C. 1300 to A. D. 1960. New York: Bonanza Books.

Goldberger, Marianne 1995: „The Couch as Defense and as Potential for Enactment" in: Psychoanalytic Quarterly (Nr. 64 , S. 23–42).

Gowers, Emily 2006: „Lie-down Dinner" in: Times Literary Supplement (22. und 29. Dezember, S. 7).

Greenacre, Phyllis 1954: „The Role of Transference: Practical Considerations in Relation to Psychoanalytic Therapy" in: Emotional Growth: Psychoanalytic Studies of the Gifted and a Great Variety of Other Individuals (Band 2, S. 627–640). New York: International Universities Press.

Greenberg, Jay 2001: „The Analyst's Participation: Response to Commentaries" in: Journal of the American Psychoanalytic Association (Nr. 49 (2), S. 417–426).

Grier, Katherine C.: Culture and Comfort 1988: Parlor Making and Middle-Class Identity 1850–1930. Washington: Smithsonian Institution Press.

Guntrip, Harry 1975: „My Experience of Analysis with Fairbairn and Winnicott (How Complete a Result Does Psycho-Analytic Therapy Achieve?)" in: International Review of Psychoanalysis (Nr. 2, S. 145–156).

H

Hanley, Sarah 1983: The Lit des Justice of the Kings of France: Constitutional Ideology in Legend, Ritual, and Discourse. Princeton: Princeton University Press.

Holt, Mack P. 1988: „The King in Parlement: The Problem of the Lit de justice in 16th-Century France" in: Historical Journal (Nr. 31 (3), S. 507–523).

Housholder, M. 1974: „A Historical Perspective on the Obstetric Chair" in: Surgery Gynecology & Obstetrics (Nr. 139, S. 423–430).

J

Jack, Belinda 2012: The Woman Reader. New Haven: Yale University Press.

Jacobson, Jacob G. 1995. „The Analytic Couch: Facilitator or sine qua non?" in: Psychoanalytic Inquiry. A Topical Journal for Mental Health Professionals (Nr. 15, S. 304–313).

K

Kasson, John F. 1990: Rudeness and Civility: Manners in Nineteenth-Century Urban America. New York: Hill & Wang.

Kellogg, John Harvey 1910: Light Therapeutics: A Practical Manual of Pphototherapy for the Student and the Practitioner. Battle Creek: Good Health Publishing.

Kelman, Harold 1954: „The Use of the Analytic Couch" in: The American Journal of Psychoanalysis (Nr. 14 (1): S. 65–82).

Kierkegaard, Sören [1846] 1962. The Present Age. Übersetzt von Alexander Dru. New York: Harper Perennial. [Kritik der Gegenwart, übersetzt von Theodor Haecker, Brenner-Verlag, Innsbruck 1914.]

Kirschner, Suzanne R. 1996: The Religious and Romantic Origins of Psychoanalysis: Individuation and Integration in Post-Freudian Theory. Cambridge: Cambridge University Press.

Klauber, John 1981: Difficulties in the Analytic Encounter. New York: Jason Aronson. [Schwierigkeiten in der analytischen Begegnung. 1. Auflage. Frankfurt am Main: Suhrkamp, 1988.]

Kravis, Nathan 1988: James Braid's Psychophysiology: A Turning Point in the History of Dynamic Psychiatry" in: The American Journal of Psychiatry (Nr. 145 (10), S. 1.191–1.206).

Kravis, Nathan 2013: „The Analyst's Hatred of Analysis" in: Psychoanalytic Quarterly (Nr. 82 (1), S. 89–114).

Kravis, Nathan 2013: „Fuck Redux: A Review and Commentary" in: Journal of the American Psychoanalytic Association (Nr. 61 (3), S. 527–534).

Kulish, Nancy 1996: „A Phobia of the Couch: A Clinical Study of Psychoanalytic Process" in: Psychoanalytic Quarterly (Nr. 65, S. 465–494).

Kuspit, Donald 1989: A Mighty Metaphor: The Analogy of Archaeology and Psychoanalysis. In Gamwell, Lynn, und Wells, Richard (Hrsg.): Sigmund Freud and Arts: His Personal Collection of Antiquities. New York: Harry N. Abrams.

L

Lable, Ira, Kelley, John M., Ackerman, Julie, Levy, Raymond, Waldron, Sherwood J., und Ablon, J. Stuart 2010: „The Role of the Couch in Psychoanalysis: Proposed Research Designs and Some Preliminary Data" in: Journal of the American Psychoanalytic Association (Nr. 58 (5), S. 861–887).

LaFarge, Lucy 2000: „Interpretation and Containment" in: The International Journal of Psychoanalysis (Nr. 81, S. 67–84).

Lichtenberg, Joseph D. 1995: „Forty–five Years of Psychoanalytic Experiences on, behind, and without the Couch" in: Psychoanalytic Inquiry. A Topical Journal for Mental Health Professionals (Nr. 15, S. 280–293).

Liddell, Henry George, und Scott, Robert 1935: A Lexicon, Abridged from Liddell and Scott's Greek-English Lexicon. Oxford: Claredon Press.

M

Makari, George 2008: Revolution in Mind: The Creation of Psychoanalysis. New York: Harper-Collins. [Revolution der Seele: die Geburt der Psychoanalyse. Gießen: Psychosozial-Verlag, 2011.]

Makari, George 2015: Soul Machine: The Invention of the Modern Mind. New York: W. W. Norton.

Mayer, Andreas 2006: „Lost Objects: From the Laboratories of Hypnosis to the Psychoanalytic Setting" in: Science in Context (Nr. 19 (1), S. 37–64).

Mayer, Andreas 2013: Sites of the Unconscious: Hypnosis and the Emergence of the Psychoanalytic Setting. Chicago: University of Chicago Press. [Mikroskopie der Psyche: die Anfänge der Psychoanalyse im Hypnose-Labor. Göttingen: Wallstein, 2002.]

Midelfort, H. C. Erik 1972: Witch Hunting in Southwestern Germany, 1582–1684. Stanford: Stanford University Press.

Monell, Samuel Howard 1900: The Treatment of Disease by Electronic Currents: A Handbook of Plain Instructions for the General Practitioner. 2. Auflage. New York: E. R. Pelton.

O

O'Donoghue, Diane 2004: „Negotiations of the Surface: Archeology within the Early Strata of Psychoanalysis" in: Journal of the American Psychoanalytic Association (Nr. 52, S. 653–671).

Ogden, Thomas H. 1996: „Reconsidering Three Aspects of Psychoanalytic Technique" in: The International Journal of Psychoanalysis (Nr. 77, S. 883–899).

P

Pardailhé-Galabrun, Annik 1991: The Birth of Intimacy: Privacy and Domestic Life in Early Modern Paris. Philadelphia: University of Pennsylvania Press.

Perrot, Michelle (Hrsg.) 1990: A History of Private Life, vol. 4: From the Fires of Revolution to the Great War. Übersetzt von Arthur Goldhammer. Cambridge, MA: Belknap Press/Harvard University Press. [Geschichte des privaten Lebens. Band 4: Von der Revolution zum Großen Krieg. Berlin: S. Fischer, 1994.]

R

Rieff, Philip 1979: Freud: The Mind of the Moralist. 3. Auflage. Chicago: University of Chicago Press.

Roazen, Paul 1975. Freud and His Followers. New York: Knopf. [Freud und sein Kreis. Neuausgabe der Ausgabe von 1997 basierend auf der deutschen Erstausgabe von 1976. Gießen: Psychosozial-Verlag, 2006.]

Robertiello, Richard C. 1967: „Two Views on the Use of the Couch: The Couch“ in: Psychoanalytic Review (Nr. 54 a, S. 69–71).

Rockwell, Alphonso David 1896: The Medical and Surgical Uses of Electricity. New York: William Wood.

Roller, Matthew B. 2006: Dining Postures in Ancient Rome: Bodies, Values, and Status. Princeton: Princeton University Press.

Roose, Stephen P. 2012: „The Development of a Psychoanalytic Qutcome Study: Choices, Conflicts, and Consensus“ in: Journal of the American Psychoanalytic Association (Nr. 60 (2), S. 311–335).

Roper, Lyndal 2004: Witch Craze: Terror and Fantasy in Baroque Germany. New Haven: Yale University Press. [Hexenwahn: Geschichte einer Verfolgung. München: Beck, 2007.]

Rose, Nikolas 1996: Inventing Our Selves: Psychology, Power, and Personhood. Cambridge: Cambridge University Press.

Ross, John Munder 1999: „Once More onto the Couch: Consciousness and Preconscious Defenses in Psychoanalysis“ in: Journal of the American Psychoanalytic Association (Nr. 47 (1), S. 91–111).

Rudofsky, Bernard 1980: Now I Lay Me Down to Eat: Notes and Footnotes on the Lost Art of Living. Garden City, New York: Anchor Books.

Rybczynski, Witold 1986: Home: A Short History of an Idea. New York: Viking. [Wohnen. Über den Verlust der Behaglichkeit. München: Kindler, 1987.]

S

Sadow, Leo 1995: „Looking, Listening, and the Couch“ in: Psychoanalytic Inquiry. A Topical Journal for Mental Health Professionals (Nr. 15, S. 386–395).

Said, Edward 1978: Orientalism. New York: Random House. [Orientalismus. Frankfurt am Main, S. Fischer, 2009.]

Sarnitz, August, und Scholz-Strasser, Inge (Hrsg.) 2015: Private Utopia: Cultural Setting of the Interior in the 19th and 20th Century. Berlin: de Gruyter.

Schachter, Joseph, und Kächele, Horst 2010: „The Couch in Psychoanalysis“ in: Contemporary Psychoanalysis (Nr. 46 (3), S. 439–459).

Schama, Simon 1989: Citizens: A Chronicle of the French Revolution. New York: Knopf.

Sherwin, Richard K. 2001: Visualizing Law in the Age of the Digital Baroque: Arabesques and Entanglements. London: Routledge.

Skolnick, Neil J. 2015: „Rethinking the Use of the Couch: A Relational Perspective“ in: Contemporary Psychoanalysis (Nr. 51, S. 624–648).

Snodin, Michael, und Howard, Maurice 1996: Ornament: A Social History since 1450. New Haven: Yale University Press.

Speert, Harold 1973: Iconographica Gyniatrica: A Pictorial History of Gynecology and Obstetrics. Philadelphia: F. A. Davis.

Stern, Harold 1978: The Couch: Its Use and Meaning in Psychotherapy. New York: Human Sciences Press. [Die Couch: ihre Bedeutung für die Psychotherapie. Frankfurt am Main: Fischer-Taschenbuch-Verlag, 1988.]

Swaan, Abram de 1977: „On the Sociogenesis of the Psychoanalytic Setting“ in: Gleichmann, Peter, Goudsblom, Johan, und Korte, Hermann (Hrsg.): Human Figurations: Essays for Aufsätze für Norbert Elias, 381–413. Amsterdam: Sociologisch Tijdschrift. [„Zur Soziogenese des psychoanalytischen Settings“ in: Gleichmann, Peter, Goudsblom, Johan, und Korte, Hermann (Hrsg.): Materialien zu Norbert Elias‘ Zivilisationstheorie (S. 369–406). Frankfurt am Main: Suhrkamp, 1979.]

Swales, Peter J. 1986: „Freud, His Teacher, and the Birth of Psychoanalysis“ in: Stepansky, Paul E. (Hrsg.): Freud: Appraisals and Reappraisals (Band 1, S. 3–82). Hillsdale: Analytic Press.

T

Talbott, Page 1971: „Continuity and Innovation: Recliners, Sofa Beds, Rocking Chairs, and Folding Chairs“ in: Magazine Antiques (Nr. 161(5), S.124–133).

Thornton, Peter 1984: Authentic Decor: The Domestic Interior, 1620–1920. New York: Viking Penguin.

Trevor-Roper, Hugh R. 1969: The European Witch-Craze of the Sixteenth and Seventeenth Centuries, and Other Essays. New York: Harper & Row.

V

Verlet, Pierre 1991: French Furniture of the Eighteenth Century. Charlottesville: University Press of Virginia.

W

Warner, Marina 2011: „Freud's Couch: A Case History“ in: Raritan (Nr. 31 (2), S. 146–163).

Winnicott, Donald W. [1960] 1965: „The Theory of the Parent-Infant Relationship“ in: In The Maturational Processes and the Facilitating Environment: Studies in the Theory of Emotional Development, 37–55. Madison, CT: International Universities Press. [„Die Theorie von der Beziehung von Mutter und Kind“ in: Reifungsprozesse und fördernde Umwelt (S. 47–71). Gießen: Psychosozial-Verlag, 2006.]

Wolf, Ernest S. 1995: „Brief Notes on Using the Couch“ in: Psychoanalytic Inquiry. A Topical Journal for Mental Health Professionals (Nr. 15, S. 314–323).

Wright, Lawrence 1962: Warm and Snug: The History of the Bed. London: Routledge & Kegan Paul.

Bildnachweise

Vorwort

S. 8 Sammlung des Autors

1 Warum wird die Couch in der Psychoanalyse verwendet?

S. 17 Library of Congress, Prints and Photographs Division, Washington, DC; **S. 18** Illustration von Guy Billout, *The New Yorker*, 15. 7. 1996, verwendet mit Genehmigung; **S. 19** mit freundlicher Genehmigung vom *New York Magazine*; **S. 20** © 2014 Routledge. Abgedruckt mit Genehmigung der Taylor and Francis Group, LLC, Teil der Informa PLC; **S. 21** Illustration von Patricia Cohen, *The New York Times*, 25. 11. 2007, © 2007 *The New York Times*. Alle Rechte vorbehalten. Verwendet mit Genehmigung und geschützt durch das Urheberrecht der Vereinigten Staaten von Amerika. Es ist nicht gestattet, den Inhalt ohne ausdrückliche schriftliche Genehmigung abzudrucken, zu vervielfältigen oder weiterzuverbreiten; **S. 23** De Beers Diamond Co. Anzeige, 1996, verwendet mit Genehmigung

2 Symposion und Convivium

S. 28 De Agostini Picture Library/G. Dagli Orti/Bridgeman Images; **S. 29** © Museumslandschaft Hessen Kassel/Bridgeman Images; **S. 30 (oben)** Print Collection, Miriam and Ira D. Wallace Division of Art, Prints and Photographs, The New York Public Library, Astor, Lenox and Tilden Foundations; **S. 30 (unten)** mit freundlicher Genehmigung of Willhemina Wahlin, Charles Sturt University, Australien; **S. 31** The Metropolitan Museum of Art, New York, Fletcher Fund, 1927; **S. 32** © The Trustees of the British Museum; **S. 33** Archäologisches Nationalmuseum, Neapel/Bridgeman Images; **S. 34** The Metropolitan Museum of Art, New York, Robert Lehman Collection, 1975; **S. 35** Bridgeman Images; **S. 36** De Agostini Picture Library/Bridgeman Images; **S. 37** Sant'Apollinare Nuovo, Ravenna, Italy/Bridgeman Images; **S. 38** Victoria & Albert Museum, London, Inv.-Nr. T.206-2009; **S. 40** Ashmolean Museum, University of Oxford, UK/Bridgeman Images; **S. 41** Werner Forman Archive/Bridgeman Images; **S. 42** Photo © Tallandier/Bridgeman Images; **S. 43** Prado, Madrid, Spanien/Bridgeman Images; **S. 44** G. Dagli Orti/Bridgeman Images; **S. 45** Alte Pinakothek, München/Bridgeman Images; **S. 46/47** Galleria dell'Accademia, Venedig/Bridgeman Images; **S. 48** Foto © Christie's Images/Bridgeman Images; **S. 49** Foto © Tarker/Bridgeman Images

3 Die Entwicklung der Couch und der Aufstieg des Sofas

S. 53 (links) The Metropolitan Museum of Art, New York, Fletcher Fund, 1924; **S. 53 (rechts)** The Metropolitan Museum of Art, New York, Schenkung der Samuel H. Kress Foundation, 1958; **S. 54** The Metropolitan Museum of Art, New York, Rogers Fund, 1920; **S. 55 (oben)** The Metropolitan Museum of Art, New York, Schenkung von Mrs. Russell Sage, 1909; **S. 55 (unten)** De Agostini Picture Library/A. C. Cooper/Bridgeman Images; **S. 56** Privatsammlung/Bridgeman Images; **S. 57** De Agostini Picture Library/G. Dagli Orti/Getty

Images; **S. 58** Victoria & Albert Museum, London/De Agostini Picture Library/A. C. Cooper/Bridgeman Images; **S. 59** The Metropolitan Museum of Art, New York, The Jack nd Belle Linsky Collection, 1982; **S. 60** Fogg Art Museum, Harvard Art Museums, Cambridge, MA/Nachlass von Grenville L. Winthrop/ Bridgeman Images; **S. 61** Calmann & King Ltd/Bridgeman Images

4 Komfort, Liegen, Innerlichkeit und Transgression

S. 65 Louvre, Paris/Bridgeman Images; **S. 66 (oben)** Galleria Borghese, Rom/Bridgeman Images; **S. 66 (unten)** © Staatliche Kunstsammlungen Dresden/Bridgeman Images; **S. 67** Cleveland Museum of Art, Ohio/Leonard C. Hanna, Jr. Fund/Bridgeman Images; **S. 68** J. T. Vintage/Bridgeman Images; **S. 69** The Metropolitan Museum of Art, New York, Gilman Collection, Erwerb, The Horace W. Goldsmith Foundation, Schenkung durch Joyce and Robert Menschel, 2005; **S. 70** Philadelphia Museum of Art, The William H. Helfand Collection, 1988-102-113; **S. 71** The Metropolitan Museum of Art,New York, Schenkung von Mrs. Bayard Verplanck, zum Andenken an Dr. James Sykes Rumsey, 1940; **S. 72** The Metropolitan Museum of Art, New York, Schenkung von Mrs. Charles Reginald Leonard, zum Andenken an Edgar Welch Leonard, Robert Jarvis Leonard, and Charles Reginald Leonard, 1957; **S. 73 (oben)** The Metropolitan Museum of Art, New York, The Jack and Belle Linsky Collection, 1982; **S. 73 (Mitte)** mit freundlicher Genehmigung von Perrin Antiquaires, Paris; **S. 73 (unten)** mit freundlicher Genehmigung von Sotheby's; **S. 75** © RMN-Grand Palais/ Art Resource, NY; **S. 76** De Agostini Picture Library/A. Dagli Orti/Bridgeman Images; **S. 77** Rijksmuseum, Netherlands; **S. 78** De Agostini Picture Library/Bridgeman Images; **S. 79 (oben)** J. Paul Getty Museum, Los Angeles/Bridgeman Images; **S. 79 (unten)** Sammlung des Autors; **S. 80** Archäologisches Nationalmuseum, Neapel, Italien/Bridgeman Images; **S. 81 (oben)** Bridgeman Images; **S. 81 (unten)** A. Dagli Orti/ Bridgeman Images; **S. 82** Musée d'Orsay, Paris/Bridgeman Images; **S. 83** Hulton Archive/Fototeca Storica Nazionale/Getty Images; **S. 84** Musée d'Orsay, Paris/Bridgeman Images; **S. 85** Williams College Museum of Art, Schenkung von C. A. Wimpfheimer, Klasse von 1949; **S. 86** Tretyakow Galerie, Moskau/Sputnik/ Bridgeman Images; **S. 87** Foto © Christie's Images/Bridgeman Images; **S. 88** National Gallery of Art, Washington, DC/Bridgeman Images; **S. 89** Museu de Montserrat, Abadia de Montserrat, Spanien/Index/ Bridgeman Images; **S. 90** Hulton Archive/Getty Images; **S. 91** The LIFE Picture Collection/Getty Images; **S. 93 (links)** Metropolitan Museum of Art, New York, Nachlass von William K. Vanderbilt, 1920; **S. 93 (rechts)** Alte Pinakothek, München/Bridgeman Images; **S. 94** Foto © Les Arts Décoratifs, Paris/akg-images; **S. 95 (links)** Royal Museums of Fine Arts of Belgium, Brüssel/Foto: J. Geleyns; **S. 95 (rechts)** National Gallery of Art, Washington, DC/Bridgeman Images; **S. 96** Abtei Fontevrault, Fontevrault (Fontevraud), Frankreich/Bridgeman Images; **S. 97** Modern Art Museum of Fort Worth, Ankauf durch das Museum, The Benjamin J. Tillar Memorial Trust, © 2012 Estate of Pablo Picasso/Artists Rights Society (ARS), New York; Tom Jenkins

5 Die Medikalisierung des Komforts

S. 101 De Agostini Picture Library/A. Dagli Orti/Bridgeman Images; **S. 102** © The Frick Collection; **S. 104** The Stapleton Collection /Bridgeman Images; **S. 105** Hirshhorn Museum & Sculpture Garden, Washington, DC/Bridgeman Images; **S. 106 (oben)** © The Museum of Modern Art/Licensed by SCALA/ Art Resource, New York; **S. 106 (unten)** Abbildung mit freundlicher Genehmigung von Sotheby's; **S. 107 (oben)** Indianapolis Museum of Art, Schenkung von Alan Hartman; **S. 108** Metropolitan Museum of Art, New York, H. O. Havemeyer Collection, Nachlass von Mrs. H. O. Havemeyer, 1929; **S. 109** Lee Friedlander/Fraenkel Gallery, San Francisco; **S. 110** Galerie der Uffizien, Florenz/Bridgeman Images; **S. 111** © RMN-Grand Palais/Art Resource, NY; **S. 112** Library of Congress, Prints and Photographs Division, Washington, DC; **S. 113 (beide Abb.)** Sammlung des Autors; **S. 114** Library of Congress, Prints and Photographs Division, Washington, DC; **S. 115** © Look and Learn/Elgar Collection/Bridgeman Images; **S. 116** Author's collection; **S. 117** Archives Charmet/Bridgeman Images; **S. 118** BASF Corporate History; **S. 119 (oben)** Sammlung des Autors; **S. 119 (unten)** mit freundlicher Genehmigung der New York Academy of Medicine Library; **S. 120** The Wellcome Library, London; **S. 121 (oben)** The Stapleton Collection/ Bridgeman Images; **S. 121 (unten)** Sammlung des Autors; **S. 122 (oben links)** Sammlung des Autors; **S. 122 (oben rechts)** Sammlung des Autors; **S. 122 (unten)** The Wellcome Library, London; **S. 123 (oben)** The Wellcome Library, London; **S. 123 (unten)** The Wellcome Library, London; **S. 124** The Fleet Library, Rhode Island School of Design; **S. 125** © F.L.C. /ADAGP, Paris/Artists Rights Society (ARS), New York, 2017; **S. 126 (oben)** Library of Congress, Prints and Photographs Division, Washington, DC; **S. 126 (unten links)** De Agostini Picture Library/G. Cigolini/Bridgeman Images; **S. 126 (unten rechts)** Sammlung des Autors; **S. 127 (oben)** Sammlung des Autors; **S. 127 (unten)** Library of Congress, Prints and Photographs Division, Washington, DC

6 Das Liegen in Psychiatrie und Therapeutik des 19. Jahrhunderts

S. 131 Sammlung des Autors; **S. 132 (oben)** © Look and Learn/Bridgeman Images; **S. 132 (unten)** The Bakken Library and Museum, Minneapolis, MN; **S. 133 (links)** Sammlung des Autors; **S. 133 (rechts)** Sammlung des Autors; **S. 134** Sammlung des Autors; **S. 135 (beide Abb.)** The Oskar Diethelm Library, DeWitt Wallace Institute for the History of Psychiatry, Weill Cornell Medical College, New York; **S. 136** Sammlung des Autors; **S. 137 (links oben und Mitte)** Sammlung des Autors; **S. 137 (rechts Mitte und unten)** Sammlung des Autors; **S. 138** Picture Collection, The New York Public Library, Astor, Lenox and Tilden Foundations

7 Freuds Couch

S. 143 The Freud Museum, London/Bridgeman Images; **S. 144** Robert Mankoff/The New Yorker Collection/ The Cartoon Bank; **S. 146 (oben)** The Freud Museum, London; **S. 146 (unten)** The Wolfsonian Collection, Florida International University, Miami Beach, Florida; **S. 147** The Wolfsonian Collection, Florida International University, Miami Beach, Florida; **S. 148** Sammlung des Autors; **S. 149** Library of Congress, Prints and Photographs Division, Washington, DC; **S. 150 (oben)** RKD-Nederlands Institut voor Kunstgeschiedenis; **S. 150 (unten)** Cleveland Museum of Art, Ohio/John L. Severance Fund/Bridgeman Images; **S. 151** The Fleet Library, Rhode Island School of Design

8 Das moralische Interieur des Analytikers

S. 155 Fotografie von Dan Welldon, 2005, verwendet mit Genehmigung; **S. 156** Fotografie von Jerome Blackman, 2016, verwendet mit Genehmigung; **S. 157** Fotografie von Shellburne Thurber, 2000, verwendet mit Genehmigung; **S. 158** Sammlung des Autors; **S. 159** Freud Museum, London/Bridgeman Images; **S. 160** Sigmund Freud Copyrights, London; **S. 161 (oben)** Authenticated News/Getty Images; **S. 161 (unten)** J. C. Duffy/The New Yorker Collection/The Cartoon Bank; **S. 162** *Innen Dekoration*, 1903, S. 106; **S. 163** *Innen Dekoration*, 1902, S. 312; **S. 164** Musée Fabre, Montpellier, Frankreich/Bridgeman Images; **S. 165 (oben)** Foto © Collection Bourgeron/Bridgeman Images; **S. 165 (unten)** *Innen Dekoration*, 1902, S. 292; **S. 166** *Innen Dekoration*, 1902, S. 166; **S. 167**: Lessing Images, Römisches Nationalmuseum Inv. 61586, DAI Rome 80.2718; **S. 168** Fotografie von Dan Welldon, 2007, verwendet mit Genehmigung; **S. 169 (oben)** Fotografie von Shellburne Thurber, 2000, verwendet mit Genehmigung; **S. 169 (unten links)** Fotografie von Robert Tyson, 2002, verwendet mit Genehmigung; **S. 169 (unten rechts)** IPA Newsletter 2000; 9(2), S. 36; **S. 170** Fotografie von Shellburne Thurber, 2000, verwendet mit Genehmigung; **S. 171** Fotografie von Claudia Guderian, 2002, verwendet mit Genehmigung

9 Woher? Wozu? Und überhaupt?

S. 175 Sammlung des Autors; **S. 176** Kachelhoffer Clement/Getty Images; **S. 177 (oben)** Bruce Eric Kaplan/ The New Yorker/© Condé Nast; **S. 177 (unten)** Lee Lorenz/The New Yorker Collection/The Cartoon Bank; **S. 178** Photography Collection, Miriam and Ira D. Wallace Division of Art, Prints and Photographs, The New York Public Library, Astor, Lenox and Tilden Foundations; **S. 179** Sammlung des Autors; **S. 180** Bridgeman Images; **S. 181 (oben)** Louvre, Paris/Bridgeman Images; **S. 181 (unten)** Abtei Fontevrault, Fontevrault (Fontevraud), Frankreich/Bridgeman Images; **S. 182** De Agostini Picture Library/G. Nimatallah/Bridgeman Images; **S. 183** Foto © Christie's Images/Bridgeman Images; **S. 184** Sammlung des Autors; **S. 186** *Psychoanalysis* (Comic-Magazin) Ausgabe 1 (1), März-April 1955, Titelseite; **S. 187** Ebenda, S. 1; **S. 188** David Sipress/ The New Yorker Collection/The Cartoon Bank

Index

Seitenziffern in Kursivschrift zeigen Illustrationen an.

D

E

F

G

M